一伎半生，精诚所结，神鬼可通，果然奇悟别闻，佽助前贤，补苴罅漏；

孤灯廿载，意气徒豪，心肝呕尽，从此虚灵未泯，惟冀后起，完续残编。

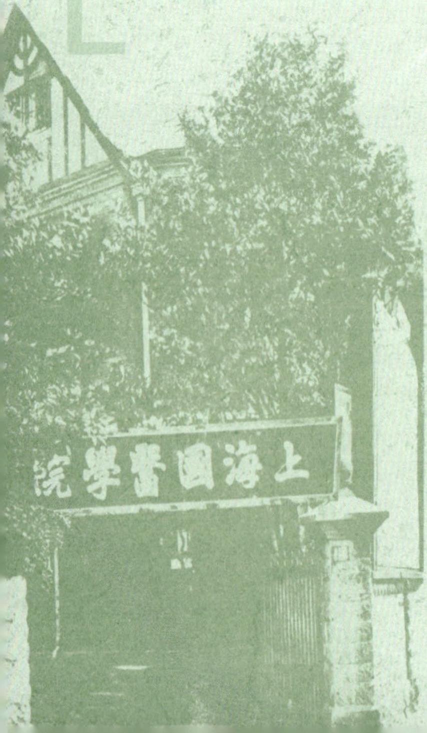

二十世纪初中医名家医学文集丛编

张山雷医学论文集

王咪咪　编纂

學苑出版社

图书在版编目(CIP)数据

张山雷医学论文集/王咪咪编纂. 一北京：学苑出版社，2011
(二十世纪初中医名家医学文集丛编)
ISBN 978-7-5077-3749-3

Ⅰ.①张…　Ⅱ.①王…　Ⅲ.①中医学-文集　Ⅳ.①R2-53

中国版本图书馆 CIP 数据核字(2011)第 033315 号

责任编辑：陈　辉　付国英
特约编审：高振英
出版发行：学苑出版社
社　　址：北京市丰台区南方庄 2 号院 1 号楼
邮政编码：100079
网　　址：www. book001. com
电子信箱：xueyuan@ public. bta. net. cn
销售电话：010-67675512、67678944、67601101(传真)
经　　销：新华书店
印 刷 厂：北京市广内印刷厂
开本尺寸：890 × 1240　1/32
印　　张：11. 125
字　　数：227 千字
印　　数：1—3000 册
版　　次：2011 年 8 月第 1 版
印　　次：2011 年 8 月第 1 次印刷
定　　价：26. 00 元

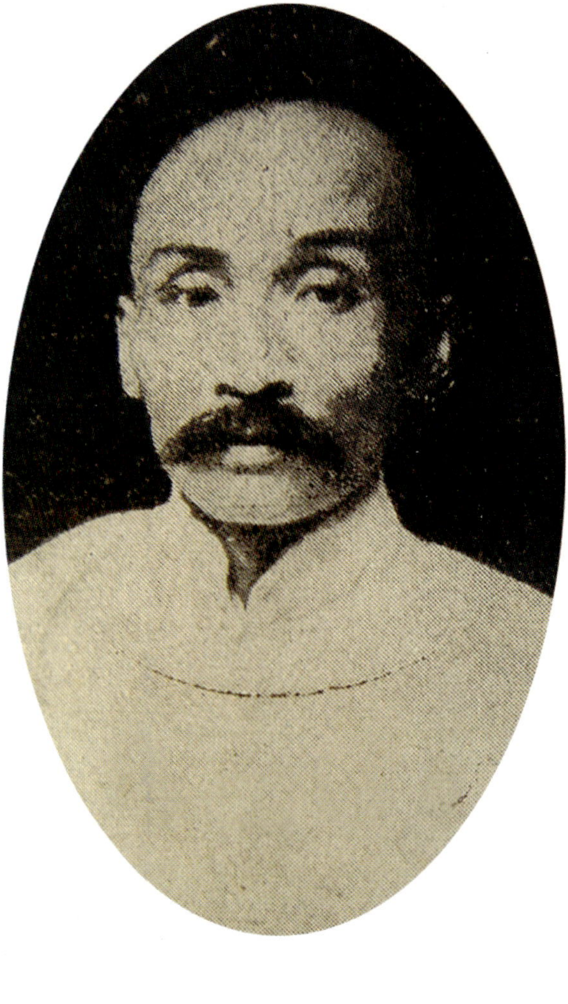

张山雷

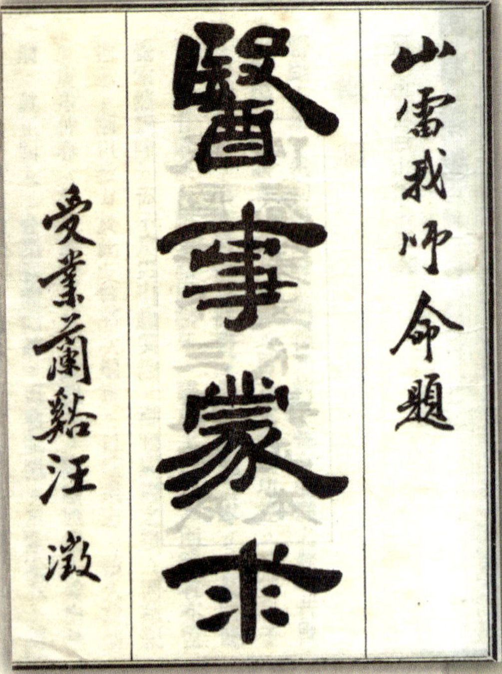
山雷我師命題
醫事蒙求
受業蘭谿汪澂

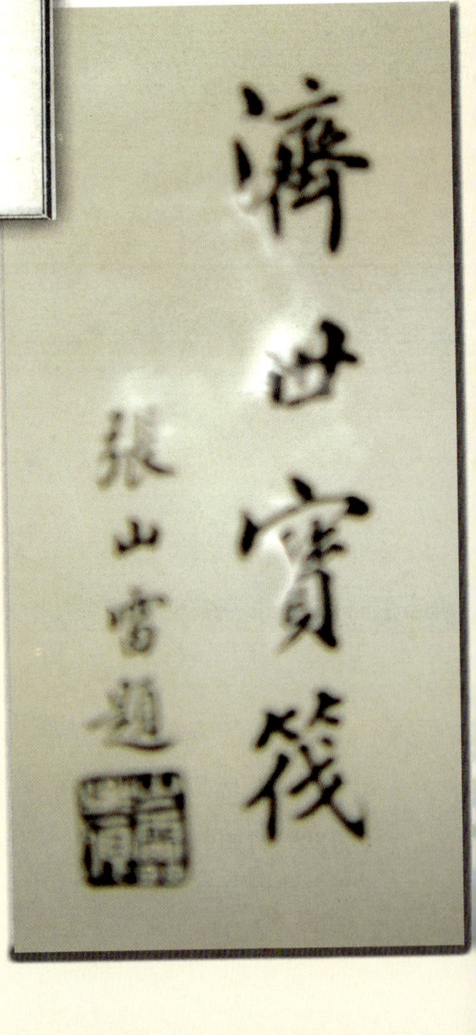
濟世寶筏
張山雷題

《二十世纪初中医名家医学文集丛编》

编辑说明

一、《二十世纪初中医名家医学文集丛编》以清末及民国时期（1900～1949）著名中医家个人论文集为单元分册。书前的前言和序文对本书的编辑及时代背景等方面做了说明；论文集前有专家撰写的医家生平、学术成就及主要医学贡献。因论文收集的年代跨度大，登载期刊多，论文内容所涉及的范围广，故在论文集前撰有导读性的内容提要及目录，以方便读者阅读。《二十世纪初中医名家医学文集丛编》（第一集）每册只载一位医家，故每篇论文之后不署名（个别收入的非本医家所写论文会特别标出）。论文的收集以编者能收集到的1900年至建国前的中医及相关期刊上的医学论文为依据。个别医家因其论文的连载及学术的延续性，可到建国初期（1955年）以前。这部分资料一般来源已比较困难，但又能反映一个历史时期的中医发展及特点，故有极大的文献性、资料性，是系统研究中国医学史、中医文献发展及医家个人学术经验不可缺少的宝贵资料。

二、"论文集"前的目录为该册所收集论文所作，题目后标有论文所在的页码，以备读者查找。书后索引为现能收集到的该册作者在建国前五十年内的论文题录，后有所在期刊和发表时间，（包括作者一稿多投的论文出处），旨在为读者查找原文提供方便。

三、有关对中医经典的研究性论文中，凡“原文”，本次文集均以期刊引录为准，不纠正前辈的引录误差。引录文献出处等小字注一律不在行文中出现（民国期刊中此种现象较少，故统一不出现在行文中。个别有所需求的读者可依据书后索引在原文中查找）。

四、民国间期刊论文90%以上以竖排本、繁体字、无标点（有的有句读）形式出现。本书则统一体例为横排、简体，通用标点。具体讲，竖变横后，凡原书中的“右”字通改为“上”，“左”字通改为“下”。一般繁体、异体字通改为通用简体。仍在用的个别今古字、异体字，包括能反映当时文字特点的一些字，视情况有所保留（如：猝一卒；周一週；症一癥；骨格一骨骼；翔实一详实；盅一钟；着一著；养气一氧气等）。其宗旨在让读者能看明白原文的前提下尽可能体现原文特点，不强行统一。由于期刊保护问题，凡个别字迹不清或缺字处，以“□”表示。

五、文中数字的写法宗原文，计量单位一律不改，保持原貌。书中有民国时期的西药所用剂量而现在完全不用，其药名有的也甚古怪，并难以找到出处，（如沃度仿漠、马尔匹拿囊；剂量上的醋酸铅一瓦等）均一律照原文，不做任何解释及出处。

六、本论文集所收论文有的已距今百年，大部分也七八十年了，故词句用法、语言断句有的与今日之文章有很大差异。而本论文集非注释本，只为展现原貌。愿读者谅解，一律不加文字说明。

七、论文行文中有引录文的，与原文基本一致的加引号，否则只以冒号标之。行文中的完整方剂，方剂名、中药名同正文，剂量、炮炙方法等用小半号字标之，而行文中的药剂量及炮炙法字号不变。个别论文在引录文中用大小字处理的，此论文集中亦用小半号字处理。

八、在数千篇的论文中，有少数文章有八卦、阴阳五行等图符、表格等，考虑全书统一，书中未加保留。个别有兴趣的读者可在书后索引找原文查看。见谅。

九、民国时期期刊管理较为混乱，故一稿数投，改变题目再投，几年后改变期刊、改变名称再投，或略改动论文再投的现像很常见，我们虽做了大量斟别，这种情况难免还会出现，但不会影响展现这些医家的学术思想及反映当时的医学氛围。

王咪咪

2009 年 10 月

《二十世纪初中医名家医学文集丛编》

序

20 世纪前 50 年，中国社会剧烈变革，革命者在民主科学的旗帜下，反对旧道德，提倡新道德；反对旧文化，提倡新文化，形成了浩浩荡荡的反帝、反封建、反官僚大军，对旧民主主义革命、新民主主义革命取得成功曾发挥了重大的作用。但令人遗憾的是，出现了盲目搬套西方的现象，特别是以日本明治维新“废止汉方医学”的政策为师，视中华民族传统医学为旧医、旧文化，这种思潮和行动使中医学蒙受了残酷的打击，多次出现废止、取缔中医的方针政策。在当时，卫生教育官员要废止中医，在学术界，胡适反中医，鲁迅也反中医，在如此巨大的压力下，中医界有识之士，为了求真理，求生存，求进步，求发展，与之进行了生死存亡的抗争。反对废止，与废止派进行了长时期针锋相对的批判与反批判论战，从而诞生了一批维护中医继续发展的中坚力量。

王咪咪教授为了探索这段历史，以十数年的时间阅读了大量昔日的期刊文献，获得了许许多多启迪与感叹，下决心对参与这场斗争的代表人物进行一次有计划、有系统的疏理，并作了初步的分析研究，选其较有影响的一批近现代医家，除撰有传记性评述外，还力求附录其主要学术论文，再附索引，以备研究者探索参考，此工程名为《二十世纪初中医名家医学文集丛编》。

历史是一面镜子，学习历史，借鉴历史，可以使人聪明，有才智。学习医学历史，借鉴医学历史，特别是学习、借鉴中国近代医学发展的历史经验与教训，对当今与未来医学发展的方针与方向，都有着重要的参考价值。因此该书的撰写与出版，并非单纯的医史研究，也非单纯的文献整理，而是有着很现实的宝贵价值，为我们提供前人的智慧与可供借鉴的思想。

该书完成之际，作者希望我能为之作序。说实话，我虽从事医史文献研究、教学50多年，也阅读过许许多多的论著与论文，但如此巨大深刻的功夫使我感动，也很钦佩。医史文献研究必须有这种苦功夫，当今颇多适应某些急需而打短平快的写论著、作论文之风，实在应当少而再少为好。我为作者们的成功，发自内心的祝贺，特草此以为序，愿与作者共勉。

李经纬

2009年5月于中国中医研究院

《二十世纪初中医名家医学文集丛编》

前　言

在中医发展史上，二十世纪前半叶是一个特殊而又十分重要的时期。在这期间中医承受着前所未有的巨大冲击，既有外来医学的强大影响，也有来自政治上的压力。中医队伍的抗争和自强取得了有目共睹的成就，涌现出了一大批有影响的医家，其中许多医家在 1949 年后还曾做了大量工作，可以讲是二十世纪五六十年代中医界的栋梁，这些医家对本时期及其后中医的发展、中西医结合理论的建设、中医教育体系的建立都发挥了中流砥柱的作用。这些医家在二十世纪前半叶各类中医及相关期刊上发表了许多对中医发展、中医学术研究具有独特见地的学术论文及临床诊疗医案，时至今日，对临床及各类医学问题的研究都有着重要参考和启迪作用。但是，这些论文由于时间远久及期刊保存的艰难，人们一般很难看到了。多年来我们通过各种途径收集到了大量该时期中医名家的医学论文，欲将他们经典的临床医案和医论汇集整理出版，以为读者提供一份难得的了解、研究、继承中医的宝贵资料，这就是《二十世纪上半叶中医名家医学文集丛编》编辑出版的目的。

这套医学论文集的特点是：真实地记录了二十世纪前半叶这一特殊年代中，一位位中医学家为了一个目标、一种事业所做的方方面面的努力。

二十世纪前半叶对中医来讲是很敏感的时期，从清末始，中医逐渐失去了延续数千年的主流医学地位，在许多最基本，也是最核心的问题上受到西医的冲击，加之政府的不支持，处境极为艰难。此时的中医大家，不仅要更满腔热忱地在临床上开辟一片新天地，而且要更加积极地创办各种报刊、团体，在社会上宣传自己的观点、想法，为中华民族的医疗卫生保健事业的发展与中医在社会上的一席之地奔走呐喊，在这些呐喊声中有几个论题是具有时代特点的，如：中医向何处去、中医如何改革、中西医能否汇通、如何汇通、中医教育应如何走等。

这不只是一个事件，一种学术思想，一次疾病诊疗技术的展示，它还包括了当时各种中医内容讨论的关注焦点，及这些医家在长期临床实践中积累的医案汇编、医话、医论等丰富资料，这些资料是当时中医学术发展的实录，它从一个侧面反映了一定历史时期的关注焦点；同时展现了这些医家为中医的生存和发展所做的不懈努力，也体现出这些医家积极进取不畏强权的人格魅力。

《二十世纪初中医名家医学文集丛编》所收入的资料是一批真正的历史见证，见证了最特殊的二十世纪前50年中，中医的有识之士在那个时期为维护自己的正当权利所做的种种努力，展现了在当时的条件下，为解除人们的疾病痛苦积极参与社会上的卫生保健事业，如何在养生健体诸方面发挥自己的一技之长。

《二十世纪初中医名家医学文集丛编》所收入的资料是一批还在流动的精神财富，虽然时间已经流逝了，但许多讨论课题百年来一直在延续，先哲们早期的许多观点，至今仍有重要的学术和现实意义。

由于二十世纪前半叶的期刊寻找和阅读的困难，所以论文的收集肯定不全，尽管不全，那也是一段历史。正因为如此，这次历经十数年之久搜集的大批论文必将成为宝贵的文献资料。

《二十世纪初中医名家医学文集丛编》的每一分册医家论文前均撰有医家生平，文章客观、公正、全面地记录了一代名医的生平事迹和学术思想。

愿这本论文集能为大家提供一段特殊历史时期的真实记录，以此了解中医发展的历史，及在这段历史中曾经叱咤风云的中医人物。

此文集在整个资料收集、编写过程中，得到了医史文献界前辈李经纬、余瀛鳌等的支持和鼓励，也得到了众多图书馆及对此感兴趣的诸同道们的大力支持，在此一并表示感谢，也期盼着各位同道能对文中各位医家提供更多的在民国间所发表的各类论文，以便有更多更翔实的资料来展示中医在这一历史时期所走的每一步路，发生的每一件事。

王咪咪

2009 年 5 月

目　录

内 容 提 要

《张山雷医学论文集》收集了作者1923～1934年间发表于十数种期刊上近80篇医学论文。其内容大致包括五个方面：

1. 有关对中医经典的研究体会，如《论难经所言狂癫病理显与〈素〉〈灵〉不符》、《释难经任脉为病其内苦结男子七疝女子瘕聚》、《难经七冲门内经鬼门合解》、《论三十三难肝沉肺浮之义》、《论〈素问〉经文疑窦及诸家同异得失》、《〈伤寒论〉辨脉法第三节阳不足阴不足两层之一误再误歧中歧又歧》等，阐论了对经典的学习心得，可以让读者由此脉络探寻张山雷先生学习经典的基本方法和思路，这部分近二十篇文章。

2. 对《莫枚士研经言》的申义类研究文章，在论文集中占了约二十余篇文章。虽然上世纪90年代出版了《张山雷文集》，几篇大篇幅的论文都在其内，但这并不影响《张山雷医学论文集》的价值。此前出版的《张山雷文集》以系统与校正为长，而今次我们收集的是作者最初发表于各期刊上的论文。如莫枚士研经言的各种申义，本论文集可能收得不全，但所收的期刊论文，与当时的时势及先生的临床、教学联系甚密，多为构思之后在第一时间于期刊上发表。再则论文夹杂于其他各类论文之中，可以更全面、立体地反映山雷先生的学术特点和医学思想所宗，这类论文在张氏所有的论文中占了相当篇幅，足以显示其学术取向。很明显的是张山雷先生更敬重于莫枚士研究的不只是对医理的阐发和论述，更赞于莫氏精于文字训诂之学。这也正是张山雷先生自己的写作特点：精于儒学、文字，写作中追本求源、考求古人命名真义，把文字、医学渗透于写作中，阅读这类文章对读者不也是一种极大的享受和收获吗？

3. 第三部分是对陆九芝世补斋医书的读后发挥、感想、申义。作者对陆九芝注重阳明的论点佩服得五体投地，用了很多几乎无以复加的赞语，表明了作者的学术倾向。尤其是在文章中引录喻嘉言、徐灵胎两家之言时，更可看到作者的偏爱。这近十篇的论文也是对读者的另一种耳目一新的启迪，值得一读。

4. 第四部分收集了作者十数篇与临床相关的医学论文。这里除了有作者亲自的医疗实践和体会外，尤值得一提的是《古今医案评议》，作者集古代医案精品，逐一评议其中辨病用药精义，后又把其做成教材，融于教学工作中。这些文章对今天的中医教学及临床应用也会有极强的指导意义。

5. 最后一部分是杂论，包括作者的一些医学随笔、信函、序文等。这里既有作者随时阅读的体会和感想，也有对时局及中医命运的感慨和建议。如《兰溪中医专校第二次正科毕业告诸生》、《致中央国医馆理事诸公涵》等，可以讲是集中真实地反映了作者在一段历史时期内的心历路程。这些论文虽不像学术论文那样规整和全面，但却是现今我们在一段历史时期内所能收集到期刊所载，有着强烈时代背景及在一段时期内作者的学术和人格魅力的表现，可以使后人对那一段中医发展的历史及优秀的中医学家在其中发挥的作用有一个相对全面的观察，希望读者喜欢这种形式。

医家生平

半生精诚通神鬼——儒医张山雷

一伎半生，精诚所结，神鬼可通，果然奇悟别闻，尽助前贤，补苴罅漏；

孤灯廿载，意气徒豪，心肝呕尽，从此虚灵未泯，惟冀后起，完续残编。

——张山雷自挽之联

关于张山雷先生的生平，以上先生临终前的自挽联已经有了高度概括。为了理解先生自挽联的意义，笔者除阅读主编交给我的张山雷民国间文集稿之外，还浏览了《张山雷医集》（人民卫生出版社，1995），深感先生所说“一伎半生，精诚所结，神鬼可通”，绝非虚语！

张山雷先生（1873～1934）享寿62岁，其间步入医坛32年，这就是先生所说“一伎半生”。这半生之中，先生于繁忙的教学、临证之余，还留下近30种著作，数以百计的文章。约300万字的文著中，有多种专著曾风行海内。先生为中医教育及学术研究呕心沥血，20多年孤灯相伴，给后人留下了如此丰富的著述，其精诚所至，确实可以惊鬼神，动天地。

张山雷先生学富五车，儒、医兼通，且先生意气豪放，文思勃发，要介绍他的平生业绩谈何容易！好在本文只是作为先生民国间论文集前的一个介绍，并不敢以总结先生平生业绩为主旨，所以下面将以先生一生经历为序，对其主要经历、著述与主要学术观点作一简介。

一、前半生习儒为主

张山雷先生的一生大致可中分二：前半生习儒为主，后半生专于医业。

先生名寿颐，字山雷，江苏嘉定（今属于上海市）人。生于清同治十二年癸酉（1873）阴历七月三十日。据先生“谈医一得自序”（《神州国医学报》，1934）的自我回顾，他从5岁开始启蒙读书，6岁入家塾。至11岁时，四书五经，约略成诵。13岁（1885）时开始“习帖括”，也就是为科举考试而学习八股文。此时他投在嘉定南翔镇李眸云先生门下（见《张山雷医集》下），但他生性不喜欢八股文，偏爱涉猎百家之言，借以增长知识，不虚度时光。也就在青少年广泛阅览群书的这段时间内，他既打下了坚实儒学基础，也扩大了眼界，积累了丰富的文史知识。

光绪甲午（1894），他的母亲年事已高，病半身不遂。身为人子，自当恪尽孝道。张山雷先生于是迎医、尝药，侍奉病中老母。也就在这一过程中，他得以开始接触到医界人士，并自己购买医书，作为侍奉汤药的参考。在封建社会里，万般皆下品，唯有读书高，千万学子无不拥挤在科举的独木桥上，因此张山雷先生一开始也并没有专门学一门技艺的想法。等到他读医书日多，发现自己能比较容易地领悟医学要旨，于是渐渐喜欢上了医学。在科举之梦尚未彻底破灭之时，他还不能下决心将业余爱好变为自己的职业。

促使张山雷先生最终放弃科举的原因，先生只用寥寥12字一笔带过：“乙未、戊戌，连遭大故，无心乡举。”何为“大故”？笔者一时还没有考得详细含义。但光绪乙未（1895）、戊戌（1898），都是大比之年，这两年都按时举行了科举考试。因此笔者揣测，可能先生也参加了乡试，因接连名落孙山，使本来就不喜欢八股文的他，从此“无心乡举”。但这只是笔者的猜测，具体原因容日后细考。

1898年以后，虽然社会上反对科举制的呼声日益高涨，但清代最后一次科举考试仍然在1904年举行，那时先生已正式步入医界两年。可见从戊戌以后，张先生就已彻底放弃了科举考试。旧日的爱好，使他更沉迷于医籍的稽核。他这时发现众多的医籍互有异同，要想弄通其中的道理，还真不是很容易。先生资质聪颖，又有儒学根基，所以经过几年的自学研究，揣摩日久，首先对杂病开始有点头绪，同时对医学中的许多问题也有了自己的想法。此时亲戚朋友偶尔有病来找他，求他开个方，还确实能取得很好的效果。到光绪庚子（1900）、辛丑（1901）之间，找张先生看病的人渐渐多了起来。先生并没有因此而沾沾自喜，贸然挂牌行医。他考虑到对时病（外感疾病，也包括传染病）的变化还是“茫无端绪”。不敢自欺欺人的张山雷先生，终于迈出了拜师学艺的重要一步，从此正式进入了医界。

二、负笈朱门

光绪二十八年壬寅（1902）七月，张山雷先生负笈于同邑嘉定县黄墙邨（村）朱阆仙先生之门，此时他已经年届30岁。

黄墙朱氏是嘉定有名的医学世家。朱阆仙先生年轻的时候，曾随其堂叔朱冠千先生侍诊十年。朱冠千名朱裕，冠千为其字，号芝村，精内外科，尽得其祖鸿宝心传。鸿宝尤精疡科，《嘉定县志》记载其数世家传疡科及著述，且称百余年来，东南疡科，首推黄墙朱氏。朱阆仙继承祖业，为当地名医，望重一时，就诊者每天都座为之满。朱阆仙先生跟随前辈在临床上滚打了10年，处理过许多疑难杂症，医疗经验极为丰富，因此名声远播。张山雷先生初到朱门，见其诊所"内外女幼各病，日以百计"。如此大的门诊量，给张先生提供了非常好的临床实习条件。加上朱阆仙先生对这位30岁学医的"老"学生格外青睐，将其平生治疗经验，一一加以指点。临证之时，朱先生对每一个病证都要"言其然而并为阐发其所以然之原理"，这样对自学过一段医书的张山雷先生是一个极好的实践机会。

张山雷先生求学朱门，前后不到3年，但已有医学书本知识的他，经过这番临床实践中的耳提面命，可以说是触类旁通。30年以后，当张先生也进入花甲之年时，他还深切地回忆这段求学的经历，感恩不已，怀念朱老先生"饮我上池，不啻洞垣有见。寿颐三十年来，所能笔之于书者，盖无一不本诸吾师当日之挥尘清谈也"。张先生这番感戴之言，实出内心。他的《疡科纲要》一书，就充分地汲取了朱阆仙的治疗经验。

《疡科纲要》（1925）是张山雷先生的临证力作，充分反映了他用中医方法治疗外科疾病的独特理论见解和丰富的治疗经验。先生对疡科诊疗的最突出的见解，是外病内治。他认为汉唐之时，内外并非两途，痈疽疮疡都属于内科学的子目。从宋金以降，始有疡科，但“小道伎俩，伎愈下而辞愈陋”。“学术益疏，更多皮相而少精蕴”（见《疡科纲要之纂辑大旨》）。即便是举世奉为金科玉律的《医宗金鉴·外科心法要诀》等书，在张先生看来，也不过是“陈腐浮辞，滥充篇幅”，只有极少数外科书能得治疡正轨（如陈学山《外科医案汇编》等）。先生的这些看法，与他的师门传授有关。

他在《疡科纲要》自序中提到：“寿颐业师同邑黄墙村朱阆仙先生，世以兼治外疡著名，久为东南物望。家学渊源，诚非庸俗可比，而亦非通行之外科各书能尽其奥。寿颐从学有年，始信徐洄溪所谓治疡必得秘授之说不虚。”张先生在疡科实际治疗中得到了朱阆仙先生的真传，重视内治及外用药物。在他后来帮助业师办理黄墙中医专校时，朱阆仙还专门将整理疡科经验一事交代给张先生：

吾家治疡，经历五世，确有心得。汝从吾游者二十年，隅坐倾谈，吾无尔隐。今后纂集疡科专书，务必阐抉精微，说破古人未言之奥，为世之习是科者，示以正鹄。庶乎吾家良法，得以昭垂于天壤，斯为不负吾行道五十年济人利物之初衷。

张山雷先生秉承师训，总结老师的经验与理论，编纂疡科一书。虽然朱阆仙未能见到此书纂成即已亡故，但张山雷先生不断整理旧稿，将师门各种外治药物及其个人二十年的经验心得，编成了《疡科纲要》一书，为疡科治疗别开生面。

在疡科治疗方面，张先生承认西医手术敏捷，是其所长，但他更深切地体会到，中医治疡有其独特之处。例如中医的外治之药，可以速其生长，这比西医绷带包扎，只能防护肌肤要强得多。另外当时的西医遇到痈疽肿疡，除操刀一割以外，并无二法。但中医则不然，疮疡之生，"未成可消，已溃可敛。退毒围毒，散肿化坚，提毒止痛，去腐生新，各有灵丹，各有步骤"。既有外用药消肿解毒、化腐软坚诸术，又有"内服良剂，助其化源"。在疡病辨证方面，张先生首重阴阳，观人虚实，察病深浅，脉色舌诊合参，不为疮疡的部位形色所拘，所治以内证为主，方法多样。所以此书出版后，颇受当时医家所重。

由此可知，在追随朱阆仙先生学习的这三年，对张山雷先生产生了极大的影响。有了临床实践经验的张山雷，如虎添翼，他发挥自己的儒学之长，在钻研《素问》、《灵枢》、《难经》等几部中医早期医学经典中，新见频出，并撰写了一系列的研究著作。

三、儒生意气

张山雷对中医经典著作的研究，始于他朱门求学之前。他在《致恽铁樵论宋本〈素问〉并及经文同异注家得失书》一文中提到，在他二十五六岁时，"已抛弃一切旧学，浸馈于古今医籍之中”，对《素问》等书早已涉猎。以张先生的儒学功底去研究早期中医经典，自然又有不同于古代一般注家之处。

古代医界在医学经典中，尤重《素问》、《灵枢》，《难经》则在其次。但张先生则不然，他最重视的是《素问》、《难经》，对《灵枢》（《针经》）则颇多垢评。张先生研读医经，从不迷信盲从。他认为“《内》、《难》两经，尚多浅率庸陋不合情理之议论，更何论乎《针经》”！他主张的读经方法，是“以阅历经验参证，信其所可信，疑其所可疑，切实发挥，折衷至当，而后上古医学，始有实在声价”。所以张先生在医学经典研究中，能有很多新颖的见解。

张山雷先生最早的著作，当推《读素问识小录》。该书成于光绪三十三年（1907），也就是在他朱门求学三年之后的第一部著作。该书原为未刊手稿，晚到1983年才陆续发表，对考究张氏学术研究源流非常有益。他后来发表于民国间的许多相关论文中的观点，无不与该书相关。

张先生对《素问》的基本看法是：“今之《素问》，不独非班氏《艺文志》之《黄帝内经》，而亦非张仲景、皇甫士安诸人所见之《素问》”，而是经过唐宝应年间王冰重编之书。“然书虽重编于宝应，而义实传述于周秦。辞句高洁，多非秦汉之后所能摹拟。而古字古义，所在多有，尤非浅学所能融贯”。这是他对《素问》成书及价值的总体评述。

自唐以后，《素问》注家代不乏人。张先生认为这些注家在章句训解、疏通证明方面，已经“十得八九”，但是“独于古字之假借，古义之仅见者，甚少诠释，遂致一字误解，章节皆为晦涩，儿令初学茫无所措，亦读是书者之一大弊”。所以张先生在对该书字词考释方面，着力尤多。现代读者欲了解张先生对《素问》的研究，固然可以首先阅读《张山雷医集》中的《读素问识小录》，但在民国间，先生研究《素问》的某些见解，发表在多种杂志之中。本论文集中收载的《致恽铁樵论宋本〈素问〉并及经文同异注家得失书》等文章中，犹可见其研究《素问》诸多心得之一斑。

《读素问识小录》是当今窥探张山雷先生早期学术研究特点不可多得的著作。从中可以看出，清末初入医界的张先生，仍然没有摆脱儒生治经学的习气。具体表现在对经典医著的诠释，注重字词训解考释，而对经文的义理，则尚无特别的发挥。这段时间他研究了几部医学经典，对它们的成书年代、学术价值，已经有了独特的看法。在他以后长达20年的中医教育生涯中，他在医学经典方面，还是偏好《素问》、《难经》。尤其是《难经》，张先生认为是“真医经中之最古者，远在《素》、《灵》之先”。所以他以后撰写了《难经汇注笺正》(1923)，这也是他在生前唯一公开发表的医经研究著作。

张先生治学方法在进入民国以后，尤其是1914年投入中医教育后，有了一个很大的改变。张先生从事中医教育，是受他恩师朱阆仙的召唤，从此开始了他长达20年的中医教学生涯。

四、黄墙办学

张山雷从事中医教育，是从创办黄墙中医学校起步。关于黄墙医校的始末，可见于本文集张山雷《谈医一得集自序》：

岁在甲寅（1914），吾师创设中医学校于黄牆家塾，实开国医立校之先河，即命寿颐为之襄助。于是始以向之所受于吾师者，编纂课堂讲义，为目凡十余种。

必须说明的是，黄墙医校并不是一座现代意义的医学校，而是类似私塾的家办中医教育，所以张山雷先生称之为"黄墙家塾"。要说该校"开国医立校之先河"，倒也有点太过，因为在此之前十几年，浙江瑞安就有了陈虬先生举办的瑞安医学堂。但黄墙医校作为民国间早期的中医学校，应该是毫无疑问的。

朱阆仙先生决定办学之时，年事已高，因此招来他的得意门生来襄助办学。此时的张山雷才40出头，正是学、验两富，身强力壮之时。教学的压力，迫使张先生在治学方面摆脱了儒家注经的狭隘路子，开始广泛涉猎中医教育所必需教授的各门功课，并亲自编纂课堂讲义十余种。张先生很谦虚，也很敬重自己的恩师，所以他说把"向之所受于吾师者"编成讲义。然而从他设置的课程来看，他编写的讲义范围，实际上已经大大超出了他从师所学的范围。

关于黄墙医校的课程设置，可从本文集中的《兰溪中医专校第二次正科毕业告诸生》一文窥豹一斑：

不才于甲寅之秋，襄助先业师敝邑朱阆仙先生创始黄墙医校时，即拟以生理、病理、脉理、药物、药剂、诊断、卫生七者为之经，而以素以研习之内、外、女、幼、针刺五科为之纬，综撷往哲精英，分途纂集，冀以握二千余年国学之纲领，间亦旁及新学说，以与古训互为参考。

由此可见，黄墙医校的确不同于中医的"师带徒"传统教育方式。张山雷先生名为襄助，事实上是一手操持办学。在讲授的课目与分科方面，他确定了“七经、五纬”格局，明确了教学中不仅要把握中医主要纲领，而且要“旁及新学说”，也就是不排斥传入的西医之说。这样的办学宗旨显示了张先生开阔的胸襟与视野。

可惜的是，丙辰（1916）秋仲，朱阆仙先生不幸病故，这对满腔热情、希望一展中医教育宏图的张山雷先生是一个沉重的打击。张先生晚年回忆这一变故时还说：“所惜者，甫及两载，吾师遽归道山。黄墙医校，遂尔中辍。师之素愿未偿，不无遗憾！”两年时间对于创办一个“前无师承，草昧初开”的医学校来说，确实是太短暂了。但张山雷先生却因为有此机遇，从而对中医教育有了自己的主见和规划。他在黄墙办学时编纂的十几种讲义，在数年之后充当兰溪中医专校讲习时，重新派上了用场。

五、兰溪讲学，心肝呕尽

1919年，浙江兰溪知县盛鸿焘举办中医专门学校。由于张山雷先生有黄墙办学的经验，次年由上海神州医学会介绍，张先生应浙江兰溪中医专门学校聘请，担任该校教务主任一职（《张山雷医集》“编校后记”）。从此以后，先生心肝呕尽，把后半生全部的精力投入到中医教育之中。

20世纪20年代，正是中医在社会上备受挤对的时期。其时中医被视为旧医、不科学，蒙受着某些所谓“新医”人士的百般攻击。张先生与许多有血性的中医前辈一起，为中医自强图存而抗争不已。面对西医学术的冲击，中医应该如何不断完善自己，是张先生其时考虑得最多的问题。接受兰溪中医专门学校办学任务之后，这个问题就更加迫切地摆在张先生的面前。

经过刻苦学习中医典籍，又在中医临床实践中得到医学名家的指点，此时的张山雷先生，已然形成了他自己一套中外沟通、整理中医学知识体系的思路。他认为“古人所见，未始不与新发明之理论彼此合符”。但因为“书缺有间，《内》、《难》经文，言之不详。苟不疏通证明，每觉断简残编，不可猝读”。因此他主张“迨以译书所有，借作旧学笺疏”，也就是说不妨借用西医书籍的知识，用来笺疏证明中医的知识。先生采用“中外沟通”的方法，自觉“屡有奇悟”，“涣然、怡然，迎刃自解”。他希望中外医学知识能互相沟通，而不是互相对立、互相排斥，也希望通过中外沟通，为中医“辟一正直荡平之路”！为此，他把这一理想贯穿于兰溪办学之中。

在兰溪办学过程中，他把在黄墙办学时拟定的“七经、五纬”课程与科目安排继续贯彻下去。这么多的课程，都需要先生亲自编写讲义。于是先生将黄墙办学时的一些初稿，再加整理，作为课本。从1920年赴兰溪办学开始，先生就频年伏案，夜夜孤灯，经日积月累，至1925年基本完成了讲义编纂的工作。据先生自述，当时兰溪医校的“课堂讲授，各科课本，几无一非不才手笔”。可见在教材编纂方面，先生真是事必躬亲。不过5年之间，他完成的讲义已然“为目凡二十有余种，为册得七十余”，真是令人叹为观止！此后的岁月里，先生又不断补充、新撰了许多著作。直到1934年先生病逝之前，他还在厘定他的旧作《沈氏女科辑要笺正》。病剧之时，“犹倚枕批阅，不稍懈怠”（《沈氏女科辑要笺正》邵宝仁跋），其精诚所至，真可以泣鬼神，动天地！

在先生临终前的自挽联中，提到他“孤灯廿载，意气徒豪，心肝呕尽，从此虚灵未泯，惟冀后起，完续残编”。笔者细细体味，这说的就是先生从1914年黄墙办学开始，到1934年驾鹤西去的20年。这20年间，先生意气豪放地投入了中医教育，夜夜孤灯相伴，编写了大量的中医教学讲义。但先生意犹未尽，至死笔耕不止。临终前他唯一的愿望，就是期盼后来之人，能够继续他未竟的中医事业，续写他未完成的残篇。

检索先生留存下来的著作和论文，可以发现从黄墙办学以后，先生文思勃发，有如神助。他不仅撰写了近30种著作，还发表了数以百计的论文。本文集收载的先生民国间论文，其发表年份是从1923～1934年。这段时间，正是先生在兰溪办学最繁忙的十几年，也是先生一生最闪亮的十几年。可以说，研究先生的业绩和学术思想，最关键的是依凭这段时间的张氏著作与论文。先生的著作，已经有《张山雷医集》为之集成；先生的论文，则有赖于本论文集的收罗汇集。即便如此，从最新的《中国中医古籍总目》记载来看，还有多种先生的旧作有待整理研究。

先生的文、著虽多，但却井然有序，浑然一气。所谓井然有序，是说先生的主要著作，都是围绕着他设计的医校“七经、五纬”课程安排而编纂的讲义。所谓浑然一气，是说先生无论为文撰书，一则透发着先生的质朴、率真，二则许多文著都是在“尽助前贤，补苴罅漏”（为前贤著作弥补漏洞)。以下分别谈谈先生编纂的教材与著作。

1. “七经”、“五纬”，筚路蓝缕

先生留存至今的著作，以兰溪中医专门学校的讲义为多。先生按“七经、五纬”的科目设计，精勤不倦，写出了很多颇有特色的讲义。在先生之前，“中医立校，前无师承，草昧初开”，并没有可资借鉴的教材。究竟用什么样的讲义来教授学生，先生曾经反复思考：

医林成作，充栋汗牛。选择数家，终嫌挂漏，且古今著述，各有专长，如读全书，则必有不甚精密之处，未尽适用者。若摘撷数章，又恐断鹤续凫，几如七宝楼台，拆散而不成片假。

有鉴于此，先生只有奋笔自编各种讲义。据现有的资料，在“七经”（生理、病理、脉理、药物、药剂、诊断、卫生）课目之中，先生多数都编有教材。例如：

①**生理学**：先生编有《经脉俞穴新考正》一书。据该书自序，先生在1902年初学中医时就已经开始撰写此书，到1927年已经4次重订旧稿。先生认为，“经脉十二，以及奇经，实是吾国医学生理之精粹。临证时分经论治，有裨于实用者最多”，因此他为本书下了很大的功夫。也就是在这本书里，他提出了一个著名的观点：“中医之所谓经脉，质而言之，即是血管”。

阅读《张山雷医集》，所见先生之作尽是中医书。但世人很少知道的是，先生也曾为一部著名的西医书作了疏证，这就是《英医合信全体新论疏证》，该书在1927年曾经由浙江兰溪中医专门学校铅印，可知该书也曾作为教材。在先生所编的教材中，本着“中外沟通”的宗旨，经常会引用西医知识来疏证中医典籍。但先生直接使用西医的基础理论书来作为讲义，一般研究者很少会予以关注。

②**病理学**：以“病理”为名的中医教材，可以说是张山雷先生首先使用。他编写的《病理学读本》（1931），当然明显不同于现代教材的格套。该书乃从喻嘉言、徐灵胎、陆九芝三位前贤的书中辑录有关医案书写、辨证论治、处方用药等内容，并在每一篇的“书后”之下，再加笺注发明。该书的内容、写法是否算得上真正的病理教材姑且不论，但从中可以清楚地看出张先生的学术取向。他认为在清一代中，以喻嘉言、徐灵胎的撰述，“固文学之最擅胜场者”，而“最近则吴有陆九芝，浙有王孟英、莫枚士，治疗既独树一帜，颇能纠正近世之恶习”，所以张先生从喻、徐、陆三位前贤撰述中，取其实用者编为此书。先生颇为自得的是：此书“庶几医理与文理互有进步，是不可以伎术而忽视者”。说明先生在传授医学技术的同时，也注意文理的训练，这一点足以让现代中医教育者们自愧弗如。

除上述《病理学读本》外，先生还曾在1921年订正其壬寅（1902）年就已草创的《脏腑药式补正》旧稿。他认为原载《本草纲目》的“脏腑药式”，“是故病理学之上乘禅，而亦药理学之成分表也。”他之所以补正《脏腑药式》，在于该文“以病源为主，不以病证琐屑分类”，因此“足以握病理学、药物学之枢纽而一以贯之”。从这个意义上来说，该书也应该属于病理学的教材。

③**脉理学**：这方面的讲义有《脉学正义》（约1931）。从全书结构来看，该书最符合教材要求。书中的脉学纲领（总论）、诊法、诸脉形象、诸脉主病，一以贯之，纹丝不

乱。但其体例仍是以前人论说居前，先生的“正义”在后，不离笺正古籍旧套，所以还是属于先生说的“尽助前贤，补苴罅漏”。

④**药物学**：先生有《本草正义》。该书的编写，据先生绪言，“肇始于甲寅（1914）之秋，襄助吾师同邑朱阆仙先生，创立黄墙中医学校于家塾，编纂以作讲堂课本”。6年之后，他又将该旧稿重订作为药物学教材。该书之中，虽然也常将《本经》、《别录》之文列于前，但先生的“正义”、“广义”、“发明”、“考正”、“正讹”等内容占据了绝大部分篇幅。此书最能体现先生用药、辨药的心得与经验，且论药与用方紧密结合，颇为实用，乃是民国间传统药学著作的精品。

据《中国中医古籍总目》记载，张山雷先生还有《药物学纲要》一讲义，今存兰溪公立中医学校油印本。笔者未见，不知道是否即《本草正义》之异名者。窃以为该校已有《本草正义》，其他中药学教材似属多余了。

“七经”之中，还有药剂学、诊断学、卫生学三门。笔者寡闻，不知道是否还有张先生所编的这三科讲义存世。但从现存张氏之书来看，张先生确实还编有其他课目的教材。

例如《古今医案评议》（1922），见载于《兰溪中医专门学校讲义四种》。该书又名《治疗学》，是中医教材中很有特色的一种。先生汇集古代医案精品，逐一评议其中辨病用药精义，无异于当今MBA（工商管理硕士）教学中的案例讲解，最能启迪学子。

又如《难经汇注笺正》，今存1923年兰溪中医专门学校铅印本。据先生自序：“本校课目，向有《难经》一种，实是中医鼻祖，不可数典忘祖。顾直用成书授课，未免穿凿涂附……爰为汇集各注，释其精切不浮者，摘取入录，而删除其空廓无谓之语，参以拙见所及，为经文疏通而证明之。”可见该书也曾经作为教材。但先生将此书放在“七经”之中哪一经？不可得知。

此外，先生的《籀簃谈医一得集》，也曾经作为兰溪中医专门学校讲义四种之一。又先生的《伤寒方歌》，今亦存民国兰溪中医专门学校油印本。可见“七经”之外，先生也还著有其他教材。

关于医学分科，先生有“五纬”（内、外、女、幼、针刺）之设，各科又分别有专门教材。例如：

①**内科**：今存先生的《内科学》（兰溪中医专门学校铅印本），笔者未见，此书也不见于当代整理的《张山雷医集》。但今存先生力作《重订中风斠诠》，应该属于内科的范围。

《中风斠诠》是先生最得意的著作之一。他在1912年见到张伯龙《雪雅堂医案》有“类中”之论，心有所悟，于是开始写作此书。1918年包识生创办神州中医学校，苦无教材，请求张山雷先生相助，先生遂以此书授之。此书问世以后，不胫而走，很受社会欢迎。先生本人对此书也是颇为自得，认为“不佞治医卅余载，惟此差足以贡献社会”。此书所论中风，新见迭出。是书本《素问·调经论》血气并走于上则为大厥之旨，“参用西学血冲脑经之说”，倡用潜阳镇逆之法以治之。经过许多民国间医家的验证，该法确实能取得较好的效果。《中风斠诠》虽然本质上是一专病之书，但却是近代中、西医理论紧密结合的范例。若以此书教育学生，必然会对学生未来的治学有所启迪。

②**外科**：本文前已述及，《疡科纲要》是先生将其业师朱阆仙所授治疡经验与其个人心得结合起来撰成的一本疡科实用书籍。该书被作为浙江兰溪中医专门学校的外科讲义，实在是再好不过。鉴于前文已简介此书，兹不赘述。

③**女科**：先生所长是内外两科。但办学需要，他必需兼顾女科、儿科与针灸科。在女科教材方面，先生因早年习医之时，治疗妇女病就是从《沈氏女科辑要》入手，因此他在编写女科教材时，就用清代沈尧封著、王孟英按的《沈氏女科辑要》为主体，再加自己的见解而成《沈氏女科辑要笺正》，用作学校的教材。另先生有《女科学笺疏》（民国绍兴医药月报铅印本，四卷）恐即此书的异名者。附带一提的是，先生临终前还在再次厘定点窜的就是《沈氏女科辑要笺正》，因此该书乃是先生的绝笔之作。

④**幼科**：关于儿科教材的编订，先生自言“不晓推拿手法，岂敢腼颜以编撰幼科专书，贻讥大雅”？但考虑到在脉理、病情、药物治疗方面，儿科与内科息息相通，于是他采用宋代钱乙的《小儿药证直诀》，再加阐释，而成《小儿药证直诀笺正》一书（1922）。先生的《幼科学讲义》（民国兰溪中医专门学校铅印本）当即本书。

⑤**针刺科**：今《张山雷医集》中并无先生针灸科之书，然存世的《铜人经穴骨度图》（1927）乃是先生之作。此书是否即兰溪中医专门学校的讲义，笔者尚无法肯定。

以上简述了先生在编写中医教材方面所取得的丰硕成果。时隔七八十年之后再来阅读先生的教材，还是觉得很有新鲜感。这些教材紧密地依据中医典籍，引述前贤精论，再加以阐释，内容非常丰富。先生在编写教材时，“必以实有经验为依归，雅不欲放言高论，自欺欺人”。对旧说中的错误，一定加以纠正。这些教材因为是个人所撰，非集体讨论，因此能充分表达作者自己的观点。其中也有作者的偏激之处，有棱角锋芒，有偏爱之书或人物、擅长的治法、处方、药物等等，但作为个人著作，这些都是在所难免的。

以现代的眼光看来，先生所编很多讲义的形式、体例，似乎更接近研究著作或参考书，不大像是教材。对此，张先生早就有所解释：

以著述体例言之，或尚近于参考书之资料，殊未合教科成法。盖教科书之编制，只须撷举纲要，不应过于辩论，反嫌琐碎。而愚昧之见，终谓此中疑似，千里毫厘，转展传讹，动多误会。苟非备陈源委，必不能剖析精微。是以反复引申，时失之冗，此则明知其失当而姑存之者，本非欲以此数种复瓿之材，竟敢望诸当世之设立医校者，遽以拙稿作蓝本也。况迩来海内贤哲，多有伟论，表暴于各家医报，如绍兴何君廉臣，同安吴君黼堂、泰兴杨君如候，盐山张君寿甫诸先生，通函商确，且风端倪。医校教科，行将有定本问世。吾知十年之后，必有完全杰作，足供世用者。则不才旧稿，聊以存一家之言，不足贵也。

读毕此言，才更能体会到先生苦心孤诣之所在。在中医学校初创之时，诸多中医学术问题亟待解决，若按现在的全国中医统编教材的方法，断然无法适应当时对教材的紧迫要求。先生明知教材不是他这样的编法，但受当时学术发展大环境的影响，他也只能采用“备陈源委”、“剖析精微”、“反复引申”的办法，因此某些教材不免过于冗长。可以说，先生这样的教材编写法，完全是迫于形势。但先生的真才实学，使他编纂的讲义在数十年后，依然有很高的学术研究价值，并非如他所说的“一家之言，不足贵也”。

除教材之外，先生还奋笔写下了其他一些书籍，这些书籍也成为近代中医极为珍贵的学术文献。

2. 尽助前贤，补苴罅漏

张山雷先生著作等身，这些著作都是先生半生心血凝聚而成，也是先生自觉不虚此生的成果。对这些文著，先生在自挽联中，非常贴切地作了评价：“一伎半生，精诚所结，神鬼可通，果然奇悟别闻，尽助前贤，补苴罅漏”。

笔者浏览了先生众多文著之后，对先生自挽联有了更深的体会。我以为“精诚所结，神鬼可通，果然奇悟别闻”，说的是先生耗尽半生心血，潜心研究中医典籍的精诚所至，使他对中医学术的理解已经是出神入化，有了许多新的感悟，发掘出了许多新的知识。而先生说“尽助前贤，补苴罅漏”，大概是说这些著作的共同特点，全在于帮助前贤去弥补漏洞。这八个字含蓄而又幽默，但却准确地概括了先生许多著作的特点。

先生为文著书，多选择前贤精品之作，为之“正义”、“笺正”、“补正”、“考证”，并用这些词来作为书名。先生为文，则多用“申义”、“书后”、“随笔”等词，来表示自己是在前人所论之后的一种补充发挥。先生这种做法，在他的《兰溪中医专校第二次正科毕业告诸生》一文中，叫做“征引前贤绪论，引而申之，触类而长之”，这是他一贯的为文著书方法。笔者以为，此法既显示了先生所论渊源有自，同时又能在前人基础上，进一步有所发挥补正。所以先生说“尽助前贤，补苴罅漏”，充分体现了先生试图完善中医知识体系的良苦用心。

先生眼中的前贤，其实数量有限，能入先生法眼的医家并不多。这是因为先生看书看人，着重的是“实有经验”，绝不自欺欺人。因此他在考量前人书时，不论名气，唯求实效。他在《疡科纲目》自序中指点历代疡科书籍时说：

盖自有治疡之专科，而所见益小，学术已疏，宜乎多皮相而少精蕴矣。如李氏之《集方》（李迅《集验背疽方》），齐氏之《精义》（齐德之《外科精义》），窦氏之《经验》（窦杰《疮疡经验全书》），王氏之《准绳》（王肯堂《疡医准绳》），顾氏之《大全》（顾世澄《疡医大全》），《金鉴》之《心法》（《医宗金鉴·外科心法要诀》），皆举世所奉为疡医之金科玉律者也。然按之实验，何尝有确切之发明？此外俗书，更无论矣。（见本文集“三三医书第三集第三种《疡科纲要》之纂辑大旨”，其中书名小字注系笔者所加）

从这段话来看，张先生判断中医古籍的唯一标准，是看其能否经得住实践验证、有确切的发明。所以有些名气不大的医家，反而被先生敬重。例如本文前面已经提到的对先生治疗中风病很有启发的清末医家张伯龙、妇科医家沈尧封，就因他们学有专长，见解独特而得到先生的青睐。而距离先生时代很近的医家中，独有陆九芝、王孟英、莫枚士三家最受先生敬重。当然，这并不是说先生除此以外就看不起其他医家、医书，只是受先生重视的程度不如上述医家而已。

先生在编写教材之余，也写下了一些笔记、医话之类的著作，这些书籍实际上就是他的论文集。本论文集中收载的许多论文，有些已经见于他写的《籀簃谈医一得集》、《读书考证集》、《籀簃医话》等书中，同气相求，先生自己为文著书，就特别讲究“独抒所见，不拾前人牙慧”，所以他对古往今来凡是有独特见解、讲求实际的医家情有独钟。

例如先生特别推崇陆九芝的《世补斋医书》。他在《古今医案评议》中提到，昏瞀瘛疭，詈骂谵语诸证，历来医家以为是“热入心包”、“肝风自煽”，进而采用清心凉血、平肝息风种种治法，却收效甚微。独有陆九芝注重阳明，谓上述诸证，皆属阳明热盛。张山雷先生对陆氏这一见解佩服得五体投地，用了很多几乎无以复加的赞语，例如说：“九芝封翁《世补斋》文，注重阳明，允推暗室一灯，断为五百年来一大作家者也”；“近乃有陆九芝封公，大声疾呼，揭出阳明标志。《世补斋前集》言之不惮其烦，始燃牛渚之犀，照澈妖魔巢穴。寿世寿人，阴德真不可量。”他把《世补斋》称之为“觉世大文”，因此在《病理学读本》中，引用陆九芝之医论占了大半篇幅，而喻嘉言、徐灵胎两家之言合起来也只有陆氏的三分之一，此足见张先生对陆九芝的推崇之盛。

在《读医考证集》中，先生为莫枚士《研经言》所作的“申义”之文，也超过了全书的一半，但此书还没有收载完全先生的有关莫枚士《研经言》的发挥论文。在本文集中，就可见有多篇见诸报刊中的此类文章，不见于《读医考证集》。

先生之所以敬重莫枚士《研经言》，是因为莫氏精于文字训诂之学，能追本求源，考求古人命名真义。例如莫氏《研经言·脉解篇》，解释《素问》的巅疾，乃气聚于上，上盛下虚，病在巅顶。张山雷先生认为莫氏证明了“吾国上古医家，固无不知是脑部受病”，这和西学谓此病是“血冲脑”是“隐隐合符……最是谈医之一则快事”。他很惊叹“枚士之为此文，虽尚未知有西说脑神经之病理，而能识得癫即癫仆之蹎，又申之以上重下轻，其物则仆。又谓人病气聚于头顶则患瘨，确是《素问》所谓巅疾之正旨，亦即西学所谓血冲脑经之实在病由”。由此他称赞说：“枚士六书之学，颇有门径，故能有此神悟，绝非汉唐以下谈医之士所能梦见！而二千余年对于此等病情论者最多，则无一不梦中说梦。”

通过以上举例，想必读者也能知道张山雷先生所好之人、所好之书，都应该具备一些什么特点了。先生虽然为医半世，但童子功的儒学基础，使他有意无意地关注到医书中的字源、词源，注意其中的文理，并把文理与医理研究结合起来，因此对古代真正的儒医，他总是有所偏好。陆九芝、莫枚士都是儒士出身的医家，因此他们能在许多方面产生共鸣。张山雷是近代一位儒医，因此在中医研究中形成了他的张氏儒医风格。

先生是性情中人，因此爱憎分明，好恶经常溢于言表。他对清代温病学说的偏见，使他对叶天士等温病学家的攻击不遗余力，甚至称之为“伪学”。这些偏颇的言论，不免矫枉过正。然笔者学习张先生的文著时间非常有限，不足以全面谈论先生丰富的学识，更无法逐一评述先生论学之得失。本文一开始就说明，笔者在此小文中，只是简要介绍张山雷先生的生平，因此关于先生的学术特点，也只能略谈一二，无法深入，就此打住。

六、其他

当今整理中医大家文集或学术者，每每重视学术而忽略其人。其实若能深入了解人物的生平习性，对理解其文其术，不无小补。本文集中，收集了先生在民国报刊上发表的各类文章，其中有一些看似非学术论文，实际上却能反映先生处世为人准则，乃至对整理中医学的许多观点。窃以为这类文章，更能生动地展现张山雷先生的真实面貌。

身处民国初期废止中医恶浪排空之时，张山雷先生自然也不会无动于衷。但一般谈论20世纪30年代中西医之争的文著中，很少有提到张先生之名者。查民国间报刊上张山雷先生有关文章，涉及整理中医者确实不多，但也不是没有。本文集收载的《致中央国医馆理事诸公函》（（见《神州国医学报》，1933）一文，可以说是系统展示了张先生在整理中医学术方面的主张，很值得一读。

以张山雷先生的名望与学术水平，1931年成立的中央国医馆自然也不会忘记张先生，因此也邀请先生参与中医学术整理。为此，张先生写了一篇长文，来阐释当时整理中医学术所面临的种种困难。他认为“整理二字，万绪千头。一部十七史，果从何处说起”？经过反复思索，他认为整理中医的义务不可不尽，但要按国医馆要求去整理，却难以贯彻。

他承认在当时中西医并存之时，中医的理论、诊断，乃至用药等方面，都存在“不为新知识界信任”的地方。其原因一是由于学中医的人程度不齐，二是中医书籍芜杂，陈陈相因者甚多。因此他主张整理中医，“必从实在功用着手，一洗向来空言敷衍”。具体做法是“每一部书加以精密之论断，细为抉择，判别是非，如四库馆提要之例而加详焉”。也就是要清理现有中医典籍，判别是非，去粗取精。而要达到这个目的，对于负责执笔者来说，“不仅以学力文采为难能，尤必在实验上剀切发挥”——这当然不是件易事。

中医界历来有遵经崇圣的情结。有些著作一旦被“尊为圣经贤传”，就不容后学参议。如果要指点经典瑕疵，就会被视为怪物。相反那些随文衍义的注家，却大行于世。先生以他自己的经历为例，“不佞尝有《难经笺正》一编，于原文时有非议。若准以汉唐经疏体裁，自知已犯绝大之不韪。而读《素》、《灵》随笔诸条，尚未敢草率问世”。有如此氛围，即便整理古医经，肯定十分艰巨。

民国间国医界鱼龙俱下，“应时世潮流，作投机事业者，正如雨后春葩，怒芽齐放”。同时“国内英才，多长著述。风发飙举，日异月新”。张山雷先生认为：“革故鼎新，最是国医学之大好景象。”但需要注意的是应该“实事求是，彼此皆知注重经验，免得陈陈相因，徒授他人话柄”。他主张国医馆要“以转移风气为天职”，不能“随俗浮沉，与时俯仰”，在整理中医学术之时，“必以扫尽肤浮，折衷实用为宗旨。庶几整理大纲，得有相当效果”。所惜先生发表此议之后的次年，遽归道山，未能继续为整理中医出谋划策。

笔者以专攻医史为业，对张山雷先生评议古代医家之言，备感兴趣。先生之学养，非我等后学所能望其项背。本论文集中先生也在某些文章之中，偶尔评论古代医家，其着眼之处，每多出人意料外。例如他说王清任《医林改错》

"持论太怪。即所论医理药理，强半空谈"。又谈及黄元御医书八种，"专崇温燥，补阳抑阴，主见太谬"。更有意思的是，他认为"此公书中甚多嗟贫怨贱，希冀利禄之语，学养全无。故所著书，殊不足重"（"致绍兴何廉臣书"，见《如皋医学报》1930）。能觉察到黄元御书中"嗟贫怨贱，希冀利禄"之语，非清高之士，恐难以有此眼力。先生之重学养，于此可见一斑。

先生不幸在1934年5月初八（阴历）仙逝。本文集厦门梁长荣称先生"于七月十九日溘然长逝"，大概7月19日是按阳历计算。据载先生逝世，"海内外医林闻之，莫不同声哀悼"。其情其景，可想而知。先生后半生专于中医教育，鞠躬尽瘁；著书立说，泽被后人。先生留下的著作和文章，已成为当今学术研究的瑰宝。先生不逐浮名，一心为整理中医而呕尽心肝，也足以为后世学子奉为楷模。

郑金生*

2009年5月

---

* 郑金生　中国中医科学院研究员，中国医史与中医文献学专家，著名的本草学专家。曾主持编写了《中华大典·药物学分册》、《中国本草全书》、《中药文献精华》、《清史》中医药部分等一大批影响深远的本草学著作，并在"海外回归中医古籍善本医书的收集研究"等多项国家、科技部科技课题中担任课题组长，学科带头人。

研究性论文

1. 三三医书第三集第三种疡科纲要之纂辑大旨

疡科本是医学之一子目，晚近来高明之士，大都薄此不为，而号为专科者，遂自囿于浅近。惟以剪割刀针，去腐生肌为能事，似乎卑之无甚高论矣。抑知证虽外发，病本内因，固不仅大痈大疽，非通乎内科学者，不能措手，即常寻疮疖，亦无不与内证息息相通，岂可专治其外，而谓可有全绩。且内病外疡，更多相因，为患有内外交病而为疡者，有内病变迁而为疡者，亦有内科误治，而酿成外疡者，有内科兼症，不知兼治，而成疡者，是知有外，不知有内者，固未免自安于谫陋，而知其内，不知其外者，亦殊是医学之缺憾矣。寿颐尝谓汉唐以上，未闻分科论治，读《金匮》、《病源》、《千金》、《外台》等书，岂非内科学之总汇，而痈疽疮疡皆其子目之一，是内外两科，并不分途之明证。迨至宋金以降，始有疡科专书，得毋小道伎俩，道愈下而术愈陋乎，观夫市肆通行之外疡诸书，非不卷帙繁重，而精切合用，可以救危证而起沉疴者，颇难其迁，盖自有治疡之专科，而所见小，学术已疏，宜乎多皮相，而少精蕴矣。如李氏之集方，齐氏之精义，窦氏之经验，王氏之准绳，顾氏之大全，金鉴之心法，皆举世所奉为疡医之金科玉律者也。然按之实验，何尝有确切之发明，此外俗书，更无论矣。又如脑疽背疽，固是疡门大症，其部位属于太阳寒水之经，虽外形亦或红肿焮发，而病皆脉细舌白，于法必当温经宣托，方免内陷，误投凉药，危证立见，此与唐人之喜服金石药，而蕴毒之发背大异。然古近各书，皆乃金黄色石发之，治法悉宗凉解，此则误尽苍生之尤者，仅见荆溪余氏听鸿，辑刻青浦陈学山医案（书名《外证医案汇编》），注重内证论治，一洗外科通用套方之陋，理法精密，独得治疡正轨。惟其书仅录煎剂，未详外治方药，尚不足为学者益智之宗。此外虽多传书，直如废纸。寿颐业师同邑黄墙村朱阆仙先生，世以兼治外疡著名，久为东南物望，家学渊源，诚非庸俗可比，而亦非通行之外科各书能尽其奥。于此始信徐洄溪谓治疡必得秘授之说为不虚，尽见症治症，亦不过理法清晰，措置合宜而已，非必有不可思议出人意外之奇异也。寿颐又出而访之，闻人则近日珠阁陈征君之治疡，亦颇与敝师门合辙，而余听鸿之持论，陈学山之方案最多，心心相印，于此知至理，自在人间，疡医中固有此正法，本非一家独得自秘。惜乎庸俗之治疡者，多未能明见及此，此则自安于浅近，而不求精进之过也。寿颐习之二十年，久思自吾得之，必欲自吾传之，庶乎疡医虽小道中之末伎，而亦得树之正鹄，传之通人，可以起废疾而拯危疴，是一绝大快事。于是本诸师门心法，而益之以半生经验，务必说尽精微，一泄此中真理，誓不以家秘自私，蹈俗人恶习。而古人恃论之切中肯綮者，必并录之，示不敢墨守一家之学，致有蔑古之嫌。惟《甲乙经》所载，痈疽诸名称最多，怪诞不可索解，亦复无理可求，后人其为《灵枢》所有，以为此是医家圣经，无不因其名称，特立一条，而敷衍之，如甘疽、井疽之属，皆不可信。而《巢氏病源·痈疽》一篇，亦多奇异名词，平心论之，殊无意义可据，且亦寿颐临症二十余年所未曾一见者，则不敢从事抄胥，肆其空议，以自欺欺人。要之古书中亦未免有欺世之语，似不当墨守陈言。如涂附，毋宁缺乏，免得一盲群盲，相将入坑，是则寿颐务求切实有用，不欲以空言惑世之本旨也。或谓西学日昌，治疡久推独步，已几为当世之公认，又何必守此故物，敝帚自珍。颐谓新法刀圭询精神伎，独是剖割之后，绷带包扎，止有防护肌肤之能力，未闻有外治之药，速其生长，而亦无内服良剂，助其化源，故必赖其人气血尚充，自能发育滋养，则剖割之后，方有收功之望。若在孱弱之躯，既受极大痛苦，又且失血必多，往往不胜其任，驯至变幻者，则适以速其危耳。又西学绝少消毒退毒之法。如何守吾故步，未成可消，已成可敛，退毒围毒，拔毒止痛，去腐生新，各有分量，可以按部就班，悉收实效，而内服外敷，各有法度之利多害少乎。

（见《三三医书》1925）

2. 疡科纲要之论阴证阳证

节录《三三医书》第三集第三种疡科辨证，首重阴阳，而阴阳二字，所包者广，不仅以热症为阳，寒症为阴，红肿焮起为阳，平坦坚硬为阴也。王洪绪《外科症治全生集》，龈龈然以痈疽二字判分阴阳，谓高突红肿者为痈，为阳证。坚块不红者为疽，为阴证。世之治外科者，多宗之。虽曰借此字面，以示区别，亦无不可，然顾其名，必思其义，一字有一字之正义，必须切合字义，而后名正言顺，可为后学法守，亦知痈疽二字之本义。痈者壅也，疽者止也，皆是气血壅闭、遏止不行之意，本是外疡笼统之名词，无所轩轾于其间，何尝有一阴一阳之辨别。岂可自我作古，强为分派，谓古人制字当如吾意独具见解。此土豪劣绅，武断乡曲之故智，大不可也。《医宗金鉴》、《外科心法》不问阴阳，统称痈疽，最是通论。凡古书之外疡名词，或称某痈，或称某疽，皆当认为笼统之辞，断不可误信王氏之说，而执痈疽二字，妄为分别。惟阴阳二证，虽无代表之字面，而未尝无界限之可言。但取义亦非一端，必须融会贯通，悟彻至理，而后见微知著，直决无疑。有可以经络之部位分阴阳者。如头面为阳，胸腹为阴，股阳为阳之类是也。有可人体之向背分阴阳者，如面前及胸腹之部多阳证，脑后及腰背之部，多阴证是也（圣人南面而立，向阳而治，故面前属于阳，背后属于阴）。有可以病因之寒热虚实分阴阳者，如热病皆阳证，寒病皆阴证，实病多阳症，虚病多阴证是也。有可以病势之迟速分阴阳者，其来也疾，三日、五日而其形已巨者，皆阳证。其来也缓，旬日匝月而无甚变迁者，多阴证是也，有可以病形之浅深分阴阳者，发于肤表之间，不着者皆阴证是也。有可以肿势之坚软分阴阳者，如其肿坚凝，按之如石者，多阴证，其肿柔和，按之绵软者，多阳证是也，有可以痛势之缓急分阴阳者，如暴肿迅速，掣痛猛烈者，多阳证。顽木不仁，痛反和缓，或但觉酸楚牵强，竟不作痛者，多阴证是也。乃或者必以焮赤高肿为阳，温肿不红为阴，但就表面言之，似亦未尝不确。不知疡患之皮肤殷红者，其病最浅，仅在腠理之间，所以肤表易于变色。如暑月热疖痳疹痈瘀之类，皆非外疡重要之病。或则肌肉柔软之部，如臑疡腋下股阴腘中诸处，及其人之骨小肉脆，肌肤柔白者，生疡往往发红，此则阳症虽多红肿之候，究之红肿一症，未可以为阳证之代表，且亦有明是阴证，而皮必肤发红肿者。如脑疽、背疽病，在太阳寒水之经脉，多细小，舌必白腻，均是阴证之确候。而外形亦或高突发红，则以此病初起，必先发见黍米一粒，头白根坚，病即在于肌肤之间，故能皮肤变色，此红肿不足以概阳证之确据也。若夫疡于肌肉之里，去皮毛尚远，则内纵成脓，而肤表必不改色，或肩背肌肤致密之处，及其人之色苍皮老者，发疡虽浅色，亦不变。又何得因其不红，而概谓之为阴证。要之见证论证，分别阴阳，全在观其人之气体虚实及病源浅深，而始有定论。察色辨脉，兼验舌苔，能从大处着想，则为阴为阳，属虚属实，决之甚易。若仅以所患之地位为据已非通人之论，而顾拘拘于皮肤之形色可乎。

（见《三三医报》1925）

3. 论难经所言狂癫病理显与《素》、《灵》不符

《素问》癫疾二字，数见不鲜。亦间有以狂巅并称者，未尝言其有彼此之大别也。今西国学者，则谓之神经病，盖

此病根源，皆由所思不遂，郁结之气，凝聚生痰，积痰成热，气火挟痰，有升无降，上冲犯脑，激乱神经，因而知觉运动，渐以改常，西人审察是病，最得真理。愿吾国生理病理之学，向无所谓神经者，乍聆其名，同不谓新说确凿，绝非吾旧学所能窥见其毫末，其亦思《内经》巅疾之义云何？岂非即指顶巅言之，疾在顶巅，岂非与西学所谓脑经为病，同符合撰。盖巅本作颠，说文顶也。至于病名，则字加疒旁，而少去其页，乃作瘨字，但曰病也。似许叔重氏尚未明言其为何等之病（寿颐案：此字说文说解，盖病字上脱一瘨字，许书之例，每于篆文之下，复出某字，连下读之，段大令注六草部，谓凡草名，篆文之下皆复举篆文某字，曰某草也，浅人不知，尽以为赘而删之。不知葵菜也，尽草也。及水部河水、江水之类，皆为后人删去一字，其说甚是，则瘨字篆文之下，必以瘨病也三字说之，正是许君常例，无可疑者，瘨音同颠，谓非《内经》之巅疾而何）。至《玉篇》瘨都贤切，则曰狂也。《战国策注》及《广雅》皆曰瘨狂也。《广韵》一先都年切，瘨病也，癫上同，于是始风癫字。知后世之癫，古书止作瘨，而瘨即是狂，两病不分。又皆古人所共言，正不独《内经》为然，惟《难经》五十九难，则曰狂癫之病，何以别之，其答辞乃谓狂疾始发，少卧而不饥，自高贤也，自辨智也，自倨贵也。妄笑，好歌荣，妄行不休是也。癫疾始发，意不乐，僵卧直视，以两者病状，各为之描摹情态，曲尽形容，于是两证显有彼此之分。然今本五十九难，固未尝明言二者之一阳一阴也。惟二十难先言脉之阴阳，而忽以重阳者狂，重阴者癫两句继之。则狂阳癫阴，又是确有明文。后人以其说出《难经》，实是秦汉以来相传古本，又谁敢谓为不然，以自贻离经畔道之恶名，而授俗子以口实，至滑伯仁之《难经本义》，且直以二十难中重阳重阴等句，认为五十九难之错简，一转移间，而《难经》两节文义，居然各得其宜，颇似无缝天衣，至当不易。于是阳狂阴癫，狂动癫静，乃定为实在之病理，一若铁案已成，牢不可破。晚近医家，徒见夫患是病者，自有或动或静之异，又谁不以为阳动阴静，自有至理。寿颐窃谓病情之有阴阳，盖乃罗盘之子午，地球之两极，彼此对峙，各据一隅。故阳病为热，阴病为寒，冰炭殊途，虽在妇孺，亦所共晓。况乎一属重阳，一属重阴，则阴阳之偏，又是各踞其极，更无今日本是阳盛，至明日而即可转为阴盛之理，乃观夫狂癫之人，则有由动而渐静者，亦有由静而渐动者，且更有忽焉而动，忽焉而静，循环往复，变幻无常者。若曰阳病日久转入于阴，阴病日久转出于阳，始传末传，或自有此。剥复回旋之情势，然又何解于时动时静，起伏往来，不一其状者。此断不可谓为忽寒忽热，亦阴亦阳，互为乘除，迭相消长。究之世间此病，何地蔑有，方且以忽动忽静，进退变迁，不可思议者居其多数。而《难经》乃以一阴一阳，强为定断，理想之辞，盖已不攻自破。要之狂癫为病，属于脑神经之失其常度，今已悬之国门，久有定论，圣人复起，而斯言不易。实即《素问·调经论》所谓血之与气，并走于上，则为大厥之候（医经厥字，本作逆字解，凡在反常之病，皆可谓厥。故寒亦称厥，热亦称厥，“调经论”大厥之厥，非以四支厥冷言也）。当其气火方张，阳焰甚盛，则动而歌哭笑骂，不避亲疏，及其事过情迁，晓之以理，有气火已息，则静而缄默僻处，无嗅无声，其由静而忽动者，则本于忧思积久，郁极乃申，其势遂一发而不可复遏，于是气火上燔，激乱脑神经，而失其知觉运动之常度。及其冲激已久，脑之神经，皆失效用，势必知觉运动，渐归泯没。而其人乃终至于不识不知，此又始动终静者之实在症情。若夫有时而动，有时而静，则即其气火之忽升忽降，时盛时衰，故当其阳焰偾兴，自必怒骂狂歌，无所不至。迨夫气平火降，则又深居独处，呓语喃喃，此必随其人之体力及气候之升降，而相与变迁。试观病狂之人，每发作于三春阳旺之时，若至秋冬二令，则较为安静。其为血与气并，交走于上之理，尤其明著。又安得谓春夏而其病即为重阳，至秋冬而其病又转为重阴者。然则二十难之所言，宁非一孔之儒，徒以臆见妄为分晰，知其一而不知其二。间尝以《素》、《灵》之所谓狂巅疾者，汇而考之，当以"脉解篇"太阳所谓甚则狂巅疾者，阳尽在上，而阴气从下，下虚上实，故狂巅疾也一节，最为明白晓畅。盖其所指为太阳者，本以阳气极盛言之（此太阳即易学家之所谓老阳，非十二经中之太阳，不可误认，近人莫枚士《研经言》癫说一篇，谬谓病自足太阳经来，为可治，正以读此太阳二字，作为太阳之经，是以所说全篇，皆成呓语）。惟其阳盛而尽在于上，故为狂巅之疾，正合西学家血冲脑经之义。在《素问》固明明谓之下虚上实，则阳盛于上，尤为显著（"脉解篇"，此节惟阴气从下四字不可解，太素亦同，盖传写有误）。古人且恒以狂巅疾三字合而言之，此胡可以两字联属之病名，强认作水火阴阳，彼此对待。厥论谓阳明之厥，巅疾走呼，妄见妄言，则所谓阳明者，亦阳盛之义，如正月二月为少阳，三月四月为阳明，五月六月为太阳之例，亦非十二经脉之阳明。

《通评虚实》谓癫疾，脉搏大滑，久自已，脉小坚急，死不治。王汪谓脉小坚急为阴，阳病而见阴脉，故死不治，则启玄亦知癫疾为阳病。“宣明五气篇”谓邪入于阳则狂，又谓搏阳则为巅疾。《灵枢·九针论》第七十八，亦言邪入于阳，则为狂。又曰邪入于阳，转则为癫疾（《灵枢》此节，上下文与《素问·宣明五气篇》大同小异，则转字盖即搏字传写之讹）。凡此诸节，皆《内经》狂癫同为阳病之确据，且与“调经论”血之与气，并走于上二句，同一病理，更证以西学血冲脑经之说，无不同条共贯，此岂得仅据其一时之情状，而可谓此疆尔界，判如霄壤者。是以《金匮》亦谓阴气衰为癫（此所谓阴气衰，正是阳气盛而阴不能涵敛之义，亦与《难经》重阴之旨，判若天渊）。至《千金方》又谓邪入于阳，传则为癫痉，则又后人之明知癫为阳病者，从可知《难经》重阳重阴之说，既失《内经》本旨而又大非病理之实在。即五十九难以二者之名，分析为动静两层，亦必非古人命名之真义，此必浅人推测，姑妄言之，谁谓越人竟能为此独断独行，敢以其尽天下后世，而谓他人皆不知考证《内经》，以来相诘责耶。然《脉经》本之，则曰阳附阴则狂，阴附阳则癫。《巢氏病源》本之则曰：风邪入并于阳则为狂，入并于阴则为癫（见第二卷风癫候，及风狂病候，又妇人病癫狂亦同）。孙氏《千金》本之，亦曰风入阳经则为狂，风入阴经则为癫，皆以一盲而引群盲，实即《难经》始作之俑，是胡可不远证之“素问九灵”，以正二千余年相承之谬耶。《素·宣明五气篇》谓阳入之阴则静，阴出之阳则怒。虽与狂巅二者同为一节，然各有主义，非即以静承上文之巅，而以怒承上文之狂也。其上文谓邪入于阳则狂，邪入于阴则痹，搏阳则为巅疾，搏阴则为瘖，固明明以阳之狂对阴之痹，又以之巅疾对阴之瘖。《素问》文义未始不轩辖呈露。明明狂巅二者同是阳，万无可以指鹿为马之理。然则《难经》必以癫为重阴者，宁非离经背道之尤，医学恶魔，误尽天下后世。而五十九难又以两者病态，显分彼此，各为曲绘其阳动阴静之情状者，岂即误“宣明五气篇”阳入之阴，阴出之阳两句，而以为承上狂癫言之，遂有此无知妄作也耶。果尔，则断鹤续，谬戾已不可究诘，窃怪夫周秦间之医家者言，何已鄙陋至于此极，岂上古神圣相传之心法，至战国而已扫地尽耶，又何惑乎六朝隋唐诸书，更多穿凿附会，而不可尽信也。噫，尚何言哉。

（见《三三医书》1926）

4. 释《难经》任脉为病其内苦结男子七疝女子瘕聚

《素问·骨空论》谓任脉为病，男子内结七疝，女子带下瘕聚。《难经·二十九难》亦曰任之为病，其内苦结，男子为七疝，女子为瘕聚，立言虽不必尽同，而大旨约略相似。寿颐窃谓《难经》言简而赅，标示病理，实出《素问》之右，良以任脉发源于下，循腹上行，以升举为担任之职，故任得其宜，则升发元阳，布护大气。而任失其职，则升其所不当升，气血循行，有乖故道。结滞窒塞，即升非所升之咎。廿九难以其病苦结四字，为任病之大纲，见得其先之结，尚在气分，则疝痛犹属无形。继而并及血分，则瘕聚乃为有象。疝与瘕聚，无非气血结塞，为之厉。爰以结字为之总括，以视《素问》之七疝言结，而瘕聚独不言结者何如？且还下为病，乃带脉之不能约束，开而不合，正与结之为病，两得其反，本不可相提并论，《难经》于此，略去不言，尤为有条不紊，此虽同为中古经文，或各有所受之，而参互以观。读古人书，正不可不自具只眼，以识透此淄渑之臭味。惟疝之与瘕，一浅一深，在气在血，病固不同，而经文以男女分析言之，似犹未确。徐氏洄溪《难经经释》，况谓男属阳，女属阴，故病之气血有殊，则以气血分说是矣。若以气阳血阴，而为经文男女二字作确诂，则胶柱鼓瑟，殊嫌拘执，未详绎古人论病之真旨。岂男子不当有血病，而女子不当有气病耶？未之思耳，所见太浅。须知疝以气言，古人本非专男子睾丸为病，《巢氏病源》详列疝病诸候，凡十一论，无一字及于男子之阴丸，是可为男女同病之确据。而金匮妇人杂病篇，则曰妇人之病，在中盘结，绕脐寒疝云云。且为妇女病疝之明文。若夫男子之癥瘕积聚，则固时有所见者。夫人而能言之矣，洎乎宋元以降，七疝名称，乃始有㿗疝、狐疝两种，专为男子阴丸之病，近世俗子遂因此而误认疝病为男子所独有。然隋唐以上，固未闻有所谓㿗疝、狐疝也。洄溪号称渊博者，何亦等于里巷之所见。盖望文生义，信手挥毫，而不自知之其误会耳。然今之乡曲医生，固无不知疝为男子之病名，若告以女子亦多疝病，当未有不哗然狂笑，引为话柄者，岂皆受教于洄溪老人者耶？亦可见医学荒芜，而能读古书者之难其选也。

（见《如皋医学报》1930）

5.《难经》七冲门《内经》魄门合解

《难经》四十难有七冲门之说，命名既属新颖，取义亦复精当，考之《内经》，惟魄门二字，一见于“五脏别论”，曰魄门亦为五脏使，水谷不得久藏，盖言此为秽浊驱使之处，所以食物渣滓，不得久藏。读法当于使字绝句，与《难经》下极为魄门相合，其余六者皆不见于《素》、《灵》、《甲乙》，此在当日必为医学通用之名词。只以中古医籍，散亡殆尽，今乃无复可以取证耳。夷考其义，惟唇为飞门，齿为户门二者，词旨浅显，夫人能知，无烦多赘。其他则为《难经》作注者，间亦各有说解，似尚粗疏，未尽合训诂条理，今姑以一得之见，分而说之。会厌为吸门者，则以肺管之专司呼吸者言之。会厌有门，英医合信氏《全体新论》，所说最详。此门当吞食之时，自能紧闭气喉，密无罅隙，一俟食物乍过，其门即开以通呼吸，故气喉位在食管之前，而食物下咽，乃无误落气管之患。若偶不慎，微有滴水半米，杂入气喉，即梗塞难堪，瑚瓁不止（按瑚瓁见《玉篇》，曰物阻咽中，瑚音胡，瓁音获，即物梗气管，其人必作瑚瓁之声，以求其速出，此两字即所以拟其声，张氏泽存堂重刻宋本《玉篇》，阻误作蛆，今商务馆四部丛刊影印元坊本《玉篇》，瑚瓁两字注中，阻皆误作蛆，惟瓁字下瑚瓁喉阻不误）。设或竟不能出，则瑚瓁不止，大伤肺管，延及二三月之久，即成肺劳不治。颐尝两次见有是病不仅中医无可用药，即就教西医，亦叹为未由措手。《难经》名以吸门，明言止通呼吸，大有深意。贲门之贲，古今多读如奔，滑伯仁《本义》，谓物之所奔响，虽未始不合于食物入胃之意，然食物非能自奔，则奔响之说，已非训诂之真，至徐洄溪《难经经释》，又本伯仁旧说，而申言之曰，物入于胃，疾奔而下太仓，则说得仓皇急遽，描摹太恶，几于老饕三日不食，喉中汩汩有声之态。如此说经，抑何可笑乃尔。岂得谓古人命名真旨，竟至若是。寿頤窃谓贲读如，本训为大，此乃胃之上口，食物所入，其口较大，不比胃之下口，及小肠下口，须得食物成糜，缓缓得传递，则胃上口之大于胃下口可知。诗贲鼓，训为大鼓，书盘庚用宏兹贲，传曰宏贲皆大，即其义也。至胃之下口，则以其幽深玄远，故名曰幽。若小肠、大肠交会之处而名曰阑门，固亦取于遮拦之义，然非以分别水谷，须知胃无消水之能，亦无泄水之路，汤饮入胃，先从胃中微丝血管吸入回血之管，此亦合信氏之所已言（详见《全体新论》）。考任脉有分水之穴，本在脐上一寸，其名极古，此穴正在胃下，古人当亦知水分于胃，所以有此俞穴之名。而小肠下口，直接大肠，其部位乃在少腹右角，与溲溺之水全无关系，奈何洄溪之说《难经》，竟曰小肠之下，大肠之上，纳滓秽于大肠，泌津液于膀胱，水谷如此而分别，故曰阑门，谓拦截分别，不得并出云云。则竟说成小肠有二下口，一通大肠，一通膀胱，最堪捧腹。虽膀胱上流，有输尿之管，其来自肾，本于西人剖验，初非吾国医界所知，然强不知以为知，无中生有，随手写来，造成莫须有之说，以疑误后学，徐老亦果于师心自用矣。若夫肛门之名魄门，向来均谓肺与大肠相为表里，经言肺藏魄，故大肠下口，即名魄门。是说也，举国宗之，莫敢异议。颐则独期期以为未可，假使果以肺与大肠表里之故，而大肠下口，因名魄门，则小肠与心亦为表里，经言心藏神，何以小肠下口，不名神门，比例最近，此非魂魄之魄甚明。尝考庄子“天道篇”，然则君之所读者，古人之糟魄已夫。陆德明音义引司马云，烂食曰魄，一云糟烂为魄，本文作粕，音同。始知魄门之名，固即食料糟粕，由此而出之义。以魄为粕，古有明征，岂不恍然大悟。然则古今之读《难经》者，宁非尽在梦中，且因此而悟及《内经》有所谓开鬼门者，与下句洁净府，属成文，盖亦开泄糟粕之意。疑鬼字即此魄字之伪，当时传写者误脱其半，遂致不可索解，而说者咸谓乃是发汗之意，以肤腠玄府之义，勉强比附言之，亦属无可奈何之意想。而岂知古人真义，固未尝如是也耶。

（见《中医世界》1929）

6. 论三十三难肝沉肺浮之义

肝位于下，故谓之沉。肺位于上，故谓之浮。即以五脏本体言之，浮沉之义，一言而决，无余蕴矣。故诊脉之法，肺应在寸而取之于浮，肝应在关而取之于沉。本乎天者亲上，本乎地者亲下，亦自然之理。至浅至显，无待深求者也，即欲进一步而言，以阴阳消长之说解，则肝应乎春，由阴而初出于阳，阳气犹微，阴气甚盛，经所谓肝为阴中之少阳，通于春气者是矣。肺应乎秋，由阳而乍入于阴，阴气犹微，阳气甚盛，经所谓肺为阳中之少阴，能于秋气者是知。《难经》于此，更推本少阳、少阴之义，而申言之曰：肝行阴道多，肺行阳道多，则肝为阴而所以当沉，肺为阳而所以当浮之理，愈其昭然若揭。何以三十三难发问之辞，则拘泥肝木肺金，而有疑于木不当沉，金不当浮，已未免胶柱刻舟，执而不化。而所以为之答者，乃又以木金之故，势不有直说木之可沉，金之可浮，则又远引五行化曜，借乙庚丙辛，强为联合。竟谓乙木化于庚金，辛金化于丙火，于是肝不为木而为金之沉，肺不为金则为火之浮，迂远其辞，似未尝不言之有物。然肝木肺金，尽人能知，乃一变而肝能乐金，肺能就火，则金必克木，火必刑金。试以肝肺德性思之，将畏之惟恐不及，而顾能就而乐之，以从其化，仇敌也而反能忘其本性，舍己从人，类乎不类。盖化曜一说，虽亦出于古之五行家言，然其理究难推测，彼习子平学者，必以甲遇己，以乙遇庚，乃始有从化之法。若其有甲无己，有乙无庚，即不当化，是可说也。奈何医家之言五运者，则曰甲己之年为土运，乙庚之年为金运，两不相值，化从何为，所见已出子平之下。而《难经》是节，则肝本木也，而竟能从金，肺本金也，而竟能从火，离奇已甚，绝非事理之当然。纵能粉饰其辞，附会阴阳夫妇，藉以自圆其说，究之穿凿太过，斯未敢信。且所谓木得水而浮，金得水而沉，以木金之本质言之，可也。而乃曰肝得水而沉，肺得水而浮，已是多一水字，似不于伦。肝肺为脏，何待于得水而始知其沉浮。若曰取此二者，置诸水中而实验之则盗跖行为。肝人之肉，言生理学者，不当作如是想。而此节之末，又曰：肺熟而复沉，肝熟而复浮，则肝也肺也，何由而熟，又百思而不得其解。善乎徐洄溪作《难经经释》，改作热字，而解之曰，肺气热则清气下坠，肝气热则相火上升。言明且清，庶为斩绝葛藤之唯一妙法。此盖古人传写，无心之讹，奈何向之注家，皆从热字转展附会，愈说愈杂而其义愈不可晓。岂将以此肝肺二脏，煮而熟之，作盘中羹乎。是黄巢闯献之轶事，不图医学家言，骇人听闻，乃至于此。然凡为《难经》作注者，偏能侃侃而谈，窍于著作之林，亦焉往而不误尽天下后世耶。《素问·六节藏象论》肺为阳中之少阴，能于秋气，今本王注《素问》，少阴误作太阴，宋人校语引《甲乙》、《太素》皆作少阴，此启玄本之误，不可不改。

（见《三三医报》1925）

7. 论《素问》经文疑窦及诸注家同异得失

一经文之可议者，王注本“上古天真论”第一，昔在黄帝，生而神灵，弱而能言，幼而徇齐，长而敦敏，成而登天。颐按生而神灵五句，原出大戴礼五帝德篇，而龙门子长五帝纪因之，其第五句本是成而聪明，乃《素问》则改聪明为登天。以医学最古经文，而开卷即是杳冥恍惚之辞，岂非后学之附会点窜，考首山铸鼎，群龙下迎，乘龙登天，攀龙乌号等说，出于子华子，本是伪书，皆秦汉武时，方士迎合时君嗜好而作，胡可认作事实。史迁于五帝纪中，独于黄帝一节，大书葬桥山一句，说者谓子长作史之时，正文成五利辈，侈谈神仙，托始黄老之日，故特书葬地。隐隐然示以成仙之谬，其说最有至理。而后人之借左经以惑众者，且转以此而创为桥山葬黄帝之衣冠云云。怪妄之尤，岂容存而不论。近时新学昌明，事事当求实践，吾国医学，恒为近人薄视者，即因此荒诞不经，有以授之口实，此宜切实深明者一也。张隐庵注谓登天是登天位，亦曲为之说。

“热论篇”伤寒一日，巨阳受之，二日阳明受之，三日少阳受之云云。虽曰撮举病情之次第，树之标准。借一日、二日而言其步骤，似无不可，然究竟六经传变最是无定，断不能呆执次序，以卜进退。近人论此，已谓病之轻者，多日尚在一经，未必皆传。重者一日可以传数经，其说最确，且仲景本论，必以太阳篇居首者，亦以伤寒之大概言之。则寒邪为病，必多由太阳经始，其实起病之初，亦必有不在太阳，而在阳明、少阳者（温病热病更多如此）。且更有直中三阴者，必谓六经递传，按部就班，不得逾越，已觉言之太板。而七日太阳病衰，八日阳明病衰，逐步进者，又复逐步而退，更是呆之又呆，岂可为据？然此仅泛论其造进层次，尚无大害。最奇者，帝问治之如何？而答辞则曰：未满三日者，可汗而已，其满三日者，可泄而已，则凡是伤寒温病，治法止须或汗或下，而全体大用，无不可赅。仲景又何必多事，编为伤寒一论，此理之所必不可通者。而谓上古医学，竟有如是之简易直诀，从可知此类文字，必有为门外人，妄为窜改者矣。

一王注本之经文讹误者。据宋校王注，所引全元起本，及《太素》、《甲乙经》，其有异于王本者已不少，若更考《脉经》等书，则同异更多。而据近袁刻之《太素》不全本，则有异于王启玄本者，且不胜数，虽《甲乙》、《脉经》、《太素》诸书，或有改字，未可全据以校改启玄之本，然明明彼是而王者确有可指，而启玄皆不能正，兹略举之。

“六节藏象论”心者，生之本，神之变也（据宋校引全元起本，及《太素》皆作神之处是）。为阳中之太阳，通于夏气。肺者，为阳中之太阴，通于秋气。肾者，为阴中之少阴，通于冬气。肝者，为阳中之少阳，通于春气。宋校云，肺为太阴，《甲乙经》并《太素》作少阴。肾为少阴，《甲乙经》并《太素》作太阴。肺在十二经虽为太阴，然在阴分之中，当为少阴，肾在十二经虽为少阴，然在阴分之中，当为太阴。又云，肝为阳中之少阳，全元起本并《甲乙经》、《太素》，作阴中之少阳。又谓王氏不引鸡鸣至平旦天之阴，阴中之阳为证，则王注之失可见。

寿颐按：此言阴阳太少，即学易者之所谓老阳、少阳，老阴、少阴，是两仪生四象之义，与十二经脉之太少阴阳，不可牵混。春令由阴而出于阳，阳气未盛，故曰少阳，即曰阴中之少阳。至夏令则阳极盛矣，故曰太阳，即曰阳中之太阳。秋令由阳而入于阴，阴气未盛，故曰少阴，即曰阳中之少阴。至冬令则阴盛极矣，故曰太阴，即曰阴中之太阴，而肝、心、肺、肾四脏之应乎时令者，其阴阳太少之义如此。本与十二经脉之阴阳无涉（《金匮真言论》谓平旦至日中，天之阳，阳中之阳也。日中至黄昏，天之阳，阳中之阴也。合夜至鸡鸣，天之阴，阴中之阴也。鸡鸣至平旦，天之阴，阴中之阳也。其阴阳盛衰之理，亦是如此）。《难经》七经，冬至之后，得甲子，少阳王。复得甲子，阳明王。复得甲子，太阴王。复得甲子，少阴王。复得甲子，厥阴王。王各六十日，六六三百六十日，以成一岁，此三阳三阴之王时日大要也（此以四时阴阳，分作六节，虽与四时之阴阳太少，微有不同，由阴出阳，由阳入阴之渐，层次尤为明晰。但太阴、少阴，亦是互伪，必当先少阴而后太阴、厥阴。昔人谓厥阴为阴之尽，即为阳之始者，其义即在此）。《金匮要略》亦言冬至之后，甲子夜半，少阳起，少阳之时阳始生，天得温和。《脉经》三卷心、小肠条中，双行小字，亦曰阳得春始生，名曰少阳，到夏洪盛，名曰太阳，互说尤为明白。则王本《素问·六节藏象篇》肺为太阴，肾为少阴，明是浅者不知此义，谬谓即是十二经脉之太阴、少阴，而妄改之。遂与肝为少阳，心为太阳之义，彼此不通，浅人目光之短，尤其可鄙。宋校《素问》，于“刺禁论”肝生于左，肺藏于右二句下，引杨上善说，谓肝为少阳，阳长之始，故曰生。肺为少阴，阴藏之初，故曰藏。是杨氏之《太素》注文，杨能知肝为少阳，肺为少阴。而启玄则竟据误本，曲为敷衍，此王不及杨之明证。颐所谓启玄所据之本，已非善本，固全书中之数见不鲜者，而此其尤为显著者也。又“四气调神大论”，逆春气即少阳不生，逆夏气则太阳不长，亦即此义。则逆秋气必是少阴不收，逆冬气必是太阴不藏。而今本太阴、少阴亦已互伪，虽宋校不言，似其误尚在宋校之后，然王注竟谓少阴行气，生化上焦，则王所据者，又明是误本，此盖宋校之忽略亦当正之。

“四气调神大论”少阴不收，肺气焦满，盖谓秋不肃降，肺气不收，所以有肺热叶焦，窒滞胀满之变，此焦字指肺热而言，最是明白晓畅，启玄乃能认为上焦之焦何其迂曲，总之王注误者甚多，不可枚举。

“脉要精微论”浑浑革至如涌泉，病进，而色弊绵绵，其去如弦绝者死。启玄注革至者，谓脉弦而大，实而长也。绵绵言微微似有而不甚应手也。又谓病候日进而色弊恶，如此之脉，皆必死也。是王所据之本，确是如此，毫无可疑者。马玄台等诸家，无一不从王本，然宋林亿等新校正云，《甲乙经》及《脉经》作浑浑革到至如涌泉，病进而色，弊弊绰绰，其去如弦绝者死（浙局本如此，宋人校语亦是色字）。按今本《甲乙经》四卷，固同浙局本之宋人校语，亦是色字。然义不可通，且不可断句。而考之《脉经》一卷第十三节，则色乃是危字，余如浙局本之语，乃始恍然。王本之误，一至于此，而启玄亦能望文生义，如此作注，可嗤孰甚。其宋人校语是之色字及今本《甲乙》亦是误明矣。虽弊弊二字，尚不可解，然浑浑革革者，言其浑浊刚劲，无胃气和缓之意，故为病进而可危，若至绰绰去如弦绝，则真脏脉也，故可断其必死。设如王本，皆不可通矣。然马氏吴氏辈，无不从王氏，即号为博通之张隐庵，亦不复参考他书，而祗知有王启元之一本，皆能随文敷衍，不顾其理难安，医家眼界，何其固陋至此，而谓诸家注文，尚有可信之价值耶。

一经义之至精至确，而汉唐以后，讹以传讹，不能悟彻原理者。“水热穴论”帝问：少阴何以主肾？肾何以主水？岐伯曰：肾者至阴也，至阴者盛水也，肺者太阴也，少阴者冬脉也。故其本在肾，其末在肺，皆积水也。颐按此言积水之由，肺与肾交受其病，虽至阴盛水，太阴、少阴之义，尚未说明理由，而其本在肾，其末在肺二句，已言明水肿根萌在此二脏。故有头面先肿，而后跗肿，以及四肢腹背者，亦有足跗先肿，而后肿上头面，以及肢体胸腹者。昔人固曰：面肿宜开泄肺气，足肿则通利小溲，是肺与肾之治法，尤其凿凿有据。至喻氏嘉言，更以禽与畜证之，谓有肺者有溺，无肺者无溺，盖可知小水之分，确以肺脏为其枢纽，而肺热者溲且不行，证以诸家治案，固有历历可指者。知水出高源四字，非同臆说可比。则“经脉篇”，所谓少阴脉上入肺中者，其机括或正在是。然汉唐以逮元明，治水肿者，固无一人能推就到此矣。近有据西学解剖说，谓禽类有骨附着处，有之质，即是禽类之肺，以驳嘉言者。究竟此点，亦推测之辞，而其形实不分明，即或作用有近于肺，而究不可竟谓之肺。况无肺者，小水不分，最其显而此说，必不可诬。又帝问肾何以能聚而生病？岐伯曰：肾者胃之关也，关门不利，故聚水而从其类也。上下溢于皮肤，故为跗肿。跗肿者，聚水而生病也。颐按水入胃肠，清浊不分，水道不利，则为肿胀，近世之治此者，明知由于脾肾阳衰，谓脾不能健运，而水不分，肾不能蒸气，而水不利，其法似从崔氏八味丸用附桂悟出。顾未明言其何以而系于肾脏者，而“水热穴论”，乃有肾者，胃之关也一节。王注止言关者，所以司出入，肾气化则二阴通，二阴闷则胃填满，关闭不利，聚水云云。全是架空立论，无以说明其真相焉。马玄台亦从启玄旧注，敷衍一遍，毫无实在。张隐庵则曰，此言水由中焦入胃之饮而生，从下焦决渎而出，故关门利，则聚水而从其类。盖肾者主水，水不顺流，则水亦类聚矣，仍是一片空话。其子兆璜，且谓关是关戾，即《金匮》之所谓了戾，不利则不得溺，重读关字，而与肾脏提开，更非经意。其实肾之与胃，何以有此一重关系，则吾国医家，竟是从古莫名其妙。所以经文肾为胃关一节，亦复何能悟彻至理。盖缘吾国医家之言小溲者，金元以降，恒自小肠而来。脐下一寸水分之穴，即是分泌小水而入膀胱之路，无奈小肠下口，即是大肠上口，一路衔接而下，确与膀胱不相联属。于是借气化二字，演出无数幻影，遂致膀胱上口、下口各为一说，彼此攻讦，奇奇怪怪，可谓牛鬼蛇神，无奇不有。而终不能悟到小水何以而入膀胱。更可知《素问》有肾为胃关一说，直至近今，西学东渐，始知膀胱上口，原有输尿之管，本自两肾而来，全与小肠无涉。则千百年来，皆谓小水出于小肠者，岂非梦话。且知水之所以入肾者，本于胃中无数微丝血管，吸引水质，尽入络脉，行于周身，遇热则肌腠开泄而为汗，否则传到肾脏，即入输尿之管。直达膀胱，始悟经言膀胱气化之理，其源如是。而经言肾为胃关之真旨，乃始大白于天下。可见水之所以不行者，即由肾气无权。输尿之管，不称其职，于是水在脉络之中，积不能行，愈聚愈多，安得不上下溢于皮肤，发为胕肿。《素问》本文，何等明白晓畅。即可知八味肾气一方，温养肾阳，分泄利水，制方之旨，即为是证而设，方名肾气，早已揭诸正义，明诏后人。而仲景书中，凡是肾气丸主治，几于每条皆有小水不利四字，是小水之所以不利者，其本无不在肾。中古以上，固是尽人能知，而自唐以降，久已若明若昧，逮金元，尤其昏昏默默，暗无天日矣。以上古医学之为不可及，而唐宋以来医家之言，有未可恃者也。

“调经论”，血与气并，则为实焉。血之与气，并走于上，则为大厥。厥则暴死，气复反则生，不复反则死。颐按此节启玄无注，观马氏谓专并于上，则气上而不下，当为大厥之证云云。隐庵谓血之与气，并逆于上，则为大逆。逆则暴死，气复反则生，不反则死，此血与气共并于上，则为实也。两家注文，不过随文敷衍，无甚发明而人之读此者，都谓此是昏厥之病，终不能悟其血气并走于上之故。惟西学家言，则以为中昏瞀之病，号为血冲脑经。据其剖验所得，凡死于是证者，其脑中必有死血及积水，因知是血之上冲，致脑间血管暴裂，故又谓之脑失血、脑溢血，甚有径称之脑血管破裂者。彼以所见之实在证据而言，岂不确凿可信。然病之来源，血何以而上冲脑，何因而溢血，则治彼之学者，亦未闻其有切实之发明，因而亦不易有迅捷之经验，仍是知其然而不知其所以然。而中国医家，乍闻此血冲脑经四字，更是莫名其妙。惟有摇头咋舌，存而不论。独蓬莱张伯龙雪稚堂医案，谓脑有神经分布全体，以司运动知觉，惟其人阴虚于下，不能涵阳，以致气火俱浮，肝阳陡动，气升血升，上迫冲脑，扰动神经，乃为昏厥暴仆，或失知觉，或失运动，或为全体瘫痪，或为半身不遂，或为喉舌謇强，或为口眼喎斜，或则肢体不仁而知识未泯，或为神志昏愦而运动犹能，皆其脑之神经为病。故其发猝暴，顷刻而来，虽病者亦莫知其然而然。“调经论”所谓血之与气并走于上，则为厥者，正与西学血冲脑经之理，彼此若合符节，此其融会中西两家医理，沆瀣一气，说明此病真情，确是揭破二千年不传之秘。始知从前之为《素问》作注者，正如雾里看花，蒙蒙莫辨。颐窃谓血冲脑经之理，在彼以剖验得之，固与吾国旧学，分道扬镳，方以为彼之新有发明，而初不谓吾国古籍早已于三千年前，言之如是透彻。上古虽未闻有脑经之说，然试问并走于上之谓何，岂非病在于脑，古人早已明言之。而惜乎读者不悟，蒙蒙昧昧者数千年，直至西学东渐，而始得此确凿之佐证。且彼仅据脑中死血而言，遂谓是血之上冲。然试问或有积水者何故？则其人病发之时，本是气与血并交走于上，迨其人既死而气冷化水，存积脑中，亦固其所。然彼中之学者，介能据有形之死血为证，而不复悟及气亦上冲，又何若《素问》之气血并讲尤为至精至当乎。且寿颐因之而悟及《素问》之论是证，固已数见不鲜，试为举之如下。

“通评虚实论”，谓仆击偏枯，肥贵人则膏粱之疾也。此指富贵之家，肥甘酒醴，积湿凝痰，声色妾媵，斲丧元气，因而虚阳猝动，暴厥猝仆，如有所击，非血冲脑经而何。

“玉机真藏论”谓春脉太过，令人忽忽眩冒而巅疾也。眩是头目眩运而旋转，冒是神志迷冒而昏瞀，谓之巅病，则病在顶巅，已不啻明言其病在脑经矣。

“脉要精微论”，谓厥成为巅疾。厥为巅疾，非脑经之病而何？王启元注，厥谓气逆也，气逆上而不已，则变为上巅之疾，似启元亦能知是病在于脑者，

颐按巅顶之巅，古止作颠，如疒则作瘨，《说文》瘨病也。许叔重尚未说明瘨为何者之病，迨《广雅》则谓，瘨狂也。《玉篇》瘨都贤切，狂也。是瘨音同颠，又痫小儿瘨病，是瘨即癫字。故《素问》巅疾，他书亦多有作颠疾者，至广韵乃有癫字，为瘨字之重文，注曰上同，尤其瘨、癫同字之明证，则凡癫、狂、癫诸病，在古人造字之时，固无不知其病在顶巅者。正不独医学家知其病在于脑，奈何后人止知是癫痫、癫痴、癫狂。而不能知有巅顶，此乃汉唐以降，

字学之不讲，反觉西人血冲脑之说为可异，而彼亦止知是特别之发明，如其小学皆精，则一见此字，当无不知其病在头脑者，此古学必不可不讲，孰谓医果小道而可不博览群书乎。

“生气通天论”，谓阳气者，烦劳则张，精绝，辟积于夏，使人煎厥。目盲不可以视，耳闭不可以听，溃溃乎若坏都，汩汩乎不可止。此节煎厥二字，不甚可解，然谓人之阳气以烦劳而其焰愈张，是即气火俱浮，肝阳暴动之义。精绝者，盖言阳焰既旺，而阴精欲竭耳。更遇夏令阳盛之时，则阳气辟积，发而为厥。盖与“调经论”大厥之义，同一病理（辟积者，复叠重累之意，其字亦作襞积，如今之女子之初九裙折裥者是。故辟字有积义，论语乡党帷裳，朱注谓腰有辟积，而旁无杀缝者是也）。目盲不可视，耳闭不可听，则即“五脏生成篇”之所谓徇蒙招尤，目冥耳聋，已是天旋地转，日月无光之候。更申之以溃溃乎、汩汩乎二句，无非形容其昏然无识，莫名其所苦之状，谓非气血上冲，眩晕瞀，猝厥暴仆之病而何？奈何古今注家，未悟此意，说得惚恍迷离，不复可晓，适以贻误后人。而《素问正义》反以愈注而愈晦，亦何贵乎有此点金成铁之笺注耶。“脉解篇”又有善怒者，名曰煎厥一条。盖怒则火气上升，因而暴厥，其状亦犹是也。

又阳气者，大怒者则形气绝，而血菀于上，使人薄厥。

颐按菀即郁结之郁，诗都人士，我心郁结。郑笺，犹结也，积也。薄，迫也。《左传》薄诸河，楚河，楚师薄于险，皆逼迫之义。以大怒而血积于上，迫之使厥，其为血冲入脑明甚。宜乎西人解剖所见，间致脑血管破裂，而脑中有死血矣。

“脉要精微论”，浮而散者为眴仆，言气火上升，有升无降，故眴仆之脉，且浮且散。眴，本训目摇，与瞑字、瞬字音义相近，非眩晕之眩。然古多能用，剧秦美新臣尝有颠眴病，已借眴为眩矣。

“五常政大论”发生之纪，其动掉眩巅疾。又厥阴司天，风气下临，目转耳鸣。“六元正纪大论”，太阳之政，壬辰壬戌，其病掉眩目冥。少阳之政，壬寅壬申，其病掉眩。又厥阴司天，三之气，民病耳鸣掉眩。又木郁之发，耳鸣掉眩，目不识人，善暴僵仆，火郁之发，瞀闷懊憹，善暴死。又少阳司天，三之气病昏愦。又少阳所至，为瞀昧暴病，为瞤瘛暴死。颐按：此皆厥阴风木，及少阳相火用事，致有上述种种病变，无一非肝阳煽动，气升火升，迫血冲脑之病。发生之纪，所谓木运太过，即壬年是也。此乃脏气之应乎天气，而风火自动者，病皆在耳目顶巅，岂非气血并走于上之血冲脑经病耶。“脉解篇”，太阳所谓甚则狂巅疾者，阳尽在上，而阴耗从下，下虚上实，故巅疾也。颐按此太阳者，盖言其人阳气太盛，所以气血上菀而为狂妄，是即在巅之疾。阳气在上四字，说得何等明白。又申之以下虚上实一句，则气升火升，迫血冲脑之义，尤其昭明皎著，与十二经络之太阳经病何涉。然启玄作注，竟以太阳之脉上额交巅，妄为附会，而后之学者，遂莫不误认为太阳经病。莫枚士研经言，且谓巅病自太阳经来者为可治，究竟不能明言其如何治法，岂非信手拈来，而实则自己亦莫名其妙。只为王注一误，而至今莫能是正。颐窃谓此经注家，甚多点金成铁之谬，此医经之所以愈不易读也。厥论巨阳之厥，发为眴仆，阳明之厥，则巅疾欲走呼。颐按此巨阳阳明，亦以阳气之盛而言，惟其阳盛于上，巅受其病，故或为眩运而倾仆，或为狂悖而走呼，皆即气血冲脑之症，必非太阳、阳明之经可知，亦犹“平人气象论”之太阳脉至，阳明脉至。“至真要大论”之太阳之至，阳明之至，皆以时令之阳而言。本非太阳、阳明之经脉，而《难经》七难，冬至之后，得甲子少阳王，复得甲子阳明王，复得甲子太阳王，则阳气以渐而旺，尤其明白。此胡可以经络之义，强为比附者。虽厥论此节下文有以经取之一句。似乎经义以经络立论，确为明文，然与眩晕昏狂之病情，必难符合，恐经文已有为浅人篡改者。而王氏之注，专以经脉作解，则此公固惯于望文生义者，亦不足征也。

“宣明五气篇”，搏阳则为巅疾。搏阳，言阳气盛而搏击，犹言重阳为狂云尔。“方盛衰论”，有余者厥，一上不下，又气上不下，头痛巅疾。颐按此言气盛于上，故曰有余，曰一上不下。又曰气上不下，则病情尤为显著矣。

“著至教论”太阳者，至阳也，病起疾风，至如躃疬，九窍皆塞，阳气滂溢，嗌干喉塞。颐按今躃疬作霹雳。此节文义虽不甚条畅，字句间恐有伪误，然大旨则尚明白，可以通之以意。不必拘拘于逐字逐句，尤其熨贴。盖谓太阳是阳气之至盛者，所以病发猝暴，迅如疾风霹雳。以致阳尽上浮，九窍皆塞，嗌干喉塞，则与煎厥、薄厥、大厥之义，情状皆符，谓非气血并走于上而何。观此节以至阳之二字，为太阳作注解。则上数条之所谓太阳、巨阳、阳明者，其犹堪相证。又安得误认作十二经中之太阳、阳明耶，且十二经之太阳，人皆共知为寒水之经，则且可谓之至阴，而《素问》

直目之为至阳，其故可深长思矣。

“阴阳别论”，阴阳虚肠辟死。颐按肠辟之辟，今旨作澼，独浙局重刻明顾氏影宋嘉祐本，此处作辟，尚无水旁。且有宋校语曰，全元起本辟作澼，是宋人所见此本，确无水旁之明证，而当时之全元起注本亦已作澼。颐谓此是辟积之辟，本有积义，此病属于积滞，无人不知。正当用不从水旁之辟字，加水作澼，明是后人之孳生字，初非别有一义，此与庄子所谓洴澼洸之澼字两不相涉。然自有水旁之肠澼，而是病之正义遂晦。幸得宋本《素问》，尚存此一辟字，而积辟为病，几可推相知，绝无仅有，竟如鲁之灵光，非常可宝。此古本书籍之所以名贵，而集韵之训澼为肠间水者，得毋即以肠澼之故而附会为之，则亦望文生义，反以疑误后人矣。王注于此，谓为辟阴，舍直捷爽快辟积之正义而不讲，反以索之空虚，亦何贵有此注解。马氏、张氏虽知是辟积，而正文皆有水旁，亦当以宋本正之（今袁氏刻《太素》残本三卷二十二叶亦得肠辟，又十五卷二十六叶。肠辟三见。又二十六卷七叶，亦作肠辟，皆不作澼，真古本也）。

一经文本义明白晓畅，而反为注家说得牵强不可能者。颐按《素问》注本，所见不过王启玄、马元台、吴鹤皋、张隐庵、高士宗等家，此外则如张景岳之《类经》、薛生白之《原旨》、陈修园之《节要》、汪讱庵之《类纂》而已。汪固不足道，即其余亦止觉敷衍者多。若曰发明，竟不敢谓谁氏足以当此二字（《原旨》亦甚粗略，似非薛氏手笔）。且不独无甚发明也，颇似经文本极明白，而反为注家说得晦不可解者，则随在而是，不胜枚举，兹姑略述一二，以博高明一哂。“阴阳应象大论”善诊者，察色按脉，先别阴阳，审清浊，而知部分，视喘息，听声音，而知所苦，观权衡规矩，而知病所主。按尺寸，观浮沉滑涩，而知病所生。以治无过，以诊则不失矣。寿颐按此节，善诊者察色按脉，先别阴阳，是总提纲。以治无过，以诊则不失矣。是总结中间四排句，文义极明白，知部分，知所苦，知病所主，知病所生，排句一律，尽人能知。而启玄作注，乃以治断为一节，则知病所生以治，六字已不成句，而无过以诊四字，尚复成何句法。此公颀颟实是可笑已极。宋校引《甲乙经》，以治下多一则字，尤其显豁。盖以治无过四字，治字一读，过字一句，亦与以诊则不失矣。两则字，《素问》无之，是省字法，古书中亦甚多此例，不料启玄竟能读得如此不堪，可见此公文理实在浅率，全书中谬戾甚多，本是不可偻指，而此其尤甚也。知病所生，据宋校引《甲乙》知病所在，则王本生字亦误。

“五脏生成篇”，色见青如草兹者死。寿颐按：此兹字当作玆，从二玄，今本皆作兹，伪也。按《说文》兹草木多益也。从草丝省声音子之反，引申其义转为干草制成之席。《尔雅》释器，蓐谓之兹，注兹者，蓐席也。玆说文黑也，从二玄，会意，朱骏声《说文通训定声》曰，玄亦声。许叔重引“春秋传”，何故使吾水玆，今本左氏哀公八年传，已皆作滋。阮文达校勘记，引叶抄释文，则尚作玆。陆德明亦曰，音玄，阮刻左氏注疏，尚有此音，而广韵、集韵胡涓切中，皆有玆字。颐按兹之与玆，真书最相似，其实则形音义三者皆大异，正以兹字习见，玆字少见，遂至汉唐以后，多混为子之切之一音。《玉篇》及徐鼎臣之说文音切，徐楚金之说韵谱（据冯桂芬手写刻本，然音则虽为子之切，而其形固仍是二玄也），皆以黑色之兹字，读如草丝声之兹，小学名家，犹有此误，复何论其他。是以《康熙字典》兹字，亦先列子之切之一音，且谓兹兹二字，音同义别，是即踵《玉篇》二徐之误，可见从二玄之兹字，当读为玄音者，几于无人能知。然试思字从二玄，何以有从草丝省声之音读，六书之学，岂有是例，一语道破则其最是显而易见。朱氏骏声为许叔重补出玄亦声三字，确当不易。且左哀公八年，传释文音玄，字典亦引之。此唐之旧读，原是不错，则误读子之切者，尚在唐后，二徐之误，必不可从。《素问》此篇此字，王启玄注，兹，滋也。言如草初生之青色也。王氏不识此字，本无足怪，然谓如草初生，已非许氏兹字草木多益之正解。惟似皮附古说，实则杜撰训诂，何可为据？一果如其说，如草初生之青，则芊绵柔嫩润异常。昔人所谓草色如油者，正其生意盎然，郁郁葱葱之象，何可反以为将死之色。为古书作注，而说来适得其反，尤为可笑。马玄台注则曰，如草之滋汁，其青沉夭，则改兹作滋，而添出一个汁字，亦从王注而敷衍为之，正如五十步与百步，可以为启玄之应声虫，究竟亦是杜撰。且草汁之色，亦未必沉夭（夭读为杳，《素问》中有所谓色夭不泽者，言其色之杳冥晦暗，而不润泽也）。张氏隐庵则曰：兹，蓐席也。兹草者，死草之色。青而带白也，虽用《尔雅》旧诂，然蓐以干草为之，已无青色，于义实不可通，乃复以死草之色青而带白，为之申明一句，须知干草色白，岂经文青字本意，是以古人之书，随意谭谭，左之右之，无所不可。隐庵之从心所欲，固觉爽快，其亦思训诂体裁，有此法度否耶。颐谓此字，明是从二玄之兹。凡从玄之字，皆有黑义，草色而兹，方是青中多黑，黝黯陈腐，晦滞不明，所以为其人将死之朕兆。“脉要精微论”亦言青欲如苍璧之泽，不欲如蓝，此蓝是染色，即今之靛，深青黑黯，望之如墨，但觉晦浊，全无精神，与此节草兹同义，亦可借作旁证。更《史记·仓公传》齐亟相舍人奴病，望之毅然黄（张守节“史记正义”杀所亥反）。察之如死青之兹，今各本《史记》虽皆误作兹，独毛子晋汲古阁刊，《史记》集解本，正作二玄之兹，金陵书局重刻毛本亦然，则所谓死青之兹者，义与《素问》合，而其字从二玄，乃是确证。岂颐之好奇，而妄与王启玄等辨难耶。

经文篇次：《素问》篇次据宋校引全元起注本，不独前后次序与王注本彼此绝异，即篇目名字，复多不同。甚者一篇之中，错综离合，不一而足，更何论乎字句间之两不相合。启玄自序，明言迁移以补其处，加字以昭其义，区分事类别目以冠篇首云云，则重定篇名，自为编次，绝非唐时固有之旧，更何论乎六朝以上，而其中“天元纪”等七篇，据宋校与全元起注本所无者，林亿等谓《素问》第七卷，亡久矣，皇甫士安序《甲乙经》已言有亡失，《隋书·经籍志》载案七录，亦云止存八卷。全元起隋人，所注本书乃无第七，王冰乃唐宝应中人，上至晋皇甫谧甘露中，已六百余年，而冰自以为得旧藏之卷，今窃疑之。观“天元纪大论”等七篇，篇卷浩大，不与《素问》前后篇卷等。又且所载之事，与《素问》余篇，略不相通。疑此七篇乃“阴阳大论”之文，王氏取以补所亡之卷云云（见王本注序文宋人校语）。颐按《隋书·经籍志》，医方之首，虽载《黄帝素问九卷》，而注曰梁八卷，是即据梁之七录，已存八卷而亡其一，则隋时何以复得九卷之全，盖仍其旧而言之，其实则止有八卷耳。故其后又载《黄帝素问》八卷，注曰全元起注，是即宋校所见之全元起注本。起字作越，盖传写不同。今据宋人亲见是书，皆作起不作越，则是误字。全注既止有八卷，而宋校且谓所缺者是其第七卷，则此一卷，确是亡之已久。不应至唐中叶以后，反得其全。启玄自谓旧藏，实是欺人，断不可信。其“天元纪大论”等七篇，专言五运六气之太过不及，诚与《素问》各篇皆不相通，别是一种学说，显然可指。盖亦古者医学之一派。然林等谓此篇即是“阴阳大论”，则亦揣测之辞，未尝确有所据。考“阴阳大论”之名，仅一见于仲景之《伤寒论》序，而《汉志》、《隋志》俱无是书，则已在若存若亡之列，未必启玄果得其本。伤寒例中亦一言之，而文义粗浅，似出依托，《外台》亦一引之，则即伤寒例也。此外曾未见有援引及之者，盖其书亡亦久矣。但此七篇，推究运气盛衰，发为诸病，而并及治疗大旨，其理甚精，当必有所受之。但本是何书？而启玄不言，乃以之浑入《素问》篇中，诬古人而欺来哲，是即其不学无术之咎，甚且伪托先师秘本，尤其可鄙（见王注自序）。然既以别种文字，附入本经，则编书体例，自当先录本经。而后以所附者，并列在后，亦可以稍示区别，使后学知其异同。而乃列之于六十五篇之后，七十五篇以前，横梗其中，尤为不伦不类。颐初亦莫测其义理所在，迨细读七十五篇“著至教论”以后，则多辞旨晦涩，不可明之语，竟无一节舒畅文字。意者启玄以其若断若续，不甚可解之故，而汇集于末，隐隐然示以此是断简残篇之义，未可知也。但《素问》之旧缺者，本是九卷中之第七一卷，启玄虽以“天元纪”等七篇补之，尚不能符合古人《素问》八十一篇之数。故今之王注本，尚有“刺法论”、“本病论”二篇，有录无书。颐窃谓此二篇之目，更有大可疑者。盖全书所缺者既为九卷中之一卷，则佚文又何止二篇。如曰别有篇目，则此二篇以外之篇目云何？纵为王启玄所不取，而全氏注本当有其全。今宋校本未言及之，则可知古本《素问》，别无总目，然则此“刺法论”、“本病论”二篇，既在亡失之中，启玄何以而知其目，又何以所知亡失之目，止有二篇。此则王氏既“补天元纪”等七篇之后，嫌其未满八十一之数，而伪此二篇之目，正未可知。盖王氏既可随意补缀，伪托秘本以欺人，亦何不可假设此二篇书目，以充八一之旧说乎。作伪伎俩，何所不至。颐窃恐古人真本《素问》，未必果有此“刺法”、“本病”二篇也。其后宋人有刘温舒者，又因王氏篇目，而伪托遗篇复出，文尤其鄙俚，更不值识者一笑。而近今尚有盲目盲心之流，竟谓温舒所传，确是《素问》真本，又其陋之愈陋者矣。且王氏以此二篇之目，列为第七二、第七三之两篇。更有极可笑者焉，启玄此本，既是其一手编列次序，何以缺之二篇。必次在“天元纪”等七篇之间，无理无义，已臻其极。岂不令人百思而不得其解。乃观其于病能篇末节注语，谓世本既缺第七二篇云云，当指所缺之第七卷中二篇言之。然既缺其第七之一卷，则缺佚者本不止二篇，而王氏必认为止阙二篇，已并其补入之“天元纪等篇”而计之，终是自吾作古，岂可为据，乃又因所缺者是第七二篇一句，遂以“刺法论”作为第七二，本病论作为第七二，何其可笑一至于此。且即果如所言，篇名一名“刺法”，一为“本病”，又必与其前后之

“天元纪”等七篇大是不类。则此二篇必非专言五运六气者，观此篇名，亦当可想，而刘温舒则又因此二篇之目，错杂于“天元纪”等七篇之中，竟认作亦论运气者，乃有所谓《素问遗篇》之伪本，居然假托运气，怪不可言。而不悟两篇之名，一曰刺法，一曰本病，顾名思义，与运气何涉，此又作伪之尤拙者。尚有人焉，能信刘氏为真本，则吾国医学，宜乎每况愈下，自堕于万劫不复之地位矣。

（见《如皋医学报》1930）

8. 致恽铁樵论宋本《素问》并及经文同异注家得失书（一）

报载贵处影印宋本《素问》，索得样张古色古香，冲溢眉宇，一望而知为宋人版式，洵可宝贵，附载征稿条例。知先生有《群经见智录》之作，汇集经义，以与是书参互商榷并及经文同异，注家之得失，苟非先生探讨已勤焉，能道及只字而又虚心博采，欲与天下之士共商危微精一之心传，抑何识之真而愿之宏欤。不才早岁以慈闱多病，始稍稍研求医药原理，似乎此中微义差有领悟，心乎爱之在廿五六岁时，已抛弃一切旧学，浸馈于古今医籍之中。于是书涉猎已久，颇觉心中渐有一得之见，迨迩年谬任医校教席，昕夕与从古名家妄为辨难，悟到邃古医经发源最早，虽轩岐问答未必信而有征。而《灵》、《素》原文必本于周秦之旧，其精当处迥非汉唐以下所能参替一字。然吾国习惯向来以医学为伎术之一，恒与卜筮星命家言目为小道，高明之士薄此不为，一听之浅俗庸流自为研究，则虽是医经，亦恒有肤浅鄙俚之词，参错互见，此必秦汉之间已多为浅人点窜羼杂。所以《内》、《难》两经尚多浅率庸陋不合情理之议论，更何论乎“针经”。以下是在善读者，以阅历经验参证，信其所可信，疑其所可疑，切实发挥折衷至当而后上古医学，始有实在声价。若仅依据原文敷衍一遍，自诩笺注功臣，则当今新学奋兴时代，窃视吾侧者，行将拊其背而扼其吭。如果听其瑕瑜不掩，苗莠同畴，适以授人为口实，启末学之鄙夷，窃恐终有天演淘汰之虑。此以古医经数种之大段言之，而不能不有绝大商榷之问题者也。若论《素问》版本则近日印刷术精，石印铅字遍地都是，然最旧者止有王注启玄注一家之言，而所谓王注者，又止有浙局重刻前明顾氏仿宋一本。据宋人校语，则王本字句实与全元起注本及《甲乙》、《太素》同异颇多。按其文义，启玄之本往往不及别本为长，然今则全注不可得见，《甲乙》虽有流传，仅见坊刻，未得善本，讹误最多，又与宋校所引往往不合，则亦不足为据。《太素》旧本久已无传，近袁爽秋得海外传抄残本，刊于芜湖道署，虽不能见其全，而隋人之旧复传于今，颇堪与王注互资校勘，至可珍也。若顾氏仿宋之王注旧本今固尚有存者，前十年时曾于沪上见过一本，中多挖改痕迹，每页皆有数处挤紧放宽，触目而是，经文亦多有之，注文尤甚。颐用以校浙刻确是一字不易，以其残破已多故未全校。今商务书馆新印四部丛刊，仍据顾氏此本影印，则世上殆已无王注之第二本。以言校勘颇苦，少所依据，然顾本挖改既多，当即所据之宋本，如是未必出顾氏之手，则宋在未挖之先，其原文必大有同异。而今亦不可得见矣。兹据贵处宋本样张，完全无一挖改痕迹，则是刻确非顾刻所自出，虽文字无所异同，而版本实是两副，确乎有凭可宝。孰甚鄙人即以样张三页，借校浙局刻本，而又一字不易，可知此两种宋本用是一本，且可知顾本之所据，以挖改者即是尊藏之本，则此本尤为彼所自出。惜乎彼时未挖之本无复存者，不得一勘其同异。而今则辗转流传，实是异流同源，则当今之世真不复有第一之王注本，更何论其他乎。若论王本同异，则据《甲乙》、《脉经》、《千金》诸书已是不可枚举，而袁刻《太素》残本亦足参证。且即据王注中所引《本经》，又或有不符合者，则传抄有误实所难免，而启玄所据之本似已非最善之本，观《太素》及宋引全注，已可概见。寿颐频年探讨，颇思细核一遍作为校勘。自恨所见无多，未敢泐为定本，而随时笔记所得亦已不少。兹见先生博闻多识，撮举数条另纸录呈，非敢谓土壤细流有裨高深于万一，聊以自附于举尔所知之例，以博大雅一哂。基其琐屑校勘之仅在字句间者，则不敢觏缕上渎也。壬戌十月张寿颐敬白。

兹将《素问》经文疑窦及诸注家同异得失略举数则上尘清听。

一经文之可议者。王注本“上古天真论”第一，昔在黄帝，生而神灵，弱而能言，幼而徇齐，长而敦敏，长而登天。颐案：“生而神灵”五句原出大戴礼五帝德篇。而龙门子长五帝纪因之其第五句本是成而聪明，乃《素问》则改聪明为“登天”，以医学最古经文而开卷，即是杳冥恍惚之辞，岂非浅学之附会点窜。考首山铸鼎，群龙下迎，乘龙登天，攀髯乌号等说，出于子华子，本是伪书，皆秦皇汉武时，方士迎合时君嗜好而作，胡可认作实事。史迁于五帝纪中独于黄帝一节，大书葬桥山一句。说者谓子长作史之时，正文成五利辈侈谈神仙托始黄老之日，故特书葬地隐隐然，示以成仙之谬，其说最有至理。而后人之借左道以惑众者，且转以此而创为桥山葬黄帝之衣冠云云。怪妄之尤，岂容存而不论。近时新学昌明，事事当求实践，吾国医学恒为近人薄视者，即因此荒诞不经，有以授之口实，此宜切实声明者一也。张隐庵注谓登天是登天位，亦曲为之说。“热论篇”伤寒一日巨阳受之，二日阳明受之，三日少阳受之云云。虽曰撮举病情之次第，以树之标准，借一日二日而言，其步骤似无不可，然究竟六经传变最是无定，断不能呆执次序以卜进退。近人论此，已谓病之轻者多日尚在一经，未必皆传，重则一日可以传到数经，其说最确。且仲景本论必以太阳篇居首者，亦发伤寒之大概言之，则寒邪为病，必多由太阳经始。其实起病之初，亦必有不在太阳而在阳明、少阳者（温病热病更多如此），且更有直中三阴者。必谓六经递传，按部就班不得逾越已觉言之太板，而七日太阳病衰，八日阳明病衰，逐步进者，又复逐步而退，更是呆之又呆，岂可为据。然此仅泛论其进退层次，尚无大害。其最奇者，帝问治之如何，而答辞则曰未满三日者可汗而已，其满三日者可泄而已，则凡是伤寒热病治法止须或汗或下，而全体大用无所不赅，仲景又何必多事，编为伤寒一论，此理之所必不可通者。而谓上古医学竟有如是之简易直诀，从可知此类文字必有为门外人妄为窜改者矣。一王注本之经文讹误者。据宋校王注所引全元起本及《太素》、《甲乙经》，其有异于王本者已不少。若更考《脉经》等书则同异更多。而据近今袁刻之《太素》不全本则有异于王启玄本者，且不胜数。虽《甲乙》、《脉经》、《太素》诸书或本有改字未可全据以校，改启玄之本，然明明彼是而王误者确有可指，而启玄皆不能正，兹略举之。"六节藏象论"心者生之本，神之变也（据宋校引全元起本及《太素》皆作神之处是）。为阳中之太阳，通于夏气。肺者阳中之阴，通于秋气。肾者为阴中少阴，通于冬气。肝者为阳中之少阳，通于春气。宋校云，肺为太阴，《甲乙经》并《太素》作少阴，肾为少阴，《甲乙经》并《太素》作太阴。肺在十二经，虽为太阴，然在阴分之中当为少阴，肾在十二经虽为少阴，然在阴分之中当为太阴。又云肝为阳中之少阳，全元起本并《甲乙经》、《太素》作阴中之少阳，又谓王氏不引"鸡鸣至平旦天之阴"，阴中之阳为证，则王注之失可见。寿颐按此言阴阳、太少即易学者之所谓老阳、少阳、老阴、少阴，是两仪生四象之义，与十二经脉之太少阴阳不可牵混。春令由阴而出于阳，阳气未盛，故曰少阳即曰阴中之少阳。至夏令则阳极盛矣，故曰太阳即曰阳中之太阳，秋令由阳而入于阴，阴气未盛，故曰少阴即曰阳中之少阴。至冬令则阴极盛矣，故曰太阴即曰阴中之太阴。而肝心肺肾四脏之应乎时令者其阴阳太少之义，如此本与十二经脉之阴阳无涉（《金匮真言论》谓平旦至日天之阳，阳中之阳也，日中至黄昏天之阳，阳中之阴也。合夜至鸡鸣，天之阴，阴中之阴也。鸡鸣至平旦，天之阴，阴中之阳也，其阴阳盛衰之理亦是如此）。《难经》七难冬至之后得甲子少阳王，复得甲子阳明王，复得甲子太阳王，复得甲子太阴王，复得甲子少阴王，复得甲子厥阴王，王各六十日，六六三百六十日以成一岁，三阳三阴之王时日大要也（此以四时阴阳分作六节，虽与四时之阴阳、太少微有不同，由阴出阳，由阳入阴之渐层次尤为明析。但太阴、少阴亦是互伪，必当先少阴而后太阴、厥阴，昔人谓厥阴为阴之尽，即为阳之始者，其义即在此）。《金匮要略》亦言冬至之后，甲子夜半少阳起，少阳之时阳始生，天得温和。《脉经》三卷心、小肠条中双行小字亦曰：阳得春始生，名曰少阳；到夏洪盛名曰太阳；立说尤为明白。则王本《素问·六节藏象篇》，肺为太阴，肾为少阴，明是浅者不知此义，谬谓即是十二经脉之太阴、少阴，而妄改之。遂与肝为少阳，心为太阳之义彼此不通，浅人目光之短尤其可鄙。宋校《素问》于“刺禁论”肝生于左，肺藏于右，二句下引杨上善说谓肝为少阳，阳长之始，故曰生肺为少阴。阴藏之初，故曰藏，是杨氏之《太素》注文。杨能知肝为少阳，肺为少阴，而启玄则竟据误本曲为敷衍，此王不及杨之明证。颐所以谓启玄所据之本已非善本，固前书中之数见不鲜者而此其犹为显着也。又“四气调神大论”逆春气则少阳不生，逆夏气则太阳不长，亦即此义。则逆秋气必是少阴不收，逆冬气必是太阴不藏。而今本太阴、少阴亦已互伪，虽宋校不言似其误尚在宋校之后，然王注竟谓太阴行气主化上焦，则王所据者又明是误本，此盖宋校之忽略，亦当正之。

“四气调神大论”少阴不收，肺气焦满，盖谓秋不肃降，肺气不收，所以有肺热叶焦，窒滞胀满之变，此焦字指肺热而言，最是明白晓畅。启玄乃能认为上焦之焦，何其迂曲。总之王注误者甚多，不可枚举。“脉要精微论”浑浑革至如涌泉病，进而色弊绵绵其去如弦绝者死。启玄注革至者谓脉来弦而大而长也，绵绵言微微似有而不甚应手也。又谓病候日进而色弊，恶如此之脉皆必死也。是王所据之本确是如此毫无可疑者，马玄台等诸家无一不从王本，然宋林亿等新校正云《甲乙经》及《脉经》作浑浑革革至如涌泉病进而色弊弊绰绰其去如弦绝者死（浙局本如此，宋人校语亦是色字），按今本《甲乙经》四卷固同浙局本之宋人校语亦是色字，然义不可通，且不可断句。而考之《脉经》一卷第三十节，则色字乃是危字，余如浙局本之宋校语乃始恍然。王本之误一至于此，而启玄亦能望文生义。如此作注可嗤孰甚。其宋人校语中之色字，及今本《甲乙》亦是讹误明矣。虽弊弊二字尚不可解，然浑浑革革者，言其浑浊刚劲无胃气和缓之意，故为病进而可危，若至绰绰而去如弦绝则真脏脉也，故可断其必死。设如王本皆不可通矣。然马氏、吴氏辈无一不从王氏，即号为博通之张隐庵，亦不参考他书，只知有王启玄之一本，皆能随文敷衍，不顾其理之难，安医家眼界何其固陋至此，而谓诸家注文尚有可信之价值耶。一经义之至精至确而汉唐以后讹以传讹不能悟彻原理者。“水热穴论”帝问：少阴何以王肾？肾何以主水？岐伯曰：肾者至阴也，至阴者盛水也，肺者太阴也，少阴者冬脉也。故其本在肾，其末在肺，皆积水也。颐按此言积水之由肾与肺交受其病，虽至阴盛水，太阴、少阴之义尚未说明理由，而其本在肾，其末在肺，二句已明言水肿根萌在此二脏。故有头面先肿以及四肢腑背者，亦有跗足先肿而后肿上头面以及肢体胸腑者。昔人固曰：面肿宜开泄肺气，足肿则通利小溲，是肺与肾之治法，尤其凿凿有据。至喻氏嘉言更以禽与畜证之，谓有肺者有溺，无肺者无溺，益可知小水之分，确以肺脏为其枢纽，而肺热者溲且不行。证以诸家治案，固有历历要指者，知“水出高原”四字非同臆说可比。则“经脉篇”所谓足少阴脉上入肺中者，其机括类正在是。然汉唐以达元明，治水肿者固无一人能推究到此矣。近有据西学解剖之说，谓禽或脊骨附着处有血肉之质，即是禽类之肺以驳嘉言者，究竟此亦推测之辞而其形实不分明，即或作用有近于肺，而究不可竟谓之肺。况无肺者小水不分，最其显而有据，嘉言此论必不可诬。又帝问：肾何以能聚水而生病？岐伯曰：肾者胃之关也，关门不利，故聚水而从其类也。上下溢于皮肤，故为浮肿。浮肿者聚水而是病也。颐按水入胃肠，清浊不分，水道不利，则为肿胀。近世之治此者，明知由于脾肾阳衰，谓脾不能健运而水不分，肾不能蒸气而水不利，其法似从崔氏八味丸用附桂悟出，顾未有明方。其何以而系于肾脏者，而“水热穴论”乃有肾者，胃之关也一节，王注止言关者，所以司出入，肾气化则二阴通，二阴閟则胃填满，关闭不利，聚水云云。全是驾空立论，无以说明其真相。马玄台亦从启玄旧注敷衍一遍，毫无实在。张隐庵则曰：此言水由中焦入胃之饮而生，从下焦决渎而出，故关门不利则聚水，而从其类，盖肾者主水，水不顺流则水亦类聚矣，仍是一片空话。其子兆璜且谓关是关戾，即《金匮》之所谓了戾不利，则不得溺。重读关字而与肾脏提开，更非经意。其实肾之与胃何以有此一重关系，则吾国医家竟是从古，莫明其妙，所以经文肾为胃关一节，亦复何能悟澈至理。盖缘吾国医家之言小溲者，金元以降，恒谓自小肠而来，脐上一寸，水分之穴即是。分泌小水而入膀胱之路，无奈小肠下口即是大肠上口一路，衔接而下确与膀胱不相联属，于是借气化二字演出无数幻景，遂致膀胱上口、下口各为一说，彼此攻讦奇奇怪怪可谓牛鬼蛇神无奇不有，而终不能悟到小水何以而入膀胱。更何知《素问》有肾为胃关一说，直至近今西学东渐，始知膀胱上口原有输尿之管，本自两肾而来，全与小肠无涉，则千百年来，皆谓小水出于小肠者，岂非梦话。且知水之所以入肾者，本于胃中无数微丝血管吸引水质，尽入络脉行于周身，遇热则肌腠开泄为汗，否则传到肾脏即入输尿之管直达膀胱，始悟经言，膀胱气化之理，其原如是，而经言肾为胃关之真旨，乃始大白于天下。可见水之所以不行者，即由肾气无权，输尿之管不称其职，于是水在脉络之中积不能行，愈聚愈多，安得不上下溢于皮肤，发为跗肿。《素问》本文何等明白晓畅，即可知八味肾气一方，温养肾阳，分泄利水，制方之旨即为是病而设。方名肾气早已揭诸正义，明诏后人。而仲景书中凡是肾气丸主治，几于每条皆有“小水不利”四字，是小水之所以不利，其本无不在肾中。古以上固是尽人能知，而自唐以降，久已若明若昧，下逮金元，尤其昏昏默默暗无天日矣。此上古之医学为不可及，而唐宋以来医家之言有未可恃者也。“调经论”血与气并则为实焉，血之与气并走于上，则为大厥，厥则暴死，气复反则生，不反则死。颐按此节启玄无注，马氏谓专并于上，则气上而不下，当为大厥之证云云。隐庵谓血之与气并逆于上，则为大逆。逆则暴死，气复反则生，不反则死。此血与气共并于上，则为实也。两家注文不过随文敷衍，无甚发明。则人之读此者都谓此是昏厥之病，终莫能悟其血气，并走于上之故。惟西学家言则以类中昏瞀之病，号为血冲脑经。据其剖验所得，凡死于是证者，其脑中必有血及积水，固知是血之上冲致令脑部血管爆裂，故又谓之脑失血、脑溢血，甚有径称之为脑血管破裂者。彼以所见之实在证据而言岂不确凿可信，然病之来源血何以而上冲脑，何因而溢血则治彼之学者，未闻其有切实之发明，因而亦不易有迅捷之治验，仍是知其然而不知其所以然。而中国医家乍闻此血冲脑经四字，更是莫名其妙，惟有摇首咋舌存而不论。独蓬莱张伯龙“雪雅堂医案”谓脑有神经分布全体，以司运动知觉，惟其人阴虚不能涵阳，以致气火俱浮，肝肠陡动，气升血升上迫冲脑，扰动神经，乃为昏厥暴仆，或失知觉，或失运动，或为全体瘫痪，或半身不遂，或为喉舌謇强，或为口眼喎斜，或则肢体不仁而知识人未泯，或为神志昏愦而运动犹能，皆其脑之神经为病。故其发猝暴顷刻而来，虽病者亦莫知其然而然。“调经论”所谓血之与气并走于上则为大厥者，正与西学血冲脑经之理彼此若合符节。此其融会中西两家学理，沆瀣一气，说明此病真情确是揭破二千年不传之秘。始知从前之为《素问》作注者正如雾里看花，朦朦莫辨。颐窃为血冲脑经之理在彼以剖验得之，固与吾国旧学分道扬镳，方以为彼之新有发明，而初不谓吾国古籍早已三千年前言之，如是其透彻，上古虽未闻有脑经之说，然试问并走于上之谓何？岂非病在于脑。古人固已明言之，而惜乎读者蒙蒙昧昧者数千年，直至西学东渐而始得此确凿之佐证。且彼仅据脑中死血而言，遂谓是血之上冲，然试问或有积水者何故？则其人病发之时本是气与血并交走于上，迨其人既死而气冷化水，存积脑中，亦固其所然。彼中之学者，但能据有形之死血为证，而一复悟及气亦上冲又何？若《素问》之至精至当乎。且寿颐因此而悟及《素问》之论是证固已数见不鲜。试为举之如左。“通评虚实论”谓仆击偏枯，肥贵人则膏粱之疾也。此富贵之家，肥甘酒醴，积湿凝痰，声色妾媵，斲丧元气，因而虚阳猝动，暴厥猝仆，如有所击，非血冲脑经而何？“玉机真藏论”谓春脉太过令人忽忽眩冒而巅疾也。眩是头目眩运而旋转，冒是神志迷冒而昏瞀，谓之巅疾则病在顶巅已不啻明，言其病在脑经也。“脉要精微论”谓厥成为巅疾。厥为巅疾，非脑经之病而何。王启玄注厥谓气逆也，气逆上而不已则变为上巅之疾，似启玄亦能知其病在于脑者。颐按巅顶之巅古止作颠加疒则作瘨，《说文》瘨病也。许叔重尚未说明瘨为何者之病，迨《广雅》则曰瘨狂也。《玉篇》瘨都贤切，狂也，是瘨音同颠。又痫小儿瘨病是瘨，即癫字。故《素问》巅疾，他书亦多有作巅疾者，至“广韵”乃有癫字为瘨字之重文。注曰：上同，尤其瘨、癫同字之明证。则凡癫、痫、狂诸病在古人造字之时，固无不知其病在顶巅者，正不独医学界知其病在于脑，奈何后人止知是癫痫、癫痴、癫狂，而不能知有巅顶。此乃汉唐以降字学之不讲，反觉西人血冲脑之说为可异，而彼亦止知是特别之发明。如其小学皆精，则一见此字当无不知其病在头脑者，此古学必不可不讲，孰谓医果小道而可不博览群书乎。

9. 致恽铁樵论宋本《素问》并及经文同异注家得失书（续）

“生气通天论”谓阳气者烦劳则张，精绝辟积于夏，使人煎厥，目盲不可以视，耳闭不可以听，溃乎若坏都汩汩乎不可止。此节“煎厥”二字不甚可解，然谓人之阳气烦劳，而其焰愈张，是即气火俱浮，肝阳暴动之义。精绝者盖言阳焰既旺，而阴精欲竭耳。更遇夏令阳盛气辟积发而为厥，盖与“调经论”大厥之义同一病理（辟积者复迭重累之意，其字亦作襞积，如今女子之裙折裥者是，故辟字有积义。论语乡党帷裳，朱注谓腰有辟积，而旁无杀缝者是也）。目盲不可视，耳闭不可听，则即“五脏生成篇”之所谓徇蒙招尤。目冥耳聋，已是天旋地转，日月无光之候，更申之以溃溃乎，汩汩乎，二名无非形容其昏然无识，莫名所苦之状。谓非气血上冲，眩晕昏瞀，猝厥暴仆之病而何，奈何古今注家未悟此意，说得惚恍迷离不复可晓，适以疑误后人。而《素问》正义反以愈注而愈晦，亦何贵有此点金成铁之笺注耶。“脉解篇”又有善怒者名曰煎厥一条，盖怒则气火上升，因而暴厥，其状亦犹是也。又阳气者大怒则形气绝，而血菀于上，使人薄厥。颐按菀即郁结之郁，诗都人士我心菀结，郑笺犹结也、积也，薄，迫也。左传薄诸河楚师薄于险，皆逼迫之义。以大怒而血积于上迫之使厥其为血冲入脑，明甚，宜乎西人解剖所见竟致脑血管破裂，而脑中有死血矣。“脉要精微论”浮而散者，为眴仆，言气火上浮，有升无降，故眴仆之脉且浮且散。眴本训目摇，与瞚字、瞬字音义相近，非眩晕之眩，然古多通用。剧秦美新臣云，颠眴病已借眴为眩矣。“五常政大论”发生之纪，其动掉眩巅疾。又厥阴司天，风气下临，目转耳鸣。“六元正纪大论”太阳之政，壬辰、壬戌，其病掉眩目冥，少阳之政，壬寅、壬申，其病掉眩。又厥阴司天，三之气民病耳鸣掉眩。又木郁之发耳鸣掉眩，目不识人，善暴僵仆，火郁之发瞀闷，懊恢善暴死。又少阳司天，三之气病昏愦。又少阳所致为瞀昧暴病，为瞤瘛暴死。颐按此皆厥阴风木及少阳相火用事，致有上述种种病变，无一非肝阳煽动，气升火升，迫血冲脑之病发生之纪，所谓木运太过，即壬年是也。此乃脏气之应乎天气，而风火自动者，病皆在耳目顶巅，岂非气血并走于上之血，冲脑经病耶。“脉解篇”所谓甚则狂巅疾者，阳尽在上而阴气从下，下虚上实，故巅疾也。颐按此所谓太阳者，盖言其人阳气太盛，所以气血上菀而为狂妄，是即在巅之疾。“阳气在上”四字说得何等明白，又申之以下虚上实一句，则气升火升，迫血冲脑之义尤其昭明皎著。与十二经络之太阳经病何涉？然启玄作注，竟以太阳之脉上额交巅妄为附会，而后之学者遂莫不误认为太阳经病。莫枚士研经言且谓，巅病自太阳经者来为可治，究竟不能明言其如何治法，岂非信手拈来，而实则自己亦莫名其妙，止为王注一误，而至今莫能是正。颐窃谓此经注家甚多，点金成铁之谬，此医经之所以愈不易读也。“厥论”巨阳之厥发为眴仆，阳明之厥则巅疾欲走呼。颐按此巨阳、阳明亦以阳气之戕而言。惟其阳盛于上巅，受其病，故或为眩运而倾仆，或为狂悖而走呼，皆即气血冲脑之症，必非太阳、阳明之经可知，亦犹“平人气象论”之太阳脉至阳明脉。至“至真要大论”之太阳之阳明之至，皆以时令之阳而言，本非太阳、阳明之经脉。而《难经》七难冬至之后，甲子少阳王，复得甲子阳明王，复得甲子太阳王，阳气以渐而旺，尤其明白，此胡可以经络之义，强为比附者。虽厥论此节下文有以经取之一句，似乎经义以经络立论，确有明文，然与眩晕昏狂之病情必难符合。恐经文已有为浅人窜改者，而王氏之注，专以经脉作解，则此公固惯于望文生义者，亦不足征也。“宣明五气篇”搏阳则为巅疾。搏阳言阳气盛而搏击，犹言重阳为狂云尔。“方盛衰论”有余者厥一上不下，又气上不下头痛巅疾。颐此言气盛于上，故曰有余。曰：一上不下，又曰：气上不下则病情又为显着矣。“著至教论”太阳者至阳也，病起疾风至如礔砺。九窍皆塞，阳气滂溢，嗌干喉塞。颐按礔砺，今作霹雳。此节文义虽不甚条畅，字句间恐有讹误，然大旨则尚明白，可以通之，以意不必拘，拘于逐字逐句，求其熨帖，盖谓太阳是阳气之至，盛者所以病发猝暴，迅如疾风霹雳，以致而阳尽，上浮九窍，皆塞嗌干喉，塞则与煎厥、薄厥、大厥之义情状皆符，谓非气血并走于上而何。观此节，以至阳之二字为太阳作注解，则上数条之所谓太阳、巨阳、阳明者其旨尤堪相证。又安得误认作十二经中太阳、阳明耶。且十二经之太阳人皆共知为寒水之经，则且可谓之至阴，而《素问》直目之为至阳，其故可深长思矣。“阴阳别论”阴阳虚肠辟死。颐按肠辟之辟今皆作澼，独浙局重刻明顾氏影宋嘉祐本此处作辟，尚无水旁，且有宋校语曰：全元起本辟作澼，是宋人所见，此本确无水旁之明证。而当时之全元起注本亦已作澼，颐谓此是辟积之辟，本有积义，此病属于积滞，无人不知，正当用不从水旁之辟字，加水作澼，明是后人之孳生字，初非别有一义。此与庄子所谓洴澼洸之澼字两不相涉，然自有水旁之肠澼而是病之正义遂晦。幸得宋本《素问》尚此一辟字而积辟为病，犹可推想而知，绝无仅有，竟如鲁之灵光，非常可宝，此古本书籍之所以名贵。而集韵之训澼为肠间水者，即以肠澼之故，而附会为之，则亦望文生义，反以疑误后人矣。王注于此，谓为辟阴，舍直捷爽快辟积之正义而不讲，反以索之空虚，亦何贵有此注解，马氏、张氏虽知是辟积而正文皆有水旁，亦当发宋本正之。今袁氏刻《太素》残本三卷二十二页亦作肠辟。又十五卷二十六页肠辟三见，又二十六卷七页亦作肠辟，皆不作澼，真古本也。

一经文本义明白晓畅，而反为注家说得牵强不可通者。颐按《素问》注本所见不过王启玄、马元台、吴鹤皋、张隐庵、高士宗等数家，此外则如张景岳之类经，薛生白之原旨，陈修园之节要，汪讱庵之类纂而已，汪固不足道，即其余亦止觉敷衍者多。若曰发明竟不敢谓谁氏足以当此二字（“原旨”亦甚粗略，似非薛氏手笔）。且不独无甚发明也，颇似经文本极明白，而反为注家说得晦不可解者，则随在而是不胜枚举，兹姑略述一二发博高明一哂。“阴阳应象大论”善诊者察色按脉，先别阴阳，审清浊而知部分，视喘息听声音而知所苦，观权衡规矩而知病所主，按尺寸，观浮沉滑涩而知病所生，以治无过，以诊则不失矣。寿颐按此节，善诊者察色按脉，先别阴阳，是总提纲；以治无过，以诊则不失矣是总结中间四排句，文义极明白。知部分，知所苦，知病所主，知病所生，排句一律尽人能知。而启玄作注，乃以以治断为一节，则知病所生以治六字，已不成句，而无过以诊四字，尚复成何句法，此公颟顸实是可笑已极。宋校引《甲乙经》以治下多一则字尤其显豁，盖以治无过四字，治字一逗，过字一句，亦与以诊则不失矣。两两排比，《甲乙》多一则字，盖皇甫士安之所加。《甲乙》全文本与今本《素》、《灵》同异不少未必古本，《素问》果有一则字，《素问》无之是省字法，古书中亦甚多。此例不料启玄竟能读得如此不堪，可见此公文理实在浅，率全书中谬戾甚多，本是不可偻指，而此其尤其者也。知病所生，据宋校引《甲乙经》作知病所在，则王本生字亦误。《五脏生成篇》色见青如草兹者死。寿颐按此兹字当作玆，从二玄，今本皆作兹，讹也。按说文兹草木多益也。从草，丝省声，音子之反。引申其义，转为干草制成之席。《尔雅》释器蓐谓之兹注，兹者蓐席也。玆说文黑也，从二玄会意。朱骏声《说文通训》定曰：玄亦声。许叔重引“春秋传”，何者何故使吾水玆。今本左氏哀公八年传已皆作滋，阮文达校勘记引叶抄释文则尚作玆。陆德明亦曰，音玄。阮刻“左氏注疏”尚有此音，而广韵集胡涓切中，皆有玆字。颐按玆之与兹真书最相似，其实则形音义三者皆大异，正以兹字习见玆字少见，遂致汉唐以后多混为子之切之一音。《玉篇》及徐鼎臣之《说文》音切，徐楚金之“说文韵谱”（据冯桂芬手写刻本，然音则虽为子之切，而其形固仍是二玄也）。皆以黑色之玆字读如草丝省声之兹。小学名家犹有此误，复何论其他。是以《康熙字典》玆字亦先列子之切之一音，且谓兹玆二字，音同义别，是即踵《玉篇》二徐之误。可见从二玄之玆字当读为玄音者，几于无人能知，然试思字从二玄何以有从草丝省声之音读，六书之学，岂有是例，一语道破，则其误最是显而易见。朱氏骏声为许叔重补出玄，亦声三字，确当不易，且左哀八年传释文音玄，字典亦引之。此唐人旧读原是不错，则误读子之切者，尚在唐后二徐之误，必不可从。《素问》此篇此字王启玄注玆滋也。言如草初生之青色也。王氏不识此字，本无足怪，然谓如草初生，已非许氏兹字，草木多益之，正解惟似皮，附古说，实则杜撰训诂，何可为据。且果如其说，如草初生之青则芊绵柔嫩，润泽异常。昔人所谓草色如油者，正其生意盎然，郁郁葱葱之象。何可反以为将死之色。为古书作注，而说来适得其反，尤为可笑。马玄台注则曰：如草之滋汁，其青沈夭，则改兹作滋，而添出一个汁字，亦从王注而敷衍为之，正如五十步与百步，可以为启玄之应声虫，究竟亦是杜撰。且草汁之色，亦未必沈夭（夭读为杳。《素问》中有所谓色夭不泽者，言其色之杳，冥晦暗而不润泽也）。张氏隐庵则曰：兹蓐席也。兹草者死之色，青带而白也，虽用《尔雅》旧诂，然蓐以干草为之，已无青色，于义实不可通，乃复以死草之色青而带白，为之申明一句，须知干草色白，岂经文青字本意。是以古人之书随意谭谭，左之右之无所不可，隐庵之从心所欲，固觉爽快，其亦思训诂体裁，此有法度否耶。颐谓此字明是从二玄之兹。凡从玄之字皆有黑义。草色而兹，方是青中多黑黝黯陈腐晦滞不明，所以为其人将死之朕兆。“脉要精微论”亦言青欲如苍璧之泽，不欲如蓝，此蓝是染色，即令之靛深青黑黯望之如墨。但觉晦浊，全无精神，此节草兹同义，亦可借作旁证。又《史记·仓公传》齐丞相舍人奴病，望之杀然黄（张守节史记正义杀所亥反）察之如死青之兹，今各本《史记》虽皆误作兹，独毛子晋汲阁刊《史记》集解本正作二玄之兹，金陵书局重刻毛本亦然，则所谓死青之兹者，义与《素问》合，而其字从二玄，乃是确证。岂颐之好奇而妄与王启玄等辨难耶。经文篇次《素问》篇据宋校引全元起注本，不独前后次序与王注本彼此绝异，即篇目名字复多不同，甚者则一篇之中错综离合，不一而足，更何论乎字句间之两不相合。启玄自序明言迁移以补其处，加字以昭其义，区分事类，别目以冠篇首云云，则复位篇名，自为编次，绝非唐时固有之旧，更何论乎六朝以上。而其中“天元纪”等七篇据宋校与全元起注本所无者，林亿等谓《素问》第七卷亡已久矣，皇甫士安序《甲乙经》已言有失，《隋书经籍志》载梁《七录》亦云止存八卷，全元起隋人所注本书乃无第七，王冰乃唐宝应中人，上至晋皇甫谧甘露中已六百余年，而冰自以为得旧藏之卷，今窃疑之。观“天元纪大论”等七篇，篇卷浩大，不与《素问》前后卷等，又且所载之事与《素问余篇》略不相通，疑此七篇乃“阴阳大论”之文，王氏取以补所亡之卷云云（见王本注序文校语）。颐按《隋书·经籍志》医方之首虽载《黄帝素问》、《九卷》而注曰：梁八卷，是即据梁之七录已存八卷，而亡其一。则隋时何以复得九卷之全。盖仍其旧而言之，其实则止有八卷耳。故其后又载《黄帝素问》八卷，注曰：全元越注。是即宋校所见之全元起注本。起字作越，盖传写不同，今据宋人亲见是书皆作起，不作越，则越是误字。全注既止有八卷，而宋校且谓所缺者是其第七卷，则此一卷确是亡之已久，不应至唐中叶以后反得其全。启玄自谓旧藏实是欺人，断不可信。其《天元纪大论》等七篇专言五运六气之太过不及，诚与《素问》各篇皆不相通，别是一种学说，显然可指，盖亦古者医学之一派。然林等谓此为即是“阴阳大论”，则亦揣测之辞，未尝确有所据。考“阴阳大论”之各仅一见于仲景之《伤寒论》序，而汉志、隋志俱无是书，则已在若存若亡之列，未必启玄果得其本。“伤寒例”中亦一言之而文义粗浅，似出依托。《外台》亦一引之，则即《伤寒例》也。此外曾未见有援引及之者，盖其书亡亦久矣。但此七篇推究运气盛衰发为诸病而并及治疗大旨，其理甚精当，必有所受之，但本是何书而启率不言，乃以之混入《素问》篇中，诬古人而欺来哲，是即其不学无术之咎。甚且讹托先师秘本，尤可鄙（见王注自序）。然既以别种文字附入“本经”，则编书体例自当先录“本经”，而后以所附者并列在后，亦可以稍示区别，使后学知其异同。而乃列之于六十五篇之后、七十五篇以前，横梗其中，尤为不伦不类。颐初亦莫测其义理所在，迨细读七十五篇“著至教论”以后，则多辞旨晦涩，疑不可明之语，竟无一节舒畅文字，意者启玄以其若断若续不甚可解之故，而汇集于末，隐隐然示以此是断简残篇之篆，未可知也。但《素问》之旧缺者本是九卷中之第七一卷，启玄虽以于元纪等七篇补之，尚不能符合古人《素问》八十一篇之数，故今之王注本尚有“刺法论”、“本病论”二篇，有录无书。颐窃谓此二篇之目更有大可疑者，盖全书所缺者既为九卷中之一卷，则佚文又何止二篇？如曰别有篇目，则此二篇以外之篇目云何，纵为王启玄所不取，而全氏注本当有其全，今宋校本未言及之，则可知古本《素问》别总目，然则此“刺法论”、“本病论”二篇既在亡失之中，启玄何以而知其目，又何以所知亡失之目止有二篇？此王氏既补“天元纪”等七篇之后，嫌其未满八十一篇之数，而伪造此二篇之目，正未可知。盖王氏既可随意补缀，伪托秘本，发以欺人，亦何不可假设此二篇旧目以充八一之旧说，作伪伎俩无所不至。颐窃恐古人真本《素问》未必果有此刺法本病二篇也。其后宋人有刘温舒者，又因王氏篇目而伪托遗篇复出，文义尤其鄙俚，更不值识者一笑。而近今尚有盲目盲心之流，竟谓温舒所传确是《素问》真本，又其陋之愈陋者矣。且王氏以此二篇之目列为第七二、第七三之两篇，更有极可笑者焉，启玄此本既是其一手编列次序，何以所缺之二篇必次在“天元纪”等七篇之间，无理无义已臻其极，岂不令人百思而不得其解，乃观其于病能篇末节注语，谓世本既缺第七二篇，云当指所缺之第七卷中二篇言之。然既缺其第七之一卷，则缺佚者本不止二篇，而王氏必认为止阙二篇，已并其补入之“天元纪”等篇而计之，终是自吾作古，岂可为据。乃又因所缺者是第七二篇一句，遂以“刺法论”作为第七二，“本病论”作为第七三，何其可笑一至于此。且即果如所言篇名，一名刺法，一为本病，又必与其前后之“天元纪”等七篇大是不类，则此二篇必非专言五运六气者，观此篇名亦当可想，而刘温舒则又因此二篇之目错杂于“天元纪”等七篇之中，竟认作亦论运气者，乃有所谓《素问遗篇》之伪本，居然假托运气，怪不可言，而不悟两篇之名一曰刺法，一曰本病。顾名思义，与运气何涉？此又作伪之尤拙者，而尚有人焉，能信刘氏为真本，则国医学宜乎每况愈下，自堕于万劫不复之地位矣。

（此二篇见《三三医书》1923）

10. 伤寒少阳病柴胡证之拙见

向来之谈少阳病柴胡证者，多因热病论，一日太阳，二日阳明，三日少阳次序。盖以伤寒论六经编次，少阳病篇，亦次阳明之后，无不谓少阳见证，当在既传阳明已后。特是阳明传热，兼有少阳证状者，诚属多数。但皆缘肝胆热炽，气火升腾，致有口苦咽干目眩，及胸胁满痛，不欲食但欲呕诸证。则小柴胡汤全方，岂仅参、甘、大枣，助呕增满，即柴胡一物，禀春升之气者，是否为虎傅翼，藉寇兵而赍盗粮。顾何以仲景且谓柴胡证，但见一证便是，不必悉具，岂仲景时之肝胆相火肆虐者，果可迳与柴胡，以助其发扬猛厉耶。不佞尝以本论太阳、少阳两篇全文，仔细读之，而有以知其故矣。盖仲师之所以用小柴胡者，洵是少阳证之至方，原为伤寒系之少阳证而设。其所以口苦咽干目眩，及胸腹满痛欲呕，皆是寒束其表，少阳阳气不申，故必须柴胡升清解表，以达少阳升发之气而诸恙自解。是为太阳、少阳之合病，是必在寒邪尚未化热之先，非阳明传热兼见少阳阳旺诸证，所可同日而语。后世东垣制有火郁汤方，所谓火郁发之者，即是此意。苟如其火已发露，而更用升扬宣发之药，病随药变，当可翘足而待。是以病温病热，少阳热最多，其证亦为口苦咽干目眩，及胁痛欲呕等等，则本无寒邪外束，纯是肝胆阳升，猖狂肆虐。治此证者，清之降之犹恐不及，设或误与柴胡升腾，为害又当奚若。读仲师本论，谓伤寒脉弦细，头痛发热者属少阳。又曰本太阳病转入少阳者，胁下硬满，干呕不能食。往来寒热尚未吐下，脉沉紧者，与小柴胡汤，可知仲景之所谓柴胡证者，明是伤寒系之寒，寒在太少两经，尚在阳明未热之先。所以本论自有柴胡、桂枝之一法，如其阳明热盛，而兼少阳，则阳邪横逆，脉且弦大数劲，必不弦细沉紧，自在意中。吾知仲师处此，亦不主以柴胡，盖可推测而定。所以本论少阳诸证，及小柴胡主治各条，多列于太阳篇中，更可见太少合病，原在阳明传热之先。而少阳篇中，所叙本经证治，反是寥寥无几。仲师宗旨，早已剀切详细。读古人书，须当于无字处，寻求真理，是为参互考订之唯一要诀，且最为旁证之绝好资料。如其徒于字间呆板读去，那不拘执不化，非徒无益，害又甚焉。自宋以后，直至有清乾嘉之世，凡治温病热病之少阳证，咸谓柴胡成法，即是仲师定例。相率沿用，变幻无穷，犹复不知觉悟，即如“名医类案”正读两编，已可考其大略。仲圣有灵，当亦不料后人误读古书，贻害一至于此。呜呼，此果仲圣之误尽天下后世耶，抑亦徒读父书之赵括，自误以误人耶。徐氏洄溪老人，自诩聪明绝世，犹谓疟病必用小柴胡汤，乃是天经地义。而不知正犯莫枚士研经言之大禁，于以知伤寒论之真不易读。而自金以来，凡为伤寒论作注者，且无一非梦中说梦，此国医之学，所以每况愈下也，是可慨已。

（见《神州国医学报》1932）

11. 再谈谈伤寒论少阳病柴胡证之新研究

世之治少阳病者，习见夫《内经》热病论及伤寒论三阳次序，均是阳明居先，少阳为后，必谓阳明为病，已是里热。而少阳且在阳明之后，当属肝胆火炽之证。而本论之所谓往来寒热，胸胁苦满，默默不欲食，心烦喜呕，胁下痞硬，种种见证，仲景明明以小柴胡汤主之。又见夫伤寒中风，柴胡证条中，且谓但见一证便是，不必悉具。而上文所举各证，则皆为温热病中所恒有。自宋以来，仲景书盛行于世，凡此诸症，当然援引本论但见一证，不必悉具之例，无往而不可径授小柴胡汤。仲师心法，即在此中。笃信好古，学者不当如是耶。然每览前人治案，凡用大小柴胡汤，以治热病诸证，在作者自谓如何得效，然亦多自叙服药之后，时有变幻加剧见证。间尝平心思之，明是柴胡误表误升之弊（孟英案中，所载柴胡坏证不少）。而参以半生经历，则所见时病坏证，凡为柴胡酿成者，尤其指不胜屈。是以不才临证，苟其表寒尚盛，里未化热，寒热往来，而尚未得汗者，间或一用此药，设使热盛脉动，则凡是表药，无不畏之如鸩。而仲景之小柴胡全方，且为时病中绝无此对药之证，未尝不怀疑于仲景之所谓柴胡证者，究属何等证候。思之二十余年，终是莫名其妙，参考群贤伤寒论注，纵使各抒伟论，大费心思，而以愚观之，均觉雾里看花，黯然莫辨天日。惟是伤寒之论，有如日月经天，江河纬地，而小柴胡一方，尤为仲师习用要药，本论反复申明，不嫌词费，必不作欺人之语。不才未能窥透奥旨，究竟所识未到，继而仰首遐思，读书之法，凡遇必不可通之处，苟能放大眼光，四面参证，当自有豁然贯通之一日。或且须于无字处求之，时能悟出古人未言之隐，因以本论小柴胡汤各条，细为寻绎，则少阳篇明有本太阳病不解，转入少阳一节，所叙见证，则胁下硬满，干呕不能食，往来寒热，尚未吐下，而是证之脉，则为沉紧，治则小柴胡汤。乃始恍然于柴胡所治之少阳，是为太阳表寒未罢，而与少阳合病，非惟内无郁热，抑且表寒入里，遏抑阳气，闭不得宣，所以于脉应之，不仅为太阳之浮紧，而沉部亦紧，宁非太少合病，里亦有寒之明证。则斯证之胁下硬满，干呕不食，均为寒气窒塞而然，自然宜于温升疏散。柴胡轻扬，庶为合辙。若在阳明既热以后，而与少阳各证并见，则肝胆阳焰，俱已横逆恣肆，其脉必无沉紧之理。仲景处此，当然不用柴胡温升散表之药。逮乎宋金元明诸公所治温病少阳各证，胸胁苦满，心烦喜呕，无非痰病交结，肝胆阳升之候，斯时之脉必不且沉且紧，而复以柴胡升之，参甘大枣腻之，宁不助桀为虐。嗟乎辨脉认证，元是治医之吃紧关头，奈何宋后诸贤，止知有少阳病之但见一证，便属柴胡，而皆若未见有少阳脉沉紧一条者，则又何往而不偾事(少阳篇更有少阳之脉弦细一条，亦是此旨。学者苟能合而观之，会而通之，当必有恍然大悟者，必不以山雷斯言，为向壁虚构)。夫以仲景明明确确有指示之证据，而读其书者，皆若未尝一见，且许多注家，亦无一人体会及此，随手敷衍都为呓语，乃使柴胡一药，竟作害人毒品，夫岂仲师当日所能逆料。此不才之所谓四面参证一旦贯通者，或在斯欤。若谓于无字处求之，则本论中更可觅得一无形之暗证，盖仲景既以太阳、阳明、少阳三者各为篇次，苟其少阳病柴胡汤证，必在阳明大热之后，则皆当编入少阳篇中，自成一队，何以仲景所用柴胡汤诸节，多在太阳篇中。而少阳本篇，反是寥寥无几。即此可知太阳篇内之柴胡证治均为太少两阳合病之寒证，而绝非阳明少阳合病之阳证。然则凡遇热病之少阳见症，而妄引仲师成例，浪投柴胡者直是抱薪救火，为虎传翼作用，宜乎病随药转，变幻滋多，此层至理，竟是古今名贤未有一人悟到。不佞为创论，得毋好奇太过，然证以三十年之见闻阅历，窃谓药理病情，必如是而始能针对。爰抒所见，为学者告，是乃读伤寒论之一大关健。庶乎而今而后，少阳热病，不致复为柴胡所苦，或亦足为不佞治医之小小贡献云尔。

（附识）柴胡一物，不可误用于温热病热势已炽之时，似乎大江以南，皆当守此禁例。即如往来寒热之证，或已分清成疟，果其寒少热多，轻率与之，亦多变幻。王氏孟英，温热专家，而亦治疟能手，所著医案全部，须观其所用此药，果有几回。若在北地，则不可概援是例。盐山张寿甫氏，行道多年，治案大有可诵，则所用柴胡不少，且分量亦不如吾吴之只有几分，此地理既异，即气候亦复不同。惟仲景书中脉沉紧脉弦细两条，当必为柴胡证不刊之圣法。不佞此稿，虽为吾江浙人言之亦未必非为一概之柴胡证而言也。不佞此意，上年已草一稿，曾为神州国医学报，采入第二期中，今嫌其意有未尽重草一过，再登报端，应请阅者诸公谅此为减省病家痛苦起见，弗骂鄙人之刺刺不休为幸。壬申九月。山雷再志

（见《神州国医学报》1933）

12. 伤寒论辨脉法第三节阳不足阴不足两层之一误再误歧中又歧

阳虚则外寒，阴虚生内热，语出《素问·调经论》。论今谭医之士，无不知之，唯其所以外寒内热之理，则今本《素问》虽有其说，然立言未免颟顸，甚非病理之真

相，此则当是秦汉以后，书缺有间，而浅者补之，乃致空廓无味，一至于此。窃谓上古医经，不当若是膈膜，山雷不敏，请以己意粗浅解之。正唯其人阳气不旺，则阳不胜其阴，热度恒不及他人，故外每畏寒，正唯其人阴液不充，则阴不胜其阳，孤阳每致于偏旺，故内乃生热，此其原理，岂不一言而决。然皆以杂病言之，本是两种病理，两个病情，非谓恶寒发热，同时并作之病，而古人所以连类及之者，原以教人见其病而探其原，乃是辨证之一大要诀，断无有一人之身，而同时具此寒热两证者，此其理盖亦极浅极显。苟其稍具医学知识，当亦夫人而能悟之矣。若以此两者之一寒一热，较诸仲景《伤寒论·太阳病篇》之所谓洒淅恶寒而后发热者，真是马牛其风远不相及。乃辨脉法既以恶寒而复发热，联为一气，则明明是太阳病之恶寒发热，而可妄以为阳不足、阴不足，岂非牛头不对马嘴，其大谬者一。如何谓外感之恶寒为阳不足，则凡是治太阳病之恶寒，直须必用四逆姜附为大壮元阳之唯一要诀，岂不成为绝大笑话。如可谓外感之发热为阴不足，则凡治太阳病之发热，且须以地黄、知、柏，为填补真阴之无上妙药。无怪乎大名鼎鼎之叶氏《临证指南·温热门》，治席姓一案，竟以右脉缓弱，认作阴液渐涸，而开手必用熟地、生地、五味、麦冬，竭力以送入鬼门关也（此案陆九芝世补斋文，已有专论，山雷又申而言之，畅发其谬，极为详尽，已编入拙著医论稿中）。且阳不足而恶寒，是指阳气，阴不足而发热，是指阴液，皆以病理言，不以脉状言，而辨脉法又能糊里糊涂说到脉理上去，则凡阳虚之外寒，阴虚之发热，即可据脉以为断，而不必参考诸其他之见证，势必教人以囫仑吞枣，鲁莽灭裂，无往而不败。后之读者，见其指出寸口脉微，名曰阳不足，尺脉弱，名曰阴不足两句，似乎有是脉，当有是证，未尝不脉证相合，其亦知此脉此证，杂病固有之，却是两种病态，必不能合为一人同时之病，而乃硬拍到太阳病之恶寒发热上去，独不知仲景固谓太阳病脉缓者，名为中风；太阳病脉阴阳俱紧者，名曰伤寒。以此知寻常太阳病之恶寒，何尝寸口脉微，若太阳病之脉微无阳而不应发汗者，乃其特殊之证，岂可质直言之，竟曰阳不足则为洒淅恶寒，是必未知有仲圣本论者为之，宁有号为医家者言，而乃东牵西扯，响壁虚拘，随意杜撰，如此之荒谬已极（或者谓其人卫阳不固，所以感寒而恶寒，似乎伤寒者未尝不可谓之阳不足，究竟伤寒脉紧，明是有余之证，有力之脉，胡可瞎说阳脉不足）。且仲圣之所谓太阳病阳浮阴弱者，正以太阳发热，热在皮毛，故阳分之寸脉独浮，而里未传热，下焦无病，故阴分之尺脉犹弱（此弱字非软弱内虚之弱，唯其里尚无病，所以脉不强劲。陆九芝谓无病为虚，有病为实，义与此同。而本论又谓阴弱者汗自出，一似阴液虚而不能自守者，则不佞心窃疑之，以为此非仲景笔墨。又伤寒例篇，竟谓尺寸俱浮，太阳受病，则明明与仲景之旨大相矛盾，此必浅人抄《素问·热病篇》而妄增者，皆别为一论以申明之）。此太阳病之尺脉弱，万万不可误疑为阴不足者，而又质直言之曰，阴脉不足则发热，则又牵合外感内伤两证为一，是乃仲景书之绝大蠹贼，罪不容诛者也。非特此也，阴气上入，阳气下陷两层，尤其歧中有歧，错中更错，更不知为是说者，作何感想，是何肺肝。

盖所谓气上入阳中，是为阴寒上逆，下焦寒水泛滥之病，当用真武汤、黑锡丹之类，以镇摄阴霾者，其证或有恶寒，而其脉且外有余而不足，何尝是寸口脉微。如果寸脉独微，而证有外寒，是乃仲景之所谓其人荣血不足，而表阳不固者，斯当养阴以先益其血，何可误认作下寒上逆，而妄投纯阳刚燥之药，以劫烁阴津者。此寸微恶寒之别有一证，而非下焦阴霾之上逆明矣。若其所谓阳气下陷入阴，是为东垣所论脾胃内伤，清阳下陷之证，当用参芪升柴以补中升气者，其脉必寸关软而两尺滑盛，重按有神，乃可提出中焦陷下之阳，而无虑下焦根本之拨动，何尝是尺脉独弱。如果两尺脉弱，而为发热，是为肝肾阴虚之潮热，亟亟滋填下焦真阴，方可冀其津液旺而热自已，然犹恐其或鞭长莫及也。若或误以下元阴虚之病，而认作阳陷，妄投升举，则木已摇而复振撼拨动之，是为揠苗手段，杀之惟恐其不速矣。不佞细按此节全文，恰如大雾漫天，莫辨南朔，一误再误，怪不可言。是不知何等佞人，作此呓语，而乃历代注家，尚能依样葫芦，喃喃点缀，此则医学之所以难言也，可不惧哉。

（见《中医世界》1930）

13. 柯韵伯《伤寒来苏集》书后

仲景伤寒论，本名《伤寒卒病论》，卒言伤寒之病，猝然而发，其势孔急也。仲景自序标题，今本尚多有作卒病者。《四库书目提要》亦曰《伤寒卒病论》皆其明证。乃今本于仲景序中为《伤寒卒病论》合十六卷一句，卒字误作杂，遂令后之学者，或谓《伤寒论》与《金匮要略》，各自为书，合成一十六卷，或谓《伤寒论》中即有杂病，合为一十六卷。疑是疑非，颇多误会。韵析柯氏伤寒论注自序，谓仲景伤寒杂病，合而为论。自王叔和编次，伤寒杂病分为两书，于本论刺去杂病，然论中杂病留而未去者尚多，颇似今本伤寒论中，即有杂病掺乎其间。盖亦为仲圣序中“伤寒卒病”四字，讹为“伤寒杂病”而云然。颐谓人之有经络腑脏，等于树木之有本根枝干。经络以腑脏为本根，腑脏以经络为枝干。凡百病状，轻者则在经络，重者则入腑脏。伤寒如是，杂病亦无不如是。惟仲景本论之六经，固专为伤寒而设，本未旁及于杂病，故谓本论六经，论伤寒而旁通于杂病，则可。竟谓伤寒之六经，实已概括乎杂病，则不可。柯氏序中谓仲景之六经，为百病立法，不专为伤寒一科。伤寒杂病，治无二理，咸归六经云云。所见最大，实发前人未言之蕴。又谓伤寒中亦最多杂病参错而见，则教人因伤寒而悟及杂病，尤能融会贯通，守其常而且明达其变，允为学者开无限法门。惟其大旨，竟谓仲景杂病，即在伤寒论中，则必非仲景本意耳。虽然自叶氏论温，谬托河间有三焦之说，而世之治温病热病，几无一人更知有六经者，数典忘祖，竟谓医学中一大怪剧。又有内风类中一证，则本是气升火升，激乱脑神经之病，独不在十二经络例中，而论者偏能深信，洁古之加减续命汤，硬派为某经某经之证。一则明明有六经条例，而无端破坏之。一则明明不入六经范围，而反欲比附之，均是吾道之大蔽。乾嘉以来，已不易有笃信六经，而旁通于杂病。如韵伯者，则非特仲景之罪人，抑亦韵伯之所不屑教诲者已。

（见《三三医报》1924）

14. 腓腨之腨经籍字说多伪作“肠”字说

腓，一名腨，是为吾人两胫骨后之大肉。许氏《说文》：腓，胫腨也。《广雅释亲》腓，脣，腨也。《灵枢·寒热病》三十，亦曰腓者，腨也。《素问·至真要大论》王注，谓腨为骱后软肉处，皆是。考腓字最古，易咸卦曰，咸其腓。艮卦又曰，艮其腓。咸释文，谓荀爽本腓作肥。艮释文，谓腓本作肥，是腓且与肥同字，质而言之，即以肉之岂肥而名之耳，音转则字又作脣。肥也，腓也，脣也，实即一字之孳生。而腨则字异而义同，独是《说文》腨篆说解，乃曰腓肠。《山海经》海外北经，无脣之国，郭注：亦曰脣，肥肠也。咸释文，引王廙注，亦曰腓，肠也。艮其腓正义，亦曰腓，肠也，在足之上。《说文》新附，亦曰脣，肥肠也。应一切经音义三卷，引三苍，亦曰腨，腓肠也。又十四卷引《字林》，亦同。窃思此是肌肉，何缘而以肠名，且径以肥肠作训诂，岂不一变而为大肠、广肠。顾其名必思其义，直令人百思而不得其解。实则腓腨二字，可单语，亦可连语。单语，则腓为胫腨之定名；连语，则即曰腓腨。许叔重以腓腨二篆相连，腓篆既训之以胫腨，而腨篆即以腓腨作直解，许书凡二篆连语，多用此例。寿颐因此悟到腨篆说解腓肠之肠字，当即腨字之伪。盖遄字行草写法，与易字行草形似，致有此误，是亦亥豕、鲁鱼之常例。《广雅》、《灵枢》，皆以腨字作腓字说解，腓腨连语，亦可旁证。但腓腨为作腓腨，由来已久，不独《说文》为然，几于经典字书，无一不是。是以乾嘉以来，经学家老师宿儒，订正诸书误字最多，而独于此字，无人注意，正以所在皆然，触目即是，遂亦视为习惯，不假思索。寿颐则谓咸释文，引王廙注，腓，肠也。艮其腓正义，腓，肠也，在足之上，此二者之肠字，皆即腨字之伪，尤其顾然易见。明明以腨字为腓字说解，与《广雅》、《灵枢》同，是为训诂恒言，与其他各书之腓肠连语者不同。若谓王氏、孔氏，皆以肠字说腓，则腓即是肠，肠即是腓，究竟与肠胃之肠何涉，古人何尝有此大奇绝怪之异诂，一朝揭破，当可恍然大悟。然则为《说文》、《玉篇》之训腨为腓肠。《玉篇》又训胫为腓肠前骨，易咸其腓正义，足之腓肠，又引王廙注，动于腓肠。《山海经》郭注，及《说文》新附、《广韵》上声十一齐，皆谓腎为肥肠，一切经音义引“三苍字林”，皆谓腨为腓肠。众经音义卷十，及慧琳一切经音义卷四十五，皆谓江南言腓肠。凡此诸本之肠字，皆当认作腨字之伪，而后名正言顺，辞达义明。固未尝与《广雅》腓腎腨也一条，有所歧异。此虽寿颐一人之私言，窃谓必如是订正，而后诸书训诂，无一不迎刃而解。若夫其他各书，又间有以腨肠两字作连语者，当是既为腓肠之后，又因之而一误再误。如慧琳一切经音义三十七卷，引《说文》腓、腨肠也。今本《说文》，何尝有此肠字，其为妄人窜入，盖亦不言而喻，则易咸其腓之郑注，腓，膊肠也，盖亦为妄人增一肠字。又《广韵》上平八微，腓，脚腨肠也。去声十二霁，腎引林云，腨肠。又皆衍一肠字可知。又众经音义卷十，云中国言腨肠，又慧琳一切经音义卷四十五，亦同，是又古所谓无稽之言矣。《灵枢》上踝五寸，别入贯腨肠云云。《甲乙经》及《外台秘要》、“明堂俞穴卷”中，膀胱足太阳经承筋穴，竟谓一名腨肠，一名直肠，又承山穴，谓在兑腨肠下者，尤其错中之错，斯为歧之又歧者已，请以质之博通明哲诸君子，静而思之，何如。

（见《医界春秋》1928）

15. 新考正经脉俞穴记诵编（一）

绪言

十二经脉，其源盖本于古之《针经》九卷，而《甲乙经》、《脉经》、《太素》、《千金》诸书，皆从之出。今本《灵枢》，尤其晚矣。故近世医家者言，辄谓今之《灵枢》，即是古之《针经》。几若周秦旧籍，相沿未改，皆由目光太短，未尝合诸本而校核之耳。盖《灵枢》之出最晚，并未经宋仁宗朝诸医官校正，故伪误最多，触目皆是。试合《甲乙》、《脉经》、《太素》、《千金》诸书而一考其文义，则凡有异字，《灵枢》每不如各本为长，或谓《灵》之成书，即出于王氏启玄之手。然据王注《素问》所引诸经脉之循行，又多与今之《灵枢》不符，则今本《灵枢》犹在启玄所见之后，讹舛固已不可胜言。而俗子犹误认为上古旧物，何其陋耶。兹录经文，参用各本，而附之考正，疏其得失，兼采诸书之长，以校正其讹误，皆有实在证据，不敢参以一毫臆见。其心有所疑而未得确证者，则别为存疑，绝不妄改一字，而经脉之循行，及穴俞之分寸，皆难记忆。自前明马氏莳编为歌括，颇便学者，但惜其甚多诘屈，亦不易读。不揣鄙陋，重编一通，惟以浅显明旨，易读易解为主，庶几为初学入门之一助云。时上元癸亥孟秋之月山雷重订旧稿于浙兰之中医专校。

肺手太阴经脉循行经文

肺手太阴之脉，起于中焦，下络大肠，还循胃口，上鬲属肺，从肺系横出腋下，下循臑内，行少阴心主之前，下肘中，循臂内上骨下廉，入寸口，上鱼，循鱼际，出大指之端。其支者，从腕后，直次指内廉出其端。

（考正）鬲各本皆作膈。◎惟《太素》八卷经脉篇，皆作鬲，不从肉旁，最是古文真本。今从之，后仿此。◎（寿颐按《太素》久佚，四库馆亦未著录。光绪丁酉，袁爽、秋昶始以海外传抄之不全本刊行，其第八卷已缺首页，手太阴经在叶中，乃从《灵枢·经脉篇》补入，所以此节上鬲亦作上膈，惟据以后诸鬲字，皆无肉旁，知《太素》元本固鬲字也）。◎《脉经》无肘中二字。寿颐案此是《脉经》佚文，肘以上为臑，肘以下为臂，若无肘中二字，便不分明。◎次指内廉，今本《灵枢》上有出字。寿颐案此是《灵》之衍文，下有出其端句，已极晓畅，若再衍一出字，则叠床架屋矣。《脉经》、《千金》皆无此出字是也，今从之。

肺手太阴经脉循行歌

手太阴经起中焦，来源直接肝经交，下络大肠联表里，还行乃与胃相遭，复上贯鬲属之肺，本经本藏相维系。出之乳上三肋间，再上外行腑肉际，过腋乃循臑内廉，二阴在北太阴南，下来过肘行于臂，上骨下廉仔细探，臂内前廉脉大会，寸关尺部近手腕，既经寸口直上鱼，掌边大肉是鱼际，乃循拇指出其端，爪甲内侧本经完，支脉别从腕后出，抵于次指阳明看。

（注）肺手太阴经出于中焦，乃接肝足厥阴经而来，下行以络大肠，则大肠与肺相为表里，凡一表一里之经，必互相联络。手太阴经络大肠，乃还而上行，循胃上鬲，以属于本经之肺脏，乃循肺系而出于乳上三肋间之中府云门二穴（肺系即肺管）。复向外而行腋内，循臑之内廉，而下行于手厥阴、手少阴二经之前（廉侧边也，南北以人身南面而言，太阴行于前，二阴在其后也）。以下肘中，循臂内，入寸口，上鱼际，皆在臂内之前廉，循大指内侧，直出爪甲角之少商穴。其支者则从腕后本经络穴列缺别走阳明，从次指内廉，直出指端，以交于手阳明经。

肺手太阴经脉俞穴分寸歌

肺手太阴十一穴，中府原从乳上出，华盖两旁六寸开，三肋之间动不辍，上行寸许到云门，巨骨穴下脉堪扪，璇玑任穴旁开六，气户旁边二寸真，从此行手取天府，腋下三寸应手处，经行厥少两阴前。臑内上廉君记取，肘上五寸是侠白，循臑下行有动脉，再行直到约纹中，筋骨罅间寻尺泽，腕上七寸有孔最，上骨下廉陷中候，去腕寸半列缺来，络别阳明此处走，经渠寸口关之前，掌后横纹会太渊，经属太阴统百脉，朝宗大会此探源，上鱼拇指节后侧，鱼际隆然肉白色，指端内侧是少商，爪甲角际韭叶识。

肺手太阴经脉俞穴分寸考

中府，一名膺中俞，一名膺俞。在任脉华盖穴旁六寸，乳上三肋间陷中，动脉应手，手足太阴二脉之会。云门，在中府直上，隔一肋骨，即手阳明经巨骨穴下，动脉应手，亦即任脉、璇玑穴旁之六寸，足阳经气户穴旁之二寸也。日本人原子柔经穴汇解曰：胸部诸穴，各在骨间，不待言分寸。按原氏之说甚是，诸本于胸前各经之穴，分寸多不一致，即此理也。天府，在腋下三寸，臑内前廉动脉中。侠白，在肘中约文之上五寸，臑内前廉动脉。尺泽一名鬼受，一名鬼堂，肘中动脉，在屈肘横纹中，两筋骨罅陷者。孔最，在腕前约纹上七寸，旬缺手太阴之络，别走阳明者也，在腕上侧，去腕一寸五分。经渠，在寸口中动脉，按此即切脉之寸部也。太渊，一名鬼心，在掌后横纹头陷中动脉。鱼际，在手大指本节后内侧白肉际，按指之本节，盖谓指节之本，即大指之第二节及四指之第三节是也。诸俞穴之言本节前、本节后者，皆当以此推之。手大指之后，大肉隆起，其形如鱼，因名曰鱼，而穴在其间，即名鱼际。少商，一名鬼信，在手大指内侧爪甲角白肉际，如韭叶。《经穴汇解》曰：去爪甲如韭叶者，其肉形如韭叶耳，非谓离去爪甲尚有韭叶许也。寿颐案古书本谓如韭叶，原氏之说甚是。自后人加一许字，遂滋疑窦，读古人书，不可师心自用如此。

16. 新考正经脉俞穴记诵编（二）

大肠手阳明经脉循行经文

大肠手阳明之脉，起于大指次指之端，循指上廉，出合谷两骨之间，上入两筋之中，循臂上廉，入肘外廉，上臑外前廉，上肩，出髃骨之前廉，上出于柱骨之会上，下入缺盆，络肺下鬲，属大肠。其支者从缺盆上颈贯颊入下齿中，还出夹口，交人中，左之右，右之左，上夹鼻孔。

（考正）次指之端，《甲乙经》、《脉经》下皆有外侧二字，《千金》则下句作循指外侧上廉。寿颐案是经起于次指端之商阳穴，在内侧不在外侧，循指上廉，即二间、三间两穴，既曰上廉，其非外侧明甚。况肺太阴经明言支者直次指内廉乎？《甲乙》、《脉经》、《千金》皆误，《太素》、《灵枢》无外侧二字是也。上臑外前廉，《甲乙》作上循臑外廉。寿颐案《灵枢》有前字，较为明白。《太素》亦有前字。《脉经》作循臑外前廉。◎上肩出髃骨之前廉，《太素》作上臂肩出髃前廉，入下齿中。王注《素问·上古天真论》五七阳明脉衰节，作入下齿缝中。《脉经》、《千金》皆同，王注坊本《甲乙经》作入齿中。寿颐案是经从缺盆上颈贯颊，先入下齿，下又云还出侠口交人中，其自下而上甚明。《太素》亦作入下齿中，《甲乙》误。又王注《素问·诊要经终篇》阳明终者一节，亦作下入齿中，则误者固不止一本也。◎侠，今本《灵枢》皆作挟，《甲乙》、《脉经》、《太素》皆作侠。寿颐案此借侠作夹，汉书叔孙通传，殿下郎中侠陛，华山亭碑吏卒狭路，皆以侠为夹之明证。《甲乙》、《脉经》、《太素》是也。兹据以订正，后凡侠字皆准此。

大肠手阳明经脉循行歌

大肠之部手阳明，食指端接太阴经，从指上廉出合谷，直循臂外上廉行，过肘到臑外上侧，肩中髃骨前廉得，行过肩端乂骨间，脊中直会大椎节，下入缺盆络于肺，是谓表经络之里，从兹下鬲属大肠，本经之府须援击。其支别自缺盆分，上颈贯颊入于唇，既抵下齿还侠口，交互人中左右伸，渐向旁行只半寸，少少斜上位亦近，本经尽此水沟边，胃足阳明来相引。

（注）大肠手阳明之脉，起于大指、次指之端，乃大指之次指，上接手太阴经之支脉。在次指内廉端者，既食指内侧爪甲角之商阳穴也。循食指上廉，上行二间、三间，以出于虎口两歧骨间之合谷穴，直上循臂外上廉，抵肘外上廉横纹中之曲池穴。又直上臑外前廉，以达肩头正中之肩髃穴，乃出于髃骨前廉肩尖骨罅之巨骨穴，又自肩前直上，斜向后行，抵天柱骨下大椎之六阳经大会处（脊骨第一节其椎较大，故名大椎，手足六阳经皆会于此，故曰会上），乃从大椎绕项，前至缺盆，下行入内，以络于肺，复下鬲联属于本府大肠，其支脉即从缺盆上行于颈，经天鼎、扶突二穴入于下齿龈中，复出环唇，上交于督脉之水沟穴，又左右斜向外行，以达禾髎、迎香二穴而终。

大肠手阳明经脉俞穴分寸歌

手阳明经属大肠，二十穴兮始商阳，食指内侧爪甲角，二间、三间本指旁，上廉内侧循经过，本节前后陷中量，上入虎口探合谷，两歧骨罅相连属，腕中上侧取阳溪，试张两指陷中瞩，腕后三寸偏历来，别入太阴络穴开，复三寸兮记温溜，臂外上侧此安排，肘下四寸是下廉，上行一寸上廉兼，更去一寸手三里，肘纹头上曲池谙，肘胶肘骨外廉逢，曲池微后陷者中。上寻五里离三寸，再行四寸臂臑从，复上三寸肩之髃，肩头下跌举臂虚，巨骨肩尖两骨罅，会于阳跻比相须，循肩到颈问天鼎，缺盆之间胃经并，气舍旁开寸半真，侠任天突三寸认，直行上颈有扶突，颊下一寸脉所发，人迎大脉寸五旁，中抵结喉三寸达。禾髎近侠水沟旁，鼻孔双双正对当，斜上外行侠鼻孔，本经尽处是迎香。

大肠手阳明经脉俞穴分寸考

商阳一名绝阳，在食指内侧端爪甲角。二间，一名间谷，在食指本节之前内侧陷者中。寿颐案内侧一作上廉，其义一也。三间，一名少谷，在食指本节之后内侧陷者中。合谷，一名虎口，在歧骨罅间陷中。阳溪，一名中魁。在腕中上侧两筋间陷中，张大指次指取之。偏历，手阳明之络，别入太阴者也，在腕后三寸上侧。温溜，一名遂注，腕后六寸上廉。下廉，在曲池下四寸臂上廉。《医宗金鉴》云：在温溜穴上二寸五分。上廉，在曲池下三寸臂上廉。三里，在曲池下二寸臂上廉。寿颐案是穴古名上三里，后人亦作手三里。所以别于足之三里穴也。曲池，一名阳泽，以手拱胸，在肘上廉横纹头是其穴。肘胶，《外科枢要》谓之肘尖，在曲池外旁肘尖骨前廉陷中。寿颐按俞穴之髎字，《甲乙经》皆作窌，《外台》皆作郮。五里，《灵枢》作尺之五里，在肘上三寸前廉大筋中。臂臑，在五里上四寸。肩髃下三寸，两骨罅陷中。乃手阳明、手足太阳、阳维之会。肩髃，一名扁骨，一名中肩井，一名肩尖，在肩端上两骨罅陷处，举臂有空，乃手阳明、少阳、阳跻之会。巨骨，在肩夹端上行两叉骨间陷中，乃手阳明、阳跻之会。天鼎，在颈缺盆中，与胃经之气舍穴。中行任脉之天突穴相并，去气舍两旁各寸半，去天突三寸。扶突，一名水穴，在天鼎直上，当曲颊下一寸，颈中大筋之后，在人迎两旁中，与结喉并行，去结喉三寸。禾髎，一名顓，一名长频，直鼻孔下，侠水沟两旁各五分。迎香，一名冲阳，在歧禾髎斜上外行鼻孔外廉，鼻下孔旁五分，乃手足阳明之会。

17. 新考正经脉俞穴记诵编（三）

胃足阳明经脉循行经文

胃足阳明之脉起于鼻交頞中，旁约太阳之脉，下循鼻外，入上齿中，还出侠口环唇，下交承浆，下络颐颔出大迎，循颊车，上耳前，过客主人。循发际至额颅，其支者从迎前下人迎，循喉咙入缺盆，下膈，属胃络脾，其直者从缺盆下乳内廉下侠脐，入气街中。其支者起胃下口，循腹里下至气街中而合，以下髀关，抵伏兔，下膝入膑中。下循胫外廉，下足跗，入中指肉间。其支者下膝三寸而别，以下入中指外间。其支者别跗上，入大指间，出其端。

（考证）起于鼻，交頞中，今本《灵枢》鼻下衍之字。寿颐案：是经起于鼻孔两旁之迎香穴，上接于阳明经之交，而左右上行，以交互于鼻頞之中。六字作两句读，本极明白。《甲乙》、《脉经》、《太素》诸书皆无之字，即王注《素问·上古天真论》阳明脉衰节，引《灵枢经》亦无之字，今本衍文更在启玄所见之后，然衍一之字，则交頞二字，遂似有一部位，其义乃不可解矣。旁约太阳之脉，《甲乙》、《脉经》皆如此，惟《太素》则无此一句。今本《灵枢》约作纳。寿颐案：是经交于鼻頞，与足太阳之脉起于目内眥者相近，故有此一句。然非容纳太阳之脉于阳明脉中，则《灵枢》纳字非是。下络颐颔。诸本皆作却循颐后下廉，惟王注《素问·五脏生成篇》过在足太阴阳明节，作下络颐颔。寿颐案：上言下交承浆，后言出大迎。大迎之穴在曲颔前廉，尚在颔骨之上，不得云颐后下廉。盖各本皆误。兹依王注所引订正。○齐各本皆作脐，惟《太素》作齐。寿颐案：齐、脐，古今字。许氏《说文》本作齎。经传多以齐字为之。齎在人体，居上下左右之中。凡经传齐字作中字解者，皆即齎字之假借。《尔雅·释言》齐中也，书天齐于民。左文十八年传齐圣广渊，又《尔雅》中州曰齐州，《列子·黄帝篇》中国曰齐国皆是，兹从太素。○起胃下口，今《灵枢》作起于胃口下。王注《素问》引一作从胃下口，一作起胃下口。《脉经》亦作起胃下口。寿颐案：此句接上文，属胃络脾一句而言，已在膈下，则作胃下口是也，盖指胃与小肠承接处言之。《灵枢》作胃口下误，惟《太素》亦同《灵枢》，知其误已久。○气街，《千金》作气冲。寿颐案：各书或作气街，或作气冲，此以字形相近，而淆乱不可复正。以下髀关，抵伏兔，《甲乙》、《脉经》皆同。《太素》作以下髀，抵伏菟，盖此以髀枢言之。古人只名为髀，惟菟字则后出字耳。○下膝入膑中，今《灵枢》无入字，《脉经》则作下入膝膑中，兹从《太素》。○下循胫外廉，《脉经》胫作胻。通，《太素》无此一句，似脱佚。寿颐案：是经行于胫骨之外廉，即三里、巨虚、条口诸穴之部，无此一句，似太脱略。○下膝三寸而别，今《灵枢》膝作廉。寿颐案：廉是误字。此言膝下三寸，即三里穴。若云下廉，则莫可究诘矣。且是经由上而下行，无所谓上廉、下廉也。《甲乙》、《脉经》、《太素》皆作膝，王注《素问》引亦作膝。今本《灵枢》必不可从。《金鉴·刺灸心法》乃以下廉为下巨虚穴，则三寸仍不可晓，且以针刺经验言之，三里下针，则足跗足指皆到，正以本经下行，由此分支，故相应最捷。益知《甲乙》经脉《太素》之不误。○以下入中指外间，今《灵枢》无以字，佚文。寿颐案：此是别一支脉，若无以字，文义未足，《脉经》、《太素》皆有以字，兹据以订正。○中指外间，各本旨同。寿颐案：是经陷谷、内庭、厉兑三穴，皆在次指外侧，上云中指内间，不误，则此之中手指外间，当作次指外间。《金鉴》谓足阳明是足大指之次指，不是中指，必传写之讹。

胃足阳明经脉循行歌

胃足阳明起鼻旁，大肠经络接迎香，出于目下交鼻额，旁约小肠手太阳，上循鼻外入上齿，却又盘旋口吻际，环来唇下交承浆。颐颔前廉大迎次，折上旁行耳前下，复上动脉耳前届，更升发际额颅间，胃脉上支抵此罢。一支颔前下颈侧，项间大脉人迎即，循喉直下缺盆间。内趋脾胃相联结，直行原自缺盆中，直下长趋到气冲，内络更经胃下口，循行腹里再相逢（此经自缺盆分支，一行于内络脾属胃。一行于外直抵气街，而后内外二支相合为一）。气冲之部内外合，循股下行膝膑接，过膝仍从外侧行，胫外前廉次第及，外踝之上复前趋，正面中行隧道纡，复下乃经跗骨上，出之中指内廉隅，歧指别出三里下，径行次指骨外罅（此支行足次指之外间，故以为骨之外罅）。直出指前外侧端，阳明经络终输泻，别支更自跗中分，行向内侧大指循，径达指端爪甲角，渡过脾土太阴论。（平声）

（注）胃足阳明之经，起于鼻下两旁，上接手阳明经于迎香穴，是以本经之穴，起于目下承泣，以及四白、巨髎，而交于鼻额之中，与小肠手太阳经脉起于目内眦之睛明穴者最近，故曰旁约太阳，即由鼻额以入于上齿龈中，又环唇下行，交会于任脉之承浆穴（上下齿龈及环唇四周，为手足两阳经之部位）。又承浆循颐颔向后，出于曲颔前廉之大迎动脉。又向上行，出于耳下曲颊端之颊车穴。乃循耳前上行，过本经之耳前动脉下关穴。又上过足少阳经之客主人穴（是穴亦名上关），乃抵额角发际之头维穴（是穴去中行督脉神庭穴四寸五分，足阳明经上行者至此而止）。其支脉即从颐颔前廉之大迎，直下颈中之人迎，乃循喉咙（即食管）。由缺盆内行，下过膈肉，属胃络脾，以联合于本经之表里腑脏（此行于胸腹之里者无俞穴）。其直者即从缺盆本经之穴直下，历本经之气户、库房、屋翳、膺窗、乳中、乳根诸穴（皆去中行任脉四寸）。又斜向内，去中行任脉二寸，行本经之不容、承满、梁门、关门、太乙、滑肉门、天枢、外陵、大巨、水道、归来、气冲诸穴（以上十二穴，皆去中行任脉二寸）。至此则行于内之络脾属胃一支，即从胃之下口，直下腹里，达于气冲之部。内外二支，复合为一，乃行于股前正中。微在外廉之髀关、伏兔、阴市、梁丘四穴，乃入膝膑行于膝下外廉、膝眼之犊鼻穴。复直下行于胻骨外侧大筋内之三里、上巨虚、条口、下巨虚四穴（上巨虚亦名巨虚上廉，下巨虚亦名巨虚下廉）。乃微向后折，过于外踝上八寸之丰隆穴，又直下过外踝，行足腕上前廉系鞵处之解溪穴。复行跗上高骨间动脉之冲阳穴，以入足中指之内间，即次指本节后岐骨外间之陷谷穴。其一支则从膝下

三寸之三里穴而别，由是下行以入大指次指之外间内庭、厉兑二穴。足阳明经脉至此而终。又其一支，则自跗上之冲阳穴而别，以入大指内侧之端，所以交于脾足太阴之经脉也。

胃足阳明经脉俞穴分寸歌

胃足阳明四十五，承泣目下七分数，直下三分四白联，巨髎鼻孔两旁布，地仓夹吻四分平，曲颔前廉到大迎，微折后行耳正下，颊车主动定其名，上出耳前度下关，头维发际额旁攀，中去神庭四寸五，高下原来一例看，支自大迎下循颈，人迎大脉最堪认。结喉两旁寸五开，直下水突气舍定，气舍原如天突齐，外傍手经天鼎并。舍下横开抵缺盆，项旁凹骨陷中扪，下窥气户璇玑准，去任中行四寸论（天突、璇玑皆任脉穴，天鼎手阳明穴，气舍与天突、天鼎相并，气户与璇玑平也）。直下徐行抵库房，复循屋翳启膺窗，相离寸六无盈缩，到乳中兮寸许量，乳下寸六乳根别，离中四寸直行毕，复去中行二寸开，巨阙之旁不容列（巨阙任脉穴，足阳明穴自不容以下，直至气街，皆去中行任二寸），下当承满过梁门，关门太乙滑肉门，各行寸许天枢运，枢与齐中神阙邻，枢下五分过外陵，更五分兮大巨承，复寻水道行三寸，再到归来二寸凭。不容至此十又一，直下垂来详且悉，离任中行言者殊，以此推之可无失，下来脉出气街中，横骨两端号气冲，腿折鼠豁上一寸，离中二寸脉憧憧。髀关膝上尺有二，关下六寸伏兔起，下三寸来阴市中。更一寸兮梁丘递，四穴虽云正面求，股外前廉应切记。膝膑骨下如犊鼻，穴在外廉膝眼谛，鼻下二寸膝下三，行外筋间是三里，三里行三上巨虚，下行一寸条口俱。巨虚下廉复寸许，外廉筋骨陷中储，斜行微后到丰隆，踝骨相离八寸中，渐向前行足腕上，解溪鞋系正相逢，溪前寸半取冲阳，高骨隆然动未央，跗面后天根本处，古人握足费评章，冲前二寸到陷谷，次指节后外间属，谷前二寸内庭过，厉兑指端外侧独。

附胃足阳明经脉腧穴分寸考

承泣一名溪穴，亦作鼷穴，一名面髎。在目下七分，直目瞳子，阳跷脉、任脉、足阳明之会。四白在目下一寸，亦直瞳子。巨髎侠鼻孔旁八分，直瞳予，阳跷脉之会。地仓一名胃维，亦作会维，侠口吻旁四，分有微动脉处，手足阳明、任脉、阳跻之会。大迎一名髓孔，在曲颔前廉，当两肩动脉。颊车一名机关，在耳下曲颊端陷中，开口有空，下关耳前动脉。头维在额角发际，去中行神庭四寸五分。人迎一名天五会，侠结喉旁之大动脉也，在颈大筋之前。水突一名水门，在颈大筋前直人迎下。气舍直人迎下，侠任脉天突穴，外与手阳明天鼎穴，三穴如平行线。缺盆一名天盖，在肩上横骨陷中。案缺盆象其骨间皮肉凹下如盆也，今俗谓之油盏骨，亦谓之琐子骨，皆以形得名。气户在巨骨下，去中行璇玑四寸。库房在气户下一寸六分。屋翳在库房下一寸六分。膺窗在屋翳下一寸六分。乳中直膺窗下，当乳头之中。乳根《千金方》谓之薛息，在乳中直下一寸六分，即乳下第一筋间。不容当任脉之巨穴旁二寸，当肾足少阴经之幽门穴旁一寸五分。承满直不容下一寸。梁门直承满下一寸。关门直梁门下一寸，太乙直关门下一寸。滑肉门直太乙下一寸。天枢一名长溪，一名谷门，亦作谷门，直滑肉门下一寸。侠脐两旁各二寸。外陵直天枢下一寸。大巨一名掖门，掖亦作腋，直外陵下一寸。水道直大巨下三寸。归来直水道下二寸。气冲即气街，在少腹毛际横骨两端。动脉应手宛宛中，直归来穴下，鼠溪上一寸，去中行两旁各二寸。寿颐案：鼠鼷，即大腿上股阴折缝间之肉核，非穴名也。髀关在膝上一尺二寸，伏兔肉起之后交纹中。寿颐按：两股目膝以上正中，有大肉隆起，如兔之伏，因名伏兔。髀关之穴，在此大肉外侧，故曰伏兔之后，而下文伏兔之穴，则正当此大肉之际耳。伏兔在膝上六寸起肉间。阴市一名阴鼎，在膝上三寸伏兔起肉之下。梁丘在膝上二寸。寿颐按：此上四穴，据古书似以股前正面求之，然观于犊鼻穴，取膝眼外侧，则可知足阳明经本行股外，当从骨外前廉衣之为允。犊鼻在膝膑下胻骨上陷中，此处两旁有空，状如牛鼻，故有此名，俗谓之膝眼。《外台》谓穴在膝盖外角，故《金鉴》遂谓犊鼻之穴在外侧也。足三里一名下陵，一名鬼邪，在膝下三寸，胻骨外侧大筋内。巨虚上廉一称上巨虚，在三里下三寸。条口在上巨虚下二寸。巨虚下廉亦称下巨虚，在条口下一寸。丰隆足阳明之络，别走太阴者，在下巨虚微向后折，外踝上八寸胻骨外廉。解溪在足腕上前廉系鞋处。冲阳一名会源，仲景谓之趺阳在足趺上高骨间动脉，古人握足察脉处也。陷谷在足大指之次指本节后，歧骨外间陷中。内庭在足大指之次指本节前外侧陷中。厉兑在足大指之次指外侧端爪甲角。寿颐按：足阳明脉行于足趺之上。"经脉篇"明有三歧：一支入中指肉间，即次指本节后外侧之陷谷穴也。一支从膝下三寸而别入次指外侧间，即本节前之内庭，爪甲角之厉兑也。其又一支，则别于趺上，入大指间出其端者，所以交于足太阴。《医宗金鉴》所谓大指之次指歧骨外间，固未尝误，但以内庭为在本节前歧骨外间，则误矣。盖本节之前，指已分歧，不当更谓之歧骨，淡若于陷谷穴条中，注以次指本节后歧骨外间为妥，兹订正之如上。

18. 新考正经脉俞穴记诵编（四）

脾足太阴经脉循行经文

脾足太阴之脉起于大指之端，循指内侧白肉际，过核骨后，上内踝前廉，上腨内循胫骨后，交出厥阴之前，上循膝股内前廉入腹，属脾络胃。上膈俠咽，连舌本，散舌下，其支者复从胃别上鬲，注心中。

（考正）核《太素》作窍，古通。杨上善曰：足大指本节后骨，名为窍骨也。〇腨，《甲乙》、《脉经》、《太素》皆同，惟今本《灵枢》作踹。寿颐按：此字但以字形观之，似从肉从足，可以通用。盖从肉从足之字，本有可以相通者，如跗本训足上（寿颐案：此言足之上面，今谓之足面，亦曰足背）。字亦通趺，而集韵胕字音肤，曰与趺通，是其例也。然《说文》有腨无踹，腨训腓肠。《素问·至真要大论》腨如别。王注：胻后软骨肉处也。盖本以肉言，自当从肉。至《玉篇》乃有踹，明系后出之字，然训白足跟，其别为一义又明。《素问》、《甲乙》、《脉经》、《太素》皆从肉是也。〇上循膝股，今《灵枢》无循字，于义未足。兹从《甲乙》、《脉经》、《太素》。

脾足太阴经循行歌

脾足太阴起大指，内侧爪甲经穴始。循行指后白肉中，有似肺经上鱼际，白肉之内有核骨，形如果核高突兀。经过其间向后行，内踝前廉腓腨出。此经循行胫骨后，本从内踝渐上走。初行厥后少之前，上踝三寸三阴沟。从兹交出厥阴前，胫内前廉复上延。更入股阴寻动脉，上来横骨约纹边。少腹之上阴维会，入内属脾复络胃。两乳外边直上行，一似肺经中府贯，上焦之部侠喉咙，连于舌本少阴同。复行舌下经分散，太阴正脉此其终。一支复从胃家析，循脘上行亦贯膈，膻中部分注心中，交手少阴又分划。

（注）脾足太阴之脉，起于足大指内侧端爪甲角，上接胃足阳明之支脉，循足拇指内侧上行，当本节之后，大肉隆起，经文谓之白肉际，其部位正如手之有鱼际。足太阴脉行于此处，亦与手太阴之上鱼际同，此手与足之生理，固大略相似者也。此大肉隆起之中，有骨形圆突起，如果之有核，经文谓之核骨。过此向后在内踝之前上入腨内，经行于厥阴之后，少阴之前，又上行踝上三寸之本经三阴交穴，乃在胫骨之后，三阴同会。而后交出于厥阴经前，上行过膝，行于股阴皆在股阴之前廉，复循股阴上入少阴，在横骨之两端约纹中动脉，即本经之冲门穴也。去腹中行任脉三寸半，其内行者从此入腹，属脾络胃，复上鬲上。其支者即从络胃之处，别行上膈，以注于心，而交于手之少阴经。其行于外者，则冲门直上，以至本经之腹哀。又上行向外，去中行任脉六寸，为食窦、天溪、胸乡、周荣四穴，皆在乳外廉二寸。其周荣一穴，一似上与手太阴之中府、云门直接者然。又自周荣外折向下，至本经之大包穴，是为本经经穴之终。而经文循行皆无之，盖缺佚也。

（存疑）寿颐案：经文本经循行，自入腹以上，止言内行之脉，属脾络胃，上膈侠咽，而无在外一支。则本经自府舍、腹结以上诸穴，皆无根据。十二经脉各条，绝无此例，其为缺佚显然。盖本文连舌本，散舌下之后，其支者必已夺去一节。考《甲乙》、《脉经》、《太素》以及《千金》诸本，无不如是，则古书之残缺固已久。而马玄台以后诸注家，不能悟到夺佚，凡为《灵枢》作注者，辄以入腹属脾络胃一节，截作数段，而以诸穴逐段砌入，遂使本文之一气贯注者，变为断鹤续凫之局，究穿凿为之，不能使经文融合无间，反觉杂乱无章，徒乱人意，殊可哂也。

脾足太阴经俞穴分寸歌

脾足太阴主中州，二十一穴拇指畖，内侧甲角起隐白，本节骨缝大都筹，太白核骨白肉际，本节之后公孙至，脾经络穴踝之前，别走阳明此其是。商丘之穴最近踝，踝下陷中微偏颇，上踝三寸认前廉，三阴经穴交相过，复上三寸寻漏谷，胻骨后廉离踝六。从兹行到厥阴前，膝下五寸地机续，辅骨之下阴陵泉，去膝寸许记真诠。再过膑上二寸五，血海骨后筋之前，箕门海上又六寸，股内前廉脉堪诊，乃行少腹抵冲门，横骨两端动脉准，此行离任三寸半，直上七分府舍贯。又上三寸腹结来，又寸三分大横判，更三寸兮至腹哀，上承日月胆经来。太阴行内复上膈，两乳旁边相对排，食窦天溪下寸六，天溪当乳平如轴，再上胸乡复周荣，短长相去无伸缩，直行四穴乳之旁，去乳二寸去中六，再上直似手经联。中府云门如接续，更有大络名大包。腋下六寸肋之交，下量季胁更六寸，是当侧胁正中爻。

脾足太阴经脉俞穴分寸考

隐白在足大指内侧端爪甲角如韭叶，《千金方》一名鬼坌。大都在足大指内侧本节后，骨缝白肉际陷者中。太白在足大指后内侧，核骨下陷者中。公孙在足大指本节后一寸，内踝前陷者中，别走阳明、太阴络也。商丘在足内踝下，微前陷者中。三阴交在内踝骨尖上三寸，夹骨陷者中，足三阴之会。漏谷在三阴交上三寸，夹骨陷者中。地机一名脾舍，在膝下内侧五寸，夹骨陷者中，伸足取之。阴陵泉在膝下内侧，辅骨下陷者中，伸足乃得之。寿颐案：此穴与足少阳胆经之阳陵泉相对，彼在膝下外廉一寸，各本皆同。故此穴《甲乙》、《外台》皆曰在膝下，内侧辅骨下。自前明杨氏《针灸大成》，误以为在曲膝横纹头，而《医宗金鉴》承之，非也。曲膝横纹头，乃肝足厥阴经之曲泉穴。彼此互参自知。血海在膝膑上内廉。箕门在阴股内廉动脉应手。寿颐案：此穴《外台》谓在鱼腹上越筋间，鱼腹乃腓腨之别名，是胫骨后之大肉，非股肉之称。而越字更不可解，然《外台》又曰一云在股上起筋间，则越字之伪误可知。《甲乙》乃作越两筋间，加一两字，仍不可晓。又王注《素问》六卷"三部九候论"篇，下部入足太阴节，则曰在鱼腹上趋筋间，直五里下，箕门之分云云。其所谓鱼腹，亦承《外台》之误，而越又作趋，究之越起与趋，三者皆不可解，此古书之伪必不可通者，何如姑阙所疑，免得无数葛藤，徒滋缭绕之为愈乎。冲门一名慈宫，在少腹横骨两端约纹中动脉，去腹中行三寸半，在肝足厥阴经期门穴下尺五寸分，足太阴阴维之会。府舍在冲门上七分，足太阴阴维之会。腹结一名肠窟，在府舍上三寸。大横在腹结上一寸三分，足太阴阴维之会。腹哀在大横上三寸半，即胆足少阳经日月穴下一寸五分，亦即肝足厥阴经期门穴下二寸，足太阴阴维之会。

食窦在腹哀向外斜上三寸，在两乳外二寸，直下一寸六分，与胃足阳明经之乳根穴，任脉之中庭穴相并，去中行任脉六寸。天溪在食窦上一寸六分，与胃足阳明经之乳中穴，任脉之亶中穴相并。胸乡在天溪上一寸六分，与中行任脉之玉堂穴相并。周荣胸乡上一寸六分，与中行任脉之紫宫穴相并，上直肺手太阴经之中府穴，亦一寸六分。大包从周荣穴向外斜下行，在胆足少阳经渊液穴下三寸，上至腋下六寸许，出九肋间季胁端，脾之大络，布胸胁中。

19. 新考正经脉俞穴记诵编（五）

心手少阴经脉循行经文

心手少阴之脉，起于心中，出属心系，下鬲络小肠。其支者从心系，上侠咽，系目系，其直者，复从心系却上肺，上出腋下，下循臑内后廉，行太阴心主之后，下肘内廉，循臂内后廉，抵掌后兑骨之端，入掌内后廉，循小指之内，出其端。

（考正）下鬲，《甲乙》、《脉经》鬲作膈，袁刻《太素》亦作膈。寿颐案《太素》此篇。凡鬲字皆无肉旁，惟此有之，盖亦传写者之误，兹依前后例，订正作鬲。上出腋下，《甲乙》、《太素》及王注《素问》所引皆同，惟今本《灵枢》作下出腋下。寿颐案是经由心上肺，而出行于腋下，实即西学家所谓心脏发血管之行于手臂者，明是上行入臂，不可误作下字。今《灵枢》作下，大谬，兹从《甲乙》、《太素》改正。下循臑内后廉，《甲乙》、《太素》同。今《灵枢》循上无下字。寿颐案此是由腋行臑，故谓之下，《甲乙》、《太素》是也。行太阴心主之后，今《灵枢》行下有手字。寿颐案是经行于臑内，其为手经明甚，《甲乙》、《太素》无手字，固不待明言者也。下肘内廉，《灵枢》无廉字，《太素》同。《甲乙》则作下肘中内廉，《千金》则作下肘内廉。寿颐案此当作肘内后廉，是即肘内下侧屈肘横纹头之少海穴也，不嫌与下句臂内后廉复迭。兑骨，今本《灵枢》作锐骨，《甲乙》、《太素》作兑骨。寿颐案兑、锐古今字。兹订从古。入掌内后廉，《太素》无后字。寿颐案此是《太素》之脱佚，《灵枢》有之，较为明显，《千金》作掌后内廉，则不可解，是必传写者误倒之。

心手少阴经脉循行歌

心手少阴起心中，血脉来源此大宗，出属心系发血营，下络小肠表里通，支从心系侠于咽（平声），复上直行目系联，此是睛明真液注，营阴强弱辨媸妍。直者从心即上肺，心肺循环呼吸器，上出腋下臑内廉，少阴在后应须记，下肘到臂复抵掌，内侧后廉兑骨上，过掌乃循指内廉，爪甲内角差堪想。

（注）心手少阴之脉，直起于心中，与其他十一经脉之不起于本脏本腑者，皎然不同，正以经脉循行。本皆血管，惟心脏为血之总汇，周身脉络，从此发源本不可与诸脏腑作一例论。杨上善注《太素》，谓十二经脉之中，十一经脉，皆起于别处，来入脏腑。惟此少阴经起自心中者，以心神是五神之主，能自生脉，是心神最为长也云云。空中立论，最是无谓，岂不知心之生血，本是经文。固不待近今新学解

剖，而始知心房为发血之大源也，出属心系，非即发血之管而何。下膈以络小肠，虽曰阴经联表，亦是十二经脉之常例。然发血管之行于下肢者，亦即此脉。其上行之支，则侠咽直上，以系于目系。盖即发血管之行于上窍者，经文独言目系，盖以目为真液所灌注，其人阴血之盛衰，皆可于瞳神审之焉，其直者从心系上肺，盖即西学家所谓发血回血之小循环。心之与肺，固息息相通者，其出于腋下而循心臑内，则即血管之行于手臂者焉，手三阴皆循臑臂内廉而少阴在其后。自肘至掌，皆在内侧之下廉，惟少冲一穴，在小指之端，则是小指内廉之爪甲角。经文循小指之内出其端，内字最当注意，不得依上文掌内后廉，一直推测，而误认为亦在爪甲外角。其小指端外侧爪甲角之穴，乃小肠手太阳经之少泽，盖手少阴经自神门以至少府，则在掌内后廉，而自少府以前，则行于手小指之内廉，以直出于指端内侧之爪甲角也。

心手少阴经脉俞穴分寸歌

心手少阴九穴联，臑内后廉起极泉，肘上三寸青灵至，少海屈肘横纹边，灵道腕后一寸五，下行五分通里数，少阴郄又离五分，掌后脉中认无误，神门兑骨陷者中，少府掌侧直劳宫，更循小指内廉出，爪角之端记少冲。

心手少阴经脉俞穴分寸考

极泉，在腋下臑内筋间，动脉引胸中。青灵，在臑内后廉肘上三寸。少海，一名曲节。在肘内下廉横纹头，屈肘向头取之（案此在肘内下廉之横纹头，与大肠手阳明经之曲池穴，在肘外上廉之横纹头者，一内一外，一下一上，彼此相对）。灵道，在腕后一寸五分，臂内下廉。通里，在腕后一寸，即灵道下五分，手少阴络，别走手太阳者。少阴郄，一作阴郄，在掌后脉中，去腕半寸，当小指之后。神门，一名兑冲，一名中都，在掌后下廉兑骨之端陷者中。少府，在手小指本节后陷者中，直营宫。少冲，一名经始，在手小指内廉之端，去爪甲如韭叶。（未完）

20. 新考正经脉俞穴记诵编（六）

小肠手太阳经脉循行经文

小肠手太阳之脉，起于小指之端，循手外侧上腕，出踝中，直上，循臂下骨下廉，出肘内侧两骨之间。上循臑外后廉，出肩解，绕肩甲，交肩上，入缺盆，络心，循咽下膈，抵胃，属小肠。其支者从缺盆循颈上颊，至目兑眦，却入耳中，其支者，别颊上顷抵鼻，至目内眦。

（考正）循臂下骨下廉。《甲乙》、《脉经》、《灵枢》俱作臂骨下廉，惟《太素》复下字。寿颐案臂有两骨，此经循手小指而上，行臂外侧之下廉，确在臂下骨之下。《太素》称下骨下廉甚是，他本无之，盖皆佚文。两骨之间，《甲乙》、《脉经》、《太素》、《千金方》皆如此，惟今本《灵枢》骨作筋。寿颐案此在肘外后廉转折处，当肘骨承接之位，无所谓两筋，诸本皆作骨是也。肩甲《甲乙》、《脉经》、《灵枢》皆作肩胛，惟《太素》则作肩甲。寿颐案《说文》无胛字，而髆字之训曰肩甲也。知背胛之胛，古只作甲，兹从《太素》。入缺盆句下，《甲乙》有向腋下三字，

《脉经》、《千金方》皆有向腋二字。寿颐案此是从缺盆直入以络于心，不当外行向掖。《太素》及今本《灵枢》无之是也。目兑眦，今本《灵枢》兑作锐。《甲乙》、《太素》皆作兑。寿颐案兑、锐古今字，兹订从古。至目内眦下，《甲乙》、《脉经》及《灵枢》皆有斜络于颧四字，惟《太素》无之。寿颐案颧即是𩓐，上文先言别颊上𩓐，则手太阳之脉，固已络于颧𩓐矣。乃由𩓐抵鼻，至目内眦，所以交于膀胱足太阳者，何得复曰络颧，既多此重复，又以横梗手足两太阳脉之交接，其谬甚矣。此必衍文，《太素》是也，兹删之。寿颐又案，王注《素问》引作至目内眦抵足太阳，似启玄亦知斜络于颧一句之不妥，而强改之，未必启玄所见之本，果有抵足太阳四字。以十二经脉各条，眦未明言某经行抵某经也，宋人于王注抵太阳句后，有校语曰：《甲乙经》作斜络于颧，宋校《素问》，凡引《甲乙》，皆不言及《灵枢》，可知今之《灵枢》，并未为宋仁宗时人所见矣。

（存疑）寿颐案，本经自臂至肩，经文出肩解，绕肩甲，交肩上三句，迭有肩字，其所谓肩解者，指臂骨上端，与肩骨相连接处，即本经之由臑外后廉，上至肩骨下者，肩贞、臑俞二穴之部是也。肩甲是背上大骨，本经绕行甲骨之间，即天宗、秉风、曲垣、肩外俞、肩中俞诸穴之部是也。其肩中俞一穴，在甲骨内廉，《甲乙》、《外台》皆言去脊二寸，后人直谓在大椎两旁各二寸，其去脊骨中央甚近。而经文于此，乃直接以交肩上三字，一似至此而复却行至肩上者，则所谓交字，漫无着落。寿颐谓手足六阳之经，皆会大椎、大肠手阳明经脉条中。所谓出于柱骨之会上者，明是左右两经会此，而复交互以出，则手太阳经之循行，在绕肩甲以后，自必直会大椎，交互以行，正与手阳明经同例。今经文止言绕肩甲，交肩上，而独遗交会大椎一层，文义殊嫌晦涩，窃疑交肩上之肩字，即是会字之讹。经文本作交会上，则由肩甲内廉，径会大椎，乃互以入缺盆，岂不明白晓畅，此交肩上之肩字，乃传写者沿上肩解、肩甲二句而误，读者不察，莫能是正耳。虽今本《甲乙》、《脉经》、《太素》诸书无不尽同，已不能得一确证，而以意逆之，必当如是。爰志所疑，以审诸博物君子何如？杨注《太素》，亦言绕肩甲已，会天大椎，还入缺盆，而独不以交于大椎为然。盖杨氏以为经言交肩上，不言交于大椎，尊经之义，笃信好古者，理当如是。然何不思交字以交互为义，由肩甲而交肩上，如何交互，义不可通。若以绕肩甲，交会上，两句联贯成文，岂不直捷明显，然据杨氏云云，亦可知经文讹伪，固已久矣。

小肠手太阳经脉循行歌

小肠之经太阳手，小指外侧直到腕，出自踝中臂外行，下骨下廉径上肘，循行臑外后之廉，上腋斜趋乃至肩，绕过（平声）肩甲交于脊，六阳齐会大椎边。缺盆之部行于内，络心循咽胃之系，下来贯膈属小肠，本经本府原相丽。支者即从缺盆别，循颈上颔抵于颇，目外眦边折下行，直入耳中本以毕，歧支复自颊旁分，上过（仄声）两颧鼻额邻，复上至于目内眦，膀胱经脉此其根。

（注）小肠手太阳经脉，起于手小指外侧爪甲角，循指外侧，过掌外侧，上行于腕骨外侧下廉，出于踝中骨下，直上臂外，行于臂下骨之下廉，出于肘骨外之下廉。又循臑外后廉，上至肩解，即肩臂两骨相接处，乃绕行甲骨，自下而

上，又自外而内交会于小肠。此其内行之联络脏腑者。其外行者，即从缺盆上行于颈，过颔骨，上两颊，至自外眦两旁，乃却行入耳中。本经之脉，至此而终。其又一支，则从两颊别出，上于两䪼，抵鼻旁，上行至目之内眦，以交接于膀胱足太阳经。

小肠手太阳经脉俞穴分寸歌

手太阳穴一十九，少泽爪甲叶如韭。前谷后溪指外廉，但寻本节分前后，腕骨腕前骨陷中，腕后骨罅阳谷逢。养老腕上又一寸，复四寸兮支正从，肘尖外侧取小海，肩髃骨后肩贞在，臑俞肩后骨下求，甲骨上廉维跻会，肩尖骨下号天宗，秉风肩上举臂空，曲垣仍认肩尖上，应手扪来宛宛中。肩外肩中有两俞，试从督脉细揣摩，中俞去脊寸之二，大抒平开是外俞（肩中俞在督脉大椎两旁二寸，肩外俞与足太阳经大杼穴平两旁各开寸五，与大杼相去三寸）。天窗颈侧曲颔下，耳下突后天容届（天容直两耳下颈侧，在手阳明经扶突穴后），䪼髎頄骨下廉求，耳内听宫珠子样。

附小肠手太阳经脉俞穴分寸考

少泽一名小吉，在手小指外侧端爪甲角，前谷在手小指外侧，本节前陷者中，后溪在手小指外侧，节后陷者中。腕骨在手外侧，腕前起骨下陷者中，阳谷在手掌外侧。腕中兑骨之下陷者是，养老在腕后一寸陷者中。支正在腕后五寸，手太阳络走少阴者。小海在肘内大骨外，去肘端五分陷者中，屈肘乃得之。肩贞在肩曲甲骨下，肩髃后陷者中。臑俞在肩髎后大骨下，甲骨上廉陷者中，手足太阳阳维跻脉之会。天宗在秉风后大骨陷者中。秉风在侠天髎外肩上，小髃骨后，举臂有空，手太阳阳明、手足少阳之会。曲垣在肩中央曲甲陷者中，按之动应手。肩外俞在肩甲上廉，去脊三寸陷中，与大杼平。肩中俞在肩甲内廉，去脊大椎旁二寸陷者中。天窗一名窗聋，《甲乙》作窗笼。在颈大筋前，曲颊下，扶突后动脉应手陷者中。天容在耳下曲颊后，颧髎一名兑骨，在面頄骨下廉，兑骨端陷者中，手少阳太阳之会。听宫一名多所闻，在耳中，珠子大如赤小豆，手足少阳、手太阳之会。

21. 新考正经脉俞穴记诵编（七）

膀胱足太阳经脉循行经文

膀胱足太阳之脉起于目内眦，上额交颠上。其支别者，从颠至耳上角，其直者从颠入络脑，还出，别下项，循肩转内，侠脊抵腰中，入循膂，络肾属膀胱。其支者从腰中下会于后阴，下贯臀入腘中。其支者从转内左右，别下贯胂，过髀枢，循髀外后廉，下合腘中，以下贯腨，出外踝之后，循京骨，至小指外侧。

（考正）交颠上，今本《灵枢》作交颠，《脉经》则作交巅上。寿颐案颠、巅古今字，兹从《太素》订正。下颠字两见准此。○其支别者，各本皆无别字。寿颐按王注《素问·五脏生成篇》，过在足少阴、巨阳节，引此有别字。盖此支从颠至耳上角止，有支络而无俞穴，故谓之别，姑从之。○会于后阴，《甲乙》、《脉经》、《千金》皆有此一句，

《太素》则无之。《灵枢》作侠脊二字。寿颐案此即侠脊骨两旁各一寸半，之本经大杼穴以下两行，直下至白环俞，又至脊骨第二十一椎之下尾骶骨，中有左右各四孔。为本经之上髎、中髎、次髎、下髎四穴。乃至阴尾骨两旁五分许之会阳穴，是本经之所谓会于后阴者，《甲乙》、《脉经》、《千金》是也。兹据以补正，其不言侠脊者，上文固已有之，无烦复赘耳。〇下贯臀，今《灵枢》无下字，兹从《脉经》、《太素》。〇贯胂今本作胛，而下有挟脊内三字。《太素》作胂脉经作髋，一本亦作胂，下皆无夹脊内三字。寿颐案夹脊之肉曰胂（见许氏说文），髀上大骨曰髋，此即侠脊骨两旁各三寸之本经附分穴以下两行，直至秩边，皆在夹脊内间，则作贯胂者是也。《脉经》一本作髋亦误。今《灵枢》又作胛，则浅者并不识胂字而妄改之耳。王注《素问·刺疟篇》足太阳之疟节，引足太阳脉，亦作贯胂。又"厥论"巨阳之厥节，王注亦同，皆可证。坊本《甲乙》亦作胛非（王注《素问》据浙局重刻明武林顾氏影宋嘉祐本、今俗本且有作贯肺者，更大谬矣）。杨注《太素》，胂、侠脊肉也。而今之《灵枢》下有夹脊内三字者，是可为旧本亦作贯胂之明证。惟其本是胂字，故后之读者，即以夹脊肉三字注于其旁，乃传写者不知此三字为胂字之旁注，遂误入正文。而浅者又妄改为夹脊内矣。《脉经》、《太素》皆无之是也，兹据以订证。〇髀外后廉，今《灵枢》外下有从字，兹据《甲乙》、《脉经》、《太素》、《千金》删。〇腨，今《灵枢》作踹，非也，说已见前。兹据《脉经》、《太素》订正。而《灵枢》此字之下，更有双行注文六字曰都玩切，足跟也。则妄人不知字本从肉，而谬引踹字之训诂，尤其一盲引群盲矣。今坊本《甲乙经》亦作踹，亦有双行注三字足跟也亦伪。○《灵枢》腨下衍内字，《脉经》、《甲乙》皆有，兹据《太素》删。

膀胱足太阳经脉循行歌

足太阳脉起内眦，上额交颠百会至，支趋耳角是分歧，此络乃无俞穴识（俞音舒识音志）。直者从癫入络脑，侠督并行向后绕，双行齐过大椎旁（双行之行音杭）。循肩髆内都明了，下来侠脊抵于腰，一线长垂脉道遥，入里络肾联于府，外又分支直到尻，更下贯臀入于腘。一支复从肩髆擘（擘分也），左右旁开亦下趋，直贯胂兮肉夹脊，髋髀大骨髀枢过，髀外后廉认无误，此经原自髆中分，直达委中乃连锁，合并两支下过腨，外踝之后踹外转，循京骨外抵爪端，小指外角本经贯。

（注）膀胱足太阳之脉，起于目之内眦，即眦旁一分之睛明穴也。直行上额，历攒竹、眉冲、曲差、五处、承光诸穴。以达顶颠百会穴旁之通天穴，而交互于百会。其支者则从颠顶百会而左右以至耳之上角，此有是支脉而无俞穴者也。其直者，自顶颠入内以络于脑，即还出而向后下项，即络却、玉枕、天柱诸穴，双行皆夹督脉并行，至大椎两旁，直循髆骨下行，离脊骨一寸五分，去正中督脉各距二寸（离脊骨止有一寸五分，而去中行督脉曰二寸者，以脊骨阔同身寸之一寸也，其附分类穴一行，离脊骨三寸者准此）。侠脊下行，直抵腰中，即本经大杼诸穴一行，直至白环俞者是也。其入里之络，即从腰膂中间，本经肾俞穴之部，以内络于肾，联属于膀胱之府。其支者又从腰中直下，行于脊骨第二十一椎之下尾抵骨之左右各四孔，是为上、次、中、下

四髎穴。而下至于尻尾骨旁之会阳穴，以交会于后阴。乃自后阴向下，左右贯臀，即本经臀下横纹之承扶穴。又下至殷门、浮郄、委阳三穴，以达于曲腘约纹之委中穴。又其一支，则自大椎两旁大杼穴而分，别为左右两支，各离脊骨三寸，去正中督脉各距三寸半，下行贯侠脊之肉，即本经附分、魄户等穴，下至二十一椎下两旁之秩边穴，乃向股外下行，过髀枢大骨胆足少阳之环跳穴（环跳一穴，乃足少阳、太阳两经所会，见《素问》王注中），循股外后廉下至膝腘中之委中穴，与大杼诸穴一行会合，乃直下胫后正中之合阳、承筋、承山三穴。又斜出胫骨外廉，行外踝直上之飞扬、跗阳二穴，又至外踝后之昆仑穴，直下跟中之仆参穴，又斜向上行出于外踝下之申脉、金门二穴，乃循足跗外侧前行，出于小指本节后之大骨下赤白肉际京骨穴，又微前之束骨穴，又至本节前之通谷穴，以达于小指端外侧爪角至阴穴而终。

膀胱足太阳经脉俞穴分寸歌

足太阳俞六十七，膀胱经穴多莫四。目内眦边始睛明，眉头陷中攒竹别，眉冲相近亦相承，曲差发际侠神庭，此去中行一寸五，五处平开侠上星（神庭、上星皆中行督脉穴，曲差与神庭平五处与上星平也）。复上承光一线连，再高寸五到通天，最近正中邻百会，入行络脑互交巅，渐向后来寻络却，玉枕更从枕骨索（索求也，音山戟切，读近释）。天柱乃循项后边，大筋外廉发际核，从兹直下脊椎旁，两两齐垂脉道长，脊骨距离寸又半，中开二寸正相当。第一椎下大杼到，第二风门以次量，脏腑诸俞一以贯，寻椎细数弗彷徨，肺在第三厥阴四，心俞督俞五六商，膈俞记取七椎下，独空第八义难详。肝胆之俞九与十，脾胃三焦肾俞及，气海大肠关元来，小肠膀胱次第迭，中膂内俞二十椎，廿一椎下白环接，大杼双行到此完，下寻尾骶四髎连。上次中下自有孔，合观西说费钻研（上髎、次髎、中髎、下髎四穴，在脊骨末节之下尾骶骨中，自有八孔，平分两行，行各四孔，西医学家骨骼图形，此八孔显然可见，参考自知说详后）。循序下趋尻骨尾，会于后阴此真谛，尻尾旁开各五分，会阳之穴君须记，直下行兮乃贯臀，承扶臀下认横纹，复行六寸殷门在，股后筋间脉道循，折外斜上取一寸，浮郄别络差堪认，郄下寸许委阳联，又到委中腘内准，肩髆分支更别行（音杭），贯胂直下亦垂长，中开脊骨距三寸，连脊须加半寸量（量平声，此两行离开脊骨三寸，若连脊骨计之，则曰去中行三寸五分）。最高先取附分穴，第二椎下认两旁，三椎曰魄户，四椎是膏肓，神堂譩譆第五六，七椎之下膈关当，九下魂门十阳纲。十一二椎意舍胃仓，肓门志室十三四，十九节下曰胞肓。秩边直到廿一下，长行（音杭）腘贯亦双双。此下乃循髀外侧，环跳之部少阳识，股外后廉复下趋，乃与前行（音杭）腘中合（委中一穴，是侠脊二行直下之会合处），腘下二寸合阳来，承筋承山腓腨排，斜到飞扬离踝七，太阳络穴弗疑猜，附阳亦在踝直上，去过三寸筋间彷（彷去声、附也），昆仑更循踝后求，跟骨仆参昆下向，折上微前有申脉，踝下五分陷中得，直下寸许问金门，阳维之脉此中出，转向前循跗外廉，小指节后足底边，骨下白肉寻两穴，京骨在后束骨前，通谷本节之前取，至阴爪角穴俞全。（未完）

22. 新考正经脉俞穴记诵编（八）

膀胱足太阳经脉俞穴分寸考

睛明一名泪孔。《甲乙》作洎孔。案：洎即泪之俗，始见《字汇》在目内眦外一分宛宛中。手足太阳、足明阳、阳跻、阴跻五脉之会。○攒竹一名圆柱，一名始光，一名明光，在眉头陷者中。《素问·气穴论》眉本即此。○眉冲在眉头上曲骨间（《甲乙》、《外台》无此穴，故《金鉴》亦无之，兹从《明堂图》补）。○曲差一名鼻冲，侠神庭一寸半，在发际。○五处入发际一寸，侠上星一寸半，承光五处后一寸。○通天一名天臼（俗本作天白，似误，兹从《甲乙》）。承光后一寸五分，侠百会傍一寸五分。○络郄一名强阳，一名脑盖，在通天后一寸半。○玉枕在络郄后一寸半，夹督脉旁一寸三分枕骨上，入发际三寸（案：玉枕在通天后三寸，正与督脉百会后三寸之强间穴相等，亦与足太阳之脑空穴相并，《外台》、《千金翼》以为侠脑户旁非是）。○天柱在项后发际大筋外廉陷者中。○大杼在项后第一椎下两旁，去脊中各二寸陷中，督脉别络，手足太阳、手少阳之会。素气穴论背俞，启玄以为即此。○风门一名热府，在第二椎下两旁去脊中二寸，督脉足太阳之会。王注“水热穴论”以风门热府为背俞。○肺俞在第三椎下，去脊中二寸，对乳引绳度之。又以手搭背，左取右，右取左，当中指末是穴，正坐取之。○厥阴俞在第四椎下，去脊中二寸（《甲乙》、《外台》无此穴）。○心俞在五椎下，去脊中二寸。○督俞在第六椎下，去脊中二寸（《甲乙》、《外台》无此穴）。○膈俞在第七椎下，去脊中二寸，肝俞在第九椎下，去脊中二寸。○肝俞在第十椎下，去脊中二寸。○脾俞在第十二椎下，去脊中二寸。○胃俞在第十二椎下，去脊中二寸。○三焦俞在第十三椎下，去脊中二寸。○肾俞在第十四椎下，与脐平，去脊中二寸。气海俞在第十五椎下，去脊中二寸（《甲乙》、《外台》无此穴）。○大肠俞在第十六椎下，去脊中二寸，伏而取之。○关元俞在第十七椎下，去脊中二寸，伏而取之（《甲乙》、《外台》无此穴）。小肠俞在第十八椎下，去脊中二寸。○膀胱俞在第十九椎下，去脊中二寸。○中膂内俞在第二十椎下，去脊中二寸，侠脊起肉。《甲乙》、《外台》作中膂俞，无内字。《医宗金鉴》侠脊下衍胛字，乃从《灵枢》误本之贯胛，而不知本是贯胛，乃合侠脊四行而言，非仅指一二俞穴，岂可独系之于中膂俞一穴。且所谓胛者，在脊骨上部两旁，妇孺皆知，而是穴已在二十椎下，又安得复以为在胛骨之间？《金鉴》之谬甚矣。颐案：《甲乙》此穴独有侠脊起肉一句者，盖此在脊骨二十椎下两旁，已在腰下髀上髋大肉两旁隆起，与以上数穴在腰中空软处者不同，起肉二字，自有至理，亦非《脉经》、《太素》贯胂之意，而《金鉴》乃妄增一胛字，尤其一误再误。○白环俞第二十一椎下，去脊中二寸，伏而取之（此穴已在脊骨末节之两旁，下接尾骶骨，正坐已不可取穴，故加伏而取之一句）。○上髎在第一空，腰髁下一寸，侠脊陷者中，足太阳少阳之络（案：此曰髎穴，《甲乙》、《千金》、《外台》所谓第一空、第二空、第三空、第四空者，言之不详，颇令人莫能指实，而又以为皆在俠脊陷者中，则上之白环俞已在二十一椎下）。脊骨已尽安得更以俠脊求之，而宋以后之绘明堂孔穴图者，又不知何据，皆以系之于第十七椎下每节之两旁，而《甲乙》诸书之所谓一空、二空者，益复不可索解。所以遍考古近医书，此四穴几在五里雾中，莫可究诘。惟证以西医学说之言骨骼者，则合信氏《全体新论》谓尾骶骨，上承腰骨末节，其两边接合左右胯骨，腰骨之下。横阔三寸，中间横阔二寸，上下长约三寸，兜弯于前（颐案：当作兜弯向前，此骨形扁，与脊骨之形圆者不同，上阔下狭，其下端兜弯向前，又接连有小骨三形如蚤尾，乃成尖锐，则更弯向前。合信氏新论作兜弯于前，其义不甚明了，此盖译者之小误，当为正之）。连接尾间小骨（此小骨即接尾骶骨下以成尖锐者，合信氏谓此三小骨为尾间骨。又谓此尾骶骨及尾间骨，至中年以后，则总连为一骨）。其兜弯之内，即直肠依附之处，有八孔，平分四对，以出脑气筋之尾派云云。则两行八孔，每行各有四孔，即此四髎之穴无疑。且因此而知《甲乙》、《外台》、《千金》之所谓第一空、第二空、第三空、第四空者，确有实在部位。空即孔字，古多通用。可见古人立言，未尝不知此中自有八孔之二行，但惜其不能指定尾骶骨中之孔穴，遂令后人莫明真相，此则上古书策，所传最少，盖已久失其详，亦非古昔神圣不肯明以告人，故留此缺憾，以陷后学于迷惘之域。今得西人学说，证以剖解所见，乃与古书彼此合符，岂不大快。惟《甲乙》、《外台》于四髎穴皆有俠骨陷者中一句，则俠脊二字即是疑误后人之滥觞。须知尾骶之骨，已在脊骨之下，“骨度篇”明言自脊骨以下至尾骶可证，此穴在尾骶骨中，则必不可仍谓之侠脊。古人盖以两行八穴，亦夹正中督脉两旁，因承用以上诸穴之侠脊二字，究竟尾骶非脊，终是小误，不可不正。近今西学和生理各书，印有尾骶骨写真，莫不双行八孔，极明极显，最堪依据。实则《素问·骨空论》已曰：尻骨空在髀骨之后，相去四寸，扁骨有渗理（扁骨今袁刻《太素》十一卷末作遍骨，盖传写之伪）。试以西医写真互为参考，始知上古经文亦未尝不如指诸掌且明言扁骨有渗理，则此骨扁而有孔，古人何尝不由目睹录之，更可与西学解剖彼此参考，特非有近今西法诸书，见经文尚在若明若昧间耳。王启玄注"骨空论"，亦曰是为尻骨上八髎穴，说极简明。近商务书馆新编之《中国医学辞典》于尾骶一条亦曰此骨两旁各有四孔出，名曰八髎，正可补六朝以下诸医书之未备。惟八髎误作八胶，则亥豕之讹，是其大可哂者。且此书于八字条中，更有八胶一节，释之曰即八髎，则竟以讹为是，贻误后人，尤其大谬。要知髎字《甲乙》作窌，外台作帘，固未有作膠字者。如其坊本有之，则为谬耳，何可为据。颐又案：西医学家之所谓腰骨末节，即中医学家之所谓脊骨第二十一椎。西医学家谓脊骨共为二十四节，分为颈骨七节，背骨十二节（每节皆有肋骨附之）。腰骨五节（即腰中脊骨之无肋骨者）。与中国医籍言脊骨共为二十一椎者不同。盖中医以颈之大椎为第一节，其实大椎之上尚有三节。《甲乙·骨度篇》明言项发以下至脊骨长三寸半，可知此三寸半之间，亦自有骨，而不数于二十一节之内。此中西两家之似异而不异者，西说颈骨七节，则连大椎之上三寸半之三节合计之耳。故合信氏之所谓腰骨末节，即为脊骨之最低一节。又《甲乙》诸书之所谓腰髁，即合信氏之所谓胯骨，乃腰下髀上大骨。全身之骨，惟此最大，亦谓之髋，以宽大为义。许氏《说文》，髁，髀骨也，髋，髀上也。贾生治安策所谓髋髀之所者即此。是骨在背后中间，即连缀于尾骶骨之两旁，而在髀枢之上，则圆形隆起，此尾骶骨微高，故《甲乙》谓上髎穴在腰髁下一寸，盖以两侧腰下隆起之髁骨高处量之，则此上髎二穴，正在其下之一寸。“骨空论”谓在髀骨之后相去四寸者，则以髀枢言之。此四穴适在髀枢之后，上下相去四寸，盖每穴距离各一寸耳（髁骨当两侧中间有一臼形，即与髋大骨上节连合处谓之髀枢，即环跳穴之部位，合信氏谓之髀臼）。古人以腰髁二字联属成文者，以髁骨在两侧之高处，正当腰下，遂谓之腰髁。实则腰部空虚，本是无骨之处，《字林》直谓髁为腰骨，殊有语病。沈果堂（名彤吴江人）著释骨，则曰骶骨之上侠脊十七节至二十节起骨，曰腰髁骨亦误，须知此骨只在骶骨两旁圆形隆起，不过一寸余，断不能高至十七节两旁。西学家绘骨骼图形可证，且十七节正当肋骨之下一节，假使髁骨达到此处，则腰间皆有此髁骨包围，无软肉之一部矣。○次髎在第二空侠脊陷者中。○中髎在第三空侠脊陷者中。○下髎在第四空侠脊陷者中。○会阳一名利机，在阴尾骨两旁五分许。○附分自大杼别脉，其支者从肩髆内循行第二椎下，附项内廉，两旁相去脊中各三寸半，手足太阳之会。○魄户在第三椎下，去脊中各三寸半。○膏肓在第四椎下，去脊中各三寸半，《千金》谓正坐曲脊，伸两手，以臂著膝前，令正直，手大脂与膝头齐，以物支肘，勿令臂得动，从胛骨上角摸索至胛骨下头，其间有四肋三间，中间依胛骨之里，去甲骨容侧指许，肋间空处，按之自觉牵引于肩中是穴。《外台》同)。○神堂在第五椎下，去脊中各三寸半陷者中。○譩譆在第六椎下，去脊中各三寸半。○膈关在第七椎下，去脊中各三寸半。○魂门在第九椎下，去脊中各三寸半陷中。○阳纲在第十椎下。去脊中各三寸半陷者中。○意舍在第十一椎下，去脊中各三寸半陷者中。○胃仓在第十一椎下，去脊中各三寸半。○肓门在第十二椎下，去脊中各三寸半。○志室在第十四椎下，去脊中各三寸半陷者中。○胞肓在第十九椎下，去脊中各三寸半陷者中，伏而取之。○秩边在第二十一椎下，去脊中各三寸半陷者中，伏而取之。○承扶一名肉郄，一名阴关，一名皮部，在尻臂下，阴股上约纹中。○殷门在承扶下六寸，腘上两筋之间。○浮郄在委阳穴上一寸，展膝得之。○委阳在足大阳之前，少阳之后，出于腘中外廉两筋间，承扶下六寸。○委中一名血郄，在腘中约绞中动脉。○合阳在膝腘约纹下二寸。○承筋一名腨肠，一名直肠，在腨肠中央陷者中。○承山一名肉柱，一名鱼腹，在兑腨肠下分肉间陷者中。飞扬一名厥阳，在足外踝上七寸，足太阳络，别走少阴者。○附阳在足外踝上三寸，太阳前少阳后筋骨间，足阳跻之郄。○昆仑在足外踝后五分，跟骨上陷者中，细动脉应手。○仆参一名安邪，在足跟骨下陷者中，拱足得之。足太阳、阳跻脉所会。○申脉在足外踝下陷中，容爪甲许，阳跻所出。○金门一名关梁，在足外踝下，足太阳郄阳维所别属。○京骨在足外侧大骨下。赤白肉际陷者中。○束骨在足小指外侧本节后陷者中，赤白肉际。○通谷在足小指外侧本节前陷者中。○至阴在足小指外侧爪甲角如韭叶。

23. 新考正经脉俞穴记诵编（九）

肾足少阴经脉循行经文

肾足少阴脉，起于小指之下，邪趣足心，出于然骨之下，循内踝之后，别入跟中，以上腨肉，出腘内廉，上股内后廉，贯脊属肾络膀胱。其直者从肾上贯肝膈，入肺中，循喉咙，侠舌本。其支者从肺出络，心注胸中。

（考正）邪趣足心。今《灵枢》趣作走，《太素》作趣。《素问·阴阳离合论》少阴之上名曰太阳节。王启玄注引《灵枢》亦曰邪趣足心。颐按：广韵去声十遇，趣七句切，趣向是趣有向义，当以作趣为长。今《灵枢》作走，传写之误，已在启玄所见之后。然骨《灵枢》作然谷，《甲乙》、《脉经》、《太素》皆作然骨，王注《素问》引亦作然骨。颐按：然谷乃本经穴名，不可谓本经脉，出于本经俞穴之下，其为伪字明甚。杨注《太素》谓然骨在内踝下近前起骨是也。○腨，《灵枢》作踹误。

肾足少阴经脉循行歌

肾足少阴起小指，邪走足心经穴始，出内踝下微近前，有骨起处然骨是。循踝之下后入跟，先天火本树之根，上抵腨内又出腘，委中内廉寻动脉。股内后廉复上行，属肾络胱贯于脊，直者从肾即贯肝，果然乙癸此同源。又上贯膈即入肺，金水之脏相联系，肾气虚时喘嗽多，下元摄纳求真理，直上行兮循喉咙，侠于舌本声音通。一支从肺络心脏，交手厥阴注于胸。

（注）肾足少阴之脉，起于足小指之端，是上承膀胱足太阳经来者，而自小指以斜向足底心，是为本经所出之涌泉穴，乃向足底内廉，在内踝骨下微前有骨耸起者是名然骨。经脉出于此骨之下，即本经之然谷穴。又循踝下向后，即本经之太溪穴。其别者直入足跟中，即本经之大钟穴。足跟为人身先天之本，亦如树之有根，正以肾脉流注此中之故，所以足跟有病皆属肾之不足。其上行者，则从内踝之后，直上腨内，即本经复溜、交信、筑宾诸穴之部，又出于腘中内廉，有动脉应手，即本经之阴谷穴。其经脉之行于内者，则从此上循股内后廉直上夹脊而至腰中，以内属肾脏，络于膀胱之府，又其直者，即从肾脏上行，贯于肝脏，所以肝肾为病最多相因，古所谓乙癸同源者有自来矣。又上则过膈膜而入肺脏，此又金水二脏，亦多相因，为病之理，凡肾气不纳冲激上乘，为唠为喘皆与肺金同病。读此所悟上肺下肾，息息相通。是皆中医生理学之上乘禅也。又其上者，则即循肺管上至喉中侠于舌本是即肾气上承，发为声音之原理。如其少阴之气不能上承，则声音不出，舌本强矣。又其支者，则从肺以络于心，是又即西学家心肺互为循环之理，而少阴经络，即注于胸中，以交于手厥心包络矣。

（存疑）颐案：经文本经循行，自上股后廉以上，止言贯脊属肾络膀胱。又言直者从肾上贯肝膈，入肺循喉，侠于舌本，皆言其行于腹中、胸中者，此脉从股内后廉上和贯脊，明明从背后入内，然本经穴俞则自横骨大赫以上，直至彧中、俞府，皆在腹部、胸部，必与背后之贯脊一支分道而驰，乃《甲乙》、《千金》、《外台》诸书皆无一字及之。正与脾足太阴之脉，自入腹以后，止言入内，而不及府舍、腹结诸穴之部位者同，盖亦夺佚一节，致令内行之经络，不能与在外之穴俞互为引证，其阙文亦与脾足太阴一条相等，则马元台等诸注家，皆以贯脊属肾络膀胱及上贯肝膈一节，与横骨大赫以上一十七穴参互并讲者，亦必不能一线贯注矣。

肾足少阴经脉俞穴分寸歌

肾之经兮足少阴，脉起小指趣足心（趣音娶向也），跷指宛宛涌泉出，踝前骨下然谷寻，太溪踝后大动脉，先天根基此其宅，大钟络穴足钟中，转到水泉溪下窍（水泉在太溪下）踝下一名照海，阴跻之源记所在，更自太溪向上求，复溜、交信双双逮。前者傍骨后傍筋，踝上二寸两无碍（复溜、交信二穴俱在内踝上二寸，但复溜在前傍骨，交信在后傍骨）。更直上行交三阴，腨肠之内有筑宾，相离内踝已五寸，抵膝辅下阴谷临。从此上升径入腹，阴上横内形如轴，穴去中行只五分，循和直上齐矗矗。大赫气穴四满承，中注肓俞过商曲，石关复阴都，通谷幽门续，幽门正当巨阙旁，肓俞横与脐心属。冲脉相依并道来，一十一穴距离寸许无盈缩，复上乃离寸六分，任脉中行各开二寸，弗浑论步廊、神封、灵墟、神道、彧中、俞府以次循，二十七穴到此分，巨骨穴下璇玑邻（俞府正在大肠手阳明经巨骨穴下，与中行任脉璇玑穴平）。

肾足少阴经脉俞穴分寸歌

涌泉一名地冲，在足心陷者中，屈足跷指宛宛中央。○然谷，一名龙渊，在足内侧踝起大骨下陷者中。○太溪在足内踝后，跟骨上动脉陷者中。〇大钟在足跟后钟中，足少阴络，别走太阳者，经文所谓别入跟中者即此。〇水泉足少阴郄，去太溪下一寸，在足内踝下。〇照海，阴跻脉所生，在足内踝下一寸。〇复溜一名伏白，一名昌阳，在足内踝上二寸后傍筋，阴跻之郄。〇筑宾在足内踝上五寸腨分中。〇阴谷在膝下内辅骨后，大筋之下，小筋之上，按之应手，屈膝得之。〇横骨一名下极，在大赫下一寸，冲脉、足少阴之会，去中行旁开五分。〇大赫一名阴维，一名阴关，在气穴下一寸。冲脉、足少阴之会。〇气穴一名胞门，一名子户，在四满下一寸。冲脉、足少阴之会。〇四满一名随府，在中注下一寸，冲脉、足少阴之会。〇中注在肓俞下一寸，冲脉、足少阴之会。〇肓俞在商曲下一寸，直脐旁五分。冲脉、足少阴之会。〇石关在阴都下一寸，冲脉、足少阴之会。〇阴都，一名食宫，在通谷下一寸。冲脉、足少阴之会。〇通谷在幽门下一寸陷者中。冲脉、足少阴之会。〇幽门一名上门，在巨阙旁半寸陷者中。冲脉、足少阴之会。〇步廊从幽门上行一寸六分陷者中，去中行旁开二寸，仰而取之。〇神封在步廊上一寸六分陷者中，亦去中行旁开二寸，仰而取之。〇灵墟在神封上一寸六分，亦去中行旁开二寸陷者中，仰而取之。〇神藏在灵墟上一寸六分，亦出中行旁开二寸陷中，仰而取之。〇彧中在神藏一寸六分，亦去中行旁开二寸陷中，仰而取之。〇俞府在巨骨下，侠任脉之璇玑旁各二寸陷中，仰而取之。

24. 新考正经脉俞穴记诵编（十）

心主手厥阴经脉循行经文

心主手厥阴之脉，起于胸中，出属心包，下膈，历络三焦。其支者，循胸出胁，下腋三寸，上抵腋下，下循臑内，行太阴、少阴之间，入肘中，下臂，行两筋之间，入掌中，循中指出其端。其支者别掌中，循小指次指出其端。

（考正）心主手厥阴之脉，今本《灵枢》手厥阴下，有心包络三字。《太素》有心包二字，惟《脉经》则止作心主手厥阴之脉，兹从之，下循臑内。各本作循臑内，惟《太素》循上重下字，盖上句抵腋下，尚在胁肋之间，此句重下字，言由腋下而下行于臑内，较为明白，兹从之。

（存疑）心之包络一称心主，原出于《素问》九灵，而《难经》、《甲乙》、《脉经》诸书，并皆有之。其原最古久，为吾国医界生理学之金科玉律，固已万无致疑之余地。惟颐窃以生理之实在证之，则所谓心包络者，盖即心脏外廓之脂膜。在本脏外膜之内不能析而为二，并非此心之外，更有一重脂膜，包而络之（心之为体，下尖锐而上硕大，上部周围，确有油膜，而下半则无之。然此之油膜，仍在心脏外膜之内，初非别有一层包裹其外，如大小肠外之油膜者然。今自有解剖家之脏腑模型在膈上心肺二脏，四围皆极光洁，绝无油膜粘连，是其确据。所以西学生理各书，从无言及心脏之外更有包络者，试更浅而言之，参观屠肆之猪心，亦复如是，则又妇孺咸知无庸辞矣。寿颐又案：近之西学生理书，亦有所谓心囊者，盖即因中医心包之说而衍为之。合信氏《全体新论》本无是说，以此知心囊之名，非西学所固有）。而说者乃谓心有脂膜，即是心之外廓，所以护卫吾心，如君主之宫城，使外邪不致侵犯心脏者，岂非纯是理想，而乃竟以此莫须有之事，名曰心主。岂心之为脏，不可不主，而惟此织微之脂膜，乃为吾心之主。轻其所重，重其所轻，最是生理学中绝大障碍。寿颐窃谓下十二经络，分配脏腑，在古人恐已不无附会。盖脏者藏而泻，腑者主受盛而司消化传导，以至排泄滓秽，如府库之司出纳，曰脏曰腑，其义极确，则五脏五腑，各有实在形形色色，确然可数。然以之分系于十二经络，则脏属阴，腑属阳，六阴六阳之经，各余其一。不能铢两相称，而吾身胸腹之中，又不能更有二物，可以名之脏腑，系以经脉者。若仅就此十者，配以十经而止，则手足阴阳更不平均。于是古人不得不寻出心包、三焦二者，以分配此一阴一阳之经，终是无聊之极思，未免矫揉造作。以视五脏五腑之纯任自然者，岂不显有区别，乃谓此心脏中之脂膜，可以别有经络，与吾心并辔分驰，得毋骈拇支指。且“经脉篇”所言手厥阴脉之循行，曰起于胸中，循胸出胁，抵腋下，循臑内，入肘，下臂，入掌中，循指出其端。盖亦与手少阴之脉，并道而行，其为骈枝，更不待言，即所述是经为病，曰手心热，掌中热，臂肘挛急，腋肿，胸胁支满，则以经脉所过之分野而言，固无与乎。心之为脏及心之包络也。曰心中澹澹大动，善笑不休（澹澹，今《灵枢》作憺憺，《脉经》、《太素》皆作澹澹。寿颐案：澹澹动貌，澹为正字，憺乃假借字，善笑。今《灵枢》作喜笑，盖误。《脉经》、《千金》皆作善笑，于义为长，兹从之）。烦心心痛，则仍是心之为病，不能以此属之心包，而谓与心脏无涉也。岂非两经不啻一经，而为病亦无以异之明征乎。今以西学家言，恒谓肝之与胆，体用皆同，为病不能区别。治中学者，乍闻其说，未免之为可异。然试以病情病理反复思之，始觉西医此说，确不可易。则旧学十二经中之足厥阴、足少阳两经，尚在一陶同冶，无所判别之例，而此手少阴、手厥阴之两经即以经脉所过而言，亦是两两并行，无所歧异，而为病更不能有此疆尔界之辨，益足以证经分十二难以尽信，始悟古人经络分属脏、腑一说。盖自五脏肠胃数经以外，固自有不可拘泥不化者，而尤必以手厥阴之心包，手少阳之三焦两经更是凭空结撰，无中生有（三焦经络之可疑，详见后三焦手少阳经脉存疑条）。夫以生理之真相言之，凡诸经脉皆是血管，其源固发之于心左下房，遍行周身，而回归于心右上房，其贯于诸脏腑者，皆其路径之循行，而必非各脏各腑自有血管，各行其道，以彼此独开一径，此在今日解剖之学大昌，固已尽人能知，圣人复起，而不可移易（此即旧学之所谓十二经互为联接，如环无端，周而复始之理）。惟血管既必贯穿脏腑而过，则各脏各腑固有之功用，亦必藉此血管之流通，以传达于肢体，故脏腑即以经脉为之支干，而经脉亦即以脏腑为之根本，此理亦必不可复易。观于“经脉篇”所称某经生病，则为某症，即属之于某脏某腑。其确而可指，信而有征者，恒觉有息息相关之至理。凡在有阅历有经验之医家，谁不心领神悟。是以颐亦恒谓经脉腑脏之说，确有旧学家精神荟萃之处，必不可醉心欧化，一概抹煞。竟以为大辂椎轮，不复适用。独于心包、三焦一者，则胸腹中本无此一脏腑可指，而乃附庸于脏腑之列，试问所谓手厥阴、手少阳之经者，将以何处本根之所，总之血管周流，因未尝实有此十二支之大经大隧，则断章取义，信其所可信，疑其所可疑，即使缺此两经，不满十二之数亦无不可，际此开明之世，又何能处处为古人曲护，致贻国学之玷，而授人以口实之资。且吾侪治医，只欲求确当之生理病理耳，亦正不可徒受古人之愚。是以《难经·二十五难》独谓心主三焦，皆是有名无形。盖已有见于此二者之无从指实，特为此实事求是之论。可见先秦之世，理有此确切之表示，不肯如涂涂附，最是名正言顺，斯乃古人之不可及处。何以后之学者，反谓心本无为，而包络相火，代君行事，岂非专制时代推崇君主，工于媚灶之妄想。其亦知心脏乃血脉之总枢，安得谓之无为，即欲以人君为喻，则贤君响明而治，惟日孜孜，亦安有端拱无为一任权相代其行事之理。此惟秦二世、明熹宗之为君，而赵高魏阉用事之景象，乃始有此怪状。而言医之士，犹复一盲群盲，更唱迭和，何其鄙陋龌龊，一至于此，殊可骇矣。

心包手厥阴经脉循行歌

手有厥阴号心包，心家派衍是分条，起于胸中下贯膈，经历中下络三焦，上支循胸即出胁，下腋三寸抵两胠（音去劫切读如怯），乃循臑中正中行（音杭）。太少之间此安插，既到肘中又下臂，两筋中间寻统系，循过（音戈）手腕掌中心，直出中指君须记。支即自掌中分，第四指侧是其痕，更出指端交阳络，少阳手脉此中抡。

（注）手厥阴之经脉，旧学虽曰心之包络。寿颐每谓心本无此包而络之之物，则仍是心经之派衍，分此条目耳，起

于胸中，亦即心脏之发血管也。下过膈膜，以联络于中下二焦，经文于络三焦之句，独用一历字，则以经历遍历为义，可见三焦有上中下之分，并不在于一处，特以历字明著之，则三焦非独有一物可知，何以后之说者，偏欲自生一义，强指一处以名之乎。其上行之支，即由胸而出于胁肋之间，下腋三寸天池之穴，即其由胸中而横出于肌肉间之部位，乃上行以抵腋下，而行于臑内正中。在太少两阴经之中间，由此入肘内以下到臂过腕，抵掌皆出正中，直循中指，似出爪甲内侧之端，本经之脉至此而终。其又一支，则自掌中而分，以出第四指无名指之侧，直至指端爪甲外角，所以交于手少阳经也。

心主手厥阴经脉俞穴分寸歌

手厥阴穴九易知，腋下之寸起天池，乳后寸许脉所出，阴阳厥少同相依，绕行过腋到臑内，去腋二寸大泉会。直下正中一线寻。屈射陷中曲泽贯。郄门去腕有五寸，下行二寸间使准，复一寸兮内关来，厥阴络穴最堪认。大陵掌后记横纹，掌内劳宫屈指抡，直出中指甲内角，井穴中冲此处扪。

手厥阴经俞穴分寸考

天池一名天会，在乳后一寸，腋下三寸，着胁直腋，撅肋间，手厥阴、足少阳脉之会（撅，崛起之貌）。天泉一名天湿（《甲乙》作天温。颐按：湿字、温字俱可疑，姑从《外台秘要》）。在曲腋下二寸，举腋取之，曲泽在肘内廉横纹陷者中，动脉屈肘得之，郄门在掌后去腕五寸，间使在掌后去腕三寸，两筋间陷者中。内关在掌后去腕二寸，两筋间手心主络。大陵在掌后横纹两筋间陷者中。劳宫一名五里，在掌中央，动脉屈中指、无名指取之。中冲在手中指之端，去爪甲如韭叶陷者中。寿颐按：此穴《甲乙》、《外台》俱不言在手指内侧或外侧，然阴经行于内，指端内侧爪甲角者为多，依此推之，当补内侧二字。

编者曰：读张君此论，发挥《难经》心主三焦有名无形之说，睥睨古今，淋漓痛快极矣。三焦究竟有形无形，本杂志采登诸作不一而足。窃以为越人曰：有名无形，并非有名无物。若竟实无其物，何以称为脏腑，且有物则有形，其所谓无形者，谓包络为心之脂膜耳，而非如心、肝、脾、肺、肾之有脏形也。三焦为通体之油膜耳，而非如胆、胃、大小肠、膀胱之有腑形也，此其脏腑与其他脏腑之形异，故于心包一脏名之为包，而心包之形难以言传。三焦一腑名之为焦，而三焦之形难以言尽，是以曰无形也。愿质高明。

（以上十篇见《医学杂志》1924、25）

25. 寸关尺三部脉形所以不同之实在理论

国医诊脉之法，《素问》有天地人、上中下三部之说，可知上古之世，本未尝独取寸口中，但其术繁碎琐屑，颇不足以握其要而会其通。“脉要精微论”尺内两旁一节，已隐隐然标准左右两手六部，分诊脏腑内外，而言之未尽轩豁。且亦未尝明示人以寸关尺三字，其独取寸口以决五脏六腑死生吉凶之候者。"八十一难"一书专家之学，盖亦上古之世，精于脉理学者，独创之发明也。夫寸关尺三部寸许间之脉搏，虽曰肺手太阴一经之所过，然确定是表里脏腑，上下内外，前后左右，虚实逆从，真假寒热，无不可悉见于三指之下。凡治国医之学者，果有阅历经验，得诸心而应诸手，皆能知其凿凿有据，绝非随声附和，人云亦云可比。宜乎举国宗之，遂为百世不祧之大经大法，自汉以来，二千余年，俱无异议（仲景《伤寒论》序，尝以人迎趺阳，三部不参，握手不及足。讥诮其时医家之陋，盖仲师笃信好古，仍守《素问》天地人三部诊脉旧法，是以伤寒论中，时以人迎、趺阳、太溪三者并重，然即据仲师此说，已可见当时医界，固皆独取寸口，不参三部，不握足矣。是为东汉时代，"八十一难"学说，已通行之确证）。洎乎近世，欧化东渐，治新学者，乃以彼中习惯，注重器械，不讲脉理，遂谓祖国脉书多由臆造，意欲一概抹煞，藉以张皇异国之旗帜。自谓归化泰西，非常荣宠，蔑视旧学，冷嘲热讽，无所不为。甚至戟手谩骂，如醉如狂，一人唱之，十人和之，异口同声，几成风气。其所持之理，最为振振有词者，则曰寸关尺三部之脉，只是一条血管，仅仅三指之间，血行脉搏，形势缓急，全体一律，哪得寸许地步，而有寸脉如何，关脉如何，尺脉如何，节节不同之理，岂非向壁虚构，尽是誓言。况又谓某部主心肺，某部主肾肝，一似胸腹中各脏各腑，全露于两手掌后者，无一非欺人之语。是说也，以局外人心理断之，言之有物，未有不信以为确当者。不佞试以血脉生成之真相，为彼耳食之徒正告之可乎。盖三部之脉，诚不过寸许地步，且确是一条血管所搏动，貌视之，似必三部若一，左右不殊。其亦知人身血管，原非平行于肌肉之间，其中深浅，本是节节不同，则搏动形势，在脉管中，固未尝有大小刚柔之异，而在皮外以指按之，即因其脉管之深浅有殊，而指下所得之状态，自然节节各别。且掌握诊脉之处，有骨垫于其下，则寸尺与关，唯关上独有骨节，显而易见，尽人皆知。其关前之寸部，已在高骨之侧，夫岂关上可比，而关后之尺部，更属空虚，乃在骨缝之间，完全无所垫着，三指所按之处，在势既如是其不等，纵使此中脉管，平置于皮肉之里，亦必因其皮下所垫骨骼之不同，而指下所得脉形之气势，显然大别。况乎三指之下，脉管浅深，亦复有异。盖尺部脉管，比之寸关，较为深藏，是以无论何人，两尺脉状，率皆形小力弱，必与寸关两部，显形不同之态，苟非其人肝肾相火猖狂，万无尺脉独为洪大之事（“十九难”尝谓女子尺脉恒盛，乃是周秦之世好为新奇者之独创一说，不佞谓是理想家凿空虚构，以为男女禀赋，阴阳有别，于脉应之，当有显然不同之状态，而未尝有诊脉之实在功夫，遂尔铸此大错。绝非知医者之笔墨，向来注者，望文敷衍，皆中呓语。不佞所撰“难经笺正”，已详言之。又“褚氏遗书”，亦尝谓女人之脉，与男子相反，则本“十九难”而空泛言之，更不足征。且原是伪书，尤其无研究之价值矣）。仲景所谓太阳病，脉阳浮而阴弱者，原是自然之脉状。盖尺主下焦，肝肾之气深藏于密，必不暴露于外，正合天然之情势，此三指之下，寸许地步，脉搏应指，所以三部不同之实在理由，而亦即其三部不同之实在形态。治医之士，苟能于临证时细心体验，自能悟彻源委，彼局外人未尝有丝毫阅历，何从识得此中三昧，而乃山膏如豚，妄逞狂瞽，适以自彰其陋，于吾道亦复何损。若夫左右两手，六部脉位，分主脏腑上下，内外左右，原以气化桴应而言，虽不可过于拘执，然亦何能废除，且某病当有某种脉形，见于某部，固甚多确有可据者，但亦非心粗气浮，率尔操觚者流，所能明辨及此。彼俗子手到腕上，而闭目喃喃，辄谓心肺如何，脾胃如何者，诚未免痴人说梦，妄不可听。究竟铜山西崩，洛钟东应，无情金石，尚能彼此感乎，何况人为万物之灵，有诸内必形诸外，则身有是病，而脉状为之变迁，原属理之所必然，而亦事之所固有，特非埋头十年，深造有得，正不易到此境界启此灵机。所谓此中人语，不足为外人道者，门外汉其呜乎知之。“合信氏全体新论”，亦谓中国医学，分寸关尺以属脏腑。三指齐下竟作数样脉理之不确，则彼是外国学者，未尝以中医脉理，用心寻绎，而作此皮相之批评，原不足怪，独是今日寻斑索垢之徒，则犹是吾国种子，眼未尝碧，鼻未尝高，但学得窄袖短衣，履声橐橐，即已自视为西方骄子，开口便说他国之物，无一不良，祖国之事，无一不坏，岂知人之所以为良者，渠且未曾梦见，而己之所以不良者，渠又不识真情，依傍他人之门楣，居然倚势作威福，亦多见其不自量耳。

（见《神州国医学报》1932）

26. 新纂中国医学史述略

近代东西各国，医药进步，莫不有其国之医学史、疾病史等书，所以记载历代民病之变迁，治疗之准则，且以医学史一门，定为学者必需之科学。凡以绍往哲之心传，示后来以规范，法至善也。吾国医学，道源中古，分职姬周，其医经、本草等书，盖亦流传于春秋战国之世，而汉季吾家长沙太守，手定《伤寒》、《金匮》，彪炳千古，继往开来，先圣遗型，赖以不坠，允为百世不迁之大宗。嗣是而后，代有作家，治验彰彰，未尝不灿然具备。独是方书则汗牛充栋，而记载医学之史，则仅仅二十四史方伎传中，寥寥数人，何能窥见历代学术之沿革。此外又有唐人甘伯宗之名医传百二十八人，明人李濂之医史十卷，至清代官撰《图书集成医学典》一门，更有医术名流列传数十卷，可谓巨帙。然皆采之通行志乘，野史稗官，秉笔之人，大都不谙医理，新奇者每失之怪诞，浅近者又太半肤庸，平心论之，断不足以标示三千余年医学正轨。近十年前，丹徒陈氏邦贤，曾有中国医学史之撰述，搜集秦汉以下医官掌故，至为赅备。度以著名医家，及行世书目，各按时代，鳞次排比，按图索骥，朗若列眉。伍连德博士序之，谓其征引繁博，考核精详，诚哉向来吾国医界中未有之创作也。顾不佞读陈氏书，犹有所期期以为未可者。

盖以吾国历代医学，各有独到之处，苟非于此道中埋头廿年，必不能阐明其固有之原理，发扬以光大之。今者和国咸有其国之医学史，伍序陈氏书，谓外国医学史中，间亦涉及中国医事，而往往多所乖误，未能得其真相，因吾国本无医学史可为外人借鉴之故。今者陈氏以无锡丁仲祜氏高足，所学以泰东西诸说为宗，而于国学医药之实用，及古来医家分量，盖犹未尝详加研究，辨别淄渑，是以叙述古人，凡有论断，难免隔膜。且所收医书目录，则偏僻者触目皆是，而寻常通行诸本，当为学子所不可不知者，反多遗漏。又于后幅编列中国医事年表，兼载医家名氏及著作，则仅仅扁鹊、仓公、仲景、叔和、士安、稚川、褚澄、弘景、元方、思邈、苏恭、王焘等数十人，及书名数十种，尤其挂一漏万，随手拈来，去取之间，颇觉不可索解。窃恐以此书而令外人观之，非特不可以见国医妙谛，且使此中精义，隐而未宣，反致局外人一览无余，竟谓吾国历来学识，不过如斯，其何以供外邦之借鉴，昭国学之精义，岂但不足以言表彰，宁不转以自形其谫陋，甚非伍氏为此书作序之本旨。要知三千年来，代有发明，固未可专据陈氏一编，据以为挈领提纲，包涵万有者也。抑不佞更有不能已于言者，陈氏叙述民国医事教育，胪举西学医校，颇为详悉。诚以彼时国中，中医专校方在萌芽，成绩未备，所以记载仅至于此。止可为推广欧化之医学史，颇与标目之中国医学史不堪相称。其实陈氏编书之年，上海城内之中医专门学校、麦根路之神州医药专门学校，及杭州药业私立之中医专门学校、兰溪中医专门学校，俱已成立。而陈氏竟无一字记载，则未免粗于所习，知其一未知其二，固不暇为中国医学谋发展也。乃者近十年中，国医学校渐以浸盛，斯为未有之破天荒，苟欲为中国医学编史乘，又胡可以不说。今兹长夏，沪上医药总会，有编辑中医学校教材之举，不佞忝列一席，决议以中国医学史，定为必修科目之一。将所以述旧德，示来兹。苟非握要胪陈，奚以发挥国粹。伍连德氏意中，固以为此类编品，当为国学之渊薮，庶可以备国外之人参考，非仅供后生研究而已也。用是不揣固陋，略仿陈氏体例，另为排辑，明知读书无多，固未能包涵无漏。然举尔所知，是亦孔氏各言尔志之义，藉以就正通方，匡我不逮。尚其有以纠绳而指导之，则不佞之幸多矣。

（见《中医世界》1931）

对莫枚士研经言的申义

27. 莫枚士研经言释癫篇申义

莫枚士曰：癫之言蹎，蹎仆也。凡物上重下轻则仆，故人病气聚于头顶，则患蹎。“素脉解”太阳所谓癫疾者，阳尽在上，而阴气从下，下虚上实，故癫疾也。与“厥论”巨阳之厥，发为眴仆同义，是明以癫为仆也。“癫”经文作“巅”，故注云：顶上曰“巅”，古字无“巅”，止作“颠”，后人加疒旁，遂作“癫”，亦或省作“瘨”。《玉篇》：痫，小儿瘨病也，是也。且据《玉篇》：知癫、痫实一病。“病源”亦云，十岁以上为癫，十岁以下为痫，然则二字之分，分于年之长少也。金匮风引汤方下云，治大人癫小儿痫，即此意。近世不晓此义，专指古之风邪为癫，而以别之于痫，执古之名，检古之书，无怪乎其谓古方不可治今病矣（以上莫氏原文）。寿颐按许祭酒说文，有“颠”、“蹎”、“瘨”字，无“巅”、“癫”字，颠训顶也，是即后世所谓巅顶之巅。蹎训跋也，是即后世所谓颠覆之颠，惟瘨训病也。初不知许意果是何病，然许书例于篆言之下，复出某字而连下读之，如江水也，河水也，葵菜也之类。段大令注，谓今本多为浅人，误认重出而删去者也，则此“瘨”字篆文之下，许例亦本作瘨病也，三字句，瘨病乃一种之病名，非泛指为疾病之通用名词。《玉篇》则“瘨”音都贤切，其训为狂，是即后世所谓癫狂之癫。又《玉篇》痫字，训为小儿瘨病，又是癫、狂、痫三者同为一病之确证。而许氏瘨字之训，又有一曰腹张，则假借为瞋，瞋胀之瞋，非瘨字正义（说文有瞋字，训起也。《玉篇》：瞋引起也，是肌肉引起之意，即医家之所谓瞋胀。太玄，瞋如，注、大也）。“广韵”先韵，瘨亦训病，而又连出癫字，注曰上同，则癫之同瘨，确乎无疑，且可知瘨痫、瘨狂、蹎仆、巅疾诸病，皆缘颠顶一义，转展引申。诚以癫狂痫病，本由脑受激刺而成，即猝然癫仆者，又无非气聚于头，脑神经受震，失其知觉连动所致。《素问》巅疾二字，数见不鲜，“玉机真脏论”则曰：春脉如弦，其气来实而强，此谓太过，则令人善忘（宋校正谓当作善怒，是也），忽忽眩冒巅疾。“五常政大论”则曰：掉眩巅疾。“方盛衰论”则曰：气上不下，头痛巅疾。正不独枚士所引“脉解篇”有下虚上实之巅疾一条绎《素问》之义。因明明言其气聚于上，上盛下虚，病在巅顶，则凡眩晕猝仆诸病，吾国上古医家，固无不知是脑部受病。可知近今西学，皆以此病为血冲脑者，虽从解剖所得，据脑中死血而有此定名，确为彼之创论，岂知与中医旧学，隐隐合符，异苔同岑，最是谈医之一则快事。枚士之为此文，虽尚未知有西说脑神经之病理，而能识得癫即癫仆之蹎，又申之以上重下轻，其物则仆。又谓人病气聚于头顶，则患瘨，确是《素问》所谓巅疾之正旨，亦即西学所谓血冲脑经之实在病由。须知诸家所谓巅疾、蹎仆、蹎狂、癫痫等病，情状虽似有别，且病名之字，又各各不同，而在古人命名之时，实无不知此等病状，息息相通，所以字义皆同条共贯，此是中古小学家，皆能洞知病理之明证。且古者文字之学，尽人能知，则读其书者，望见颠狂、瘨痫诸字，又无不知病在巅顶。枚士六书之学，颇有门经，故能有此神悟，绝非汉唐以下谈医之士，所能梦见。而二千余年，对于此等病情，论者最多，则无一不梦中说梦。《难经》重阳者狂，重阴者癫，尚是妄为分别，更何论其他。于是浅显易知之病，沉埋于黑暗地狱，永永不见天日，正不知枉死几多民命，斯诚吾国医界中之极大障碍。今得枚士此说，揭破真情，不独昏愦暴仆之内风类中，必有可治之理，即癫狂、瘨痫等频发不已之沉疴，苟其为巅疾二字，一再思之，其庶有发墨守而起废疾之一日，是则病家之大幸。而寿颐频年疗病，凡颠狂痫，及眩晕神昏者，恒用潜镇化痰，通宣泄降之药，辄得捷应者，确已不鲜。几可谓千年来中国医界中未有之发明，而其源由医人不识"癫"、"瘨"、"蹎"字即是巅顶之故。孰谓医果小道，可以不学无术也乎。又按莫氏此篇，于蹎仆、巅疾、瘨痫、癫狂数者，认得一气贯通，从小学中悟彻病机，最是晚近来医学之别关生面，无一字说得不真切，极堪细玩。然《研经言》第二卷中，别有癫说一篇，则又强以眴仆之癫，昏乱之癫分别为二，谓是一自足太阳经来为可治，一自心肝两脏来，必不可治云云，全篇三百字，直无一句可解，竟与此篇释癫，如出两手，大是可骇。可见经生家一时与到，摇笔为文，竟有不顾前后，大相矛盾之谬。须知医理病理，止有一端，必无二致，岂容信手挥毫，朝三暮四，是亦不可以不辨。

（赞臣附识）《难经》之所谓重阳者狂，重阴者颠，强以颠狂二字，判分阴阳，大与《素问》矛盾，实为臆说，不可书信。

（见《医界春秋》1935）

28. 莫枚士研经言释代脉篇书后

枚士此篇，谓乍疏乍数，属于代脉。因其疏数不匀，已有间断疾迟之态，遂谓后人引申其意，乃专以为歇止之称，立说甚新，自有意味，未尝不可以备一解。惟寿颐之意，则谓脾脉代之代字，当从景岳四时禅代之说为允。惟脾土寄旺于四季，不主一时，故四季脉象，仍当有合于春弦夏洪，秋毛冬石，不能独自别成一种脉形。此脾脉必以代为平脉之正义，实与歇止之代脉，名同而义必不同。若以乍疏乍数而谓为脾家平脉，又何解于乍疏乍数者死之一义。且观《素问》，但代无胃曰死一句，更可知虽随四季为转移，亦必以和缓有神为最要，如无胃气，而春则但弦，夏则但洪，秋则但毛，冬则但石，又为真藏独见之象，此非乍疏乍数，有类歇止之代，尤其显而易见。合而参之，其义益明。今枚士必以脾脉之代，与歇止之代，合而为一，终是未妥。

（见《绍兴医药学报》1926）

29. 莫枚士研经言玉屏风散方义解后

寿颐按：玉屏风散一方，说者皆以为止汗普通之剂，名曰屏风者，亦止谓得此药以屏蔽肌腠，则外风自无从而入。

然以方中药物言之，芪专走表，方书每谓善于固表，用之止汗，人所知也。故防风则为发表祛风之猛将，今欲固护肌表，而反采用发表之药，岂非自盾自矛，说不过去。所以向之为是方作解者，无不模模糊糊，勉强敷衍，卒莫能说其究竟。今枚士即以方下主治二语，断定为风留肌表，因而自汗之病，惟其表有风邪，故以防风祛之，原非表虚自汗者，所可混同主治，并以黄芪亦为治风，非作补虚之计，引证切实，推勘明确，断推制是方者之第一知己。然则此散之所以止汗者，在术而不在芪防，章章明矣。虽似翻陈出新，却能鞭辟入里，见解独超，最是上乘。莫氏自注耆字训致，见于周颂耆定尔功，毛传耆致也。又左氏宣十二年传，耆昧也，注亦曰耆致也，致讨于昧，实非本于皇矣。诗之传笺，此枚士盖记得毛诗传中有此训诂，而误以皇矣篇当之耳。陈修园时方歌，谓玉屏风散主诸风，止汗先求藝藝通，发在芪防收在术云云，与枚士此说，相得益彰，学者欲用古方，必须自有灼见，识得个中作用，断不可于汪讱庵之《汤头歌诀》、《医方集解》中求生活也，

（见《三三医报》1926）

30. 莫枚士研经言桂枝加芍药生姜人参新加汤解书后

寿颐案成聊攝之，解人参新加汤症云：汗后身痛，表邪未尽，所以仍用桂枝汤方，以解未尽之邪。惟脉沉迟，则为

荣血不足，故加芍药、生姜、人参，以益不足之血。其说以桂枝汤本方，与新加之三物，分作两面主治，貌视之，似乎无甚悖谬，惟以太阳病例详绎其旨，邪果在表未尽，脉当仍见浮紧，而身犹疼痛，则为表症确据。今在得汗之后，脉之浮者转而为沈，紧者转而为迟，可知表症已解。是成氏所说，殊有未允。故成又自谓脉沈迟为荣血不足，且引仲景书中其脉沈者荣气微也，及迟者荣气不足，血少故也两条，以证此之身痛，为汗后血液受伤。则聊摄意中，亦知此症不当仍用桂枝解肌之法，岂不与前一说自相矛盾。枚士此论独以身痛属之血痹，惟其汗后津伤，血液失所荣养，以致周流迟滞，而身为之痛，不当复与表症之身痛浑作一例。其用桂枝原方，而加重芍药，既以滋助阴液，即能监制桂枝之辛，使不走散，而桂枝、生姜且皆为和血之用，方见得脉症药物溶洽一炉，绝无扞格。并可见桂枝原方一经点染，则止以调和荣卫，而与原方之解肌作用毫无相涉，说理极为精析，能令药物分量一一显出切实效用，丝丝入扣，是为解释药剂学之无等等。凡欲研究古人方剂，固不可不具有此精锐之目光也。仲师本论此条之脉沉迟，各本无异，而枚士此篇乃作沉细，未详所本，更考之。

（见《绍兴医药学报》1926）

31. 莫枚士研经言肠覃解篇书后

寿颐谨按“覃”之篆文从卤，字从咸省得声。故《说文》训为长味，引申其义，即作延长解。诗葛覃传，延也（《尔雅》释言同）。又生民实覃实讦传，长也（《广雅》、《释诂》二同）。“水胀篇”肠覃之覃，自不可作延长说解。然既生息肉，稍以益大，则附肠而生，自能长大，其状可知。枚士谓义当作“簟”，其说甚确。盖“簟”字从覃，本取其自然长大之义。古人通用，一望可知，此在粗知字学源委者，皆能悟到。但不识古书假借之义，则茫然不可解耳。惟莫氏谓此覃字即当读如“簟”字（大徐说文引唐韵慈衽切，与《玉篇》广韵之荏反同），则殊不必。此本一声之转，古人初无平仄之分，既为古书作训诂，正不可拘泥六朝以后之音，强古人而同我，此又读其书不可不知其世之要务也。

（见《绍兴医药学报》1926）

32. 莫枚士研经言释膈篇书后

寿颐按：“膈”字从阜，以障塞为义。《说文》：“障”也，《玉篇》：“塞”也，而古书多通作“鬲”。荀子大略篇，鬲如也。杨注谓鬲绝于上。《史记·大宛传》：鬲汉道焉。《汉书·薛宣传》：西州鬲绝。又五行志，鬲闭门户，皆鬲同于隔之明证。若格之本义则为树之高枝长，《说文》：格木长貌，然因其为高长之树枝，则引申其义，即有抵牾阻塞之意。周语毂洛斗，韦昭注曰二水格。是即后人格拒阻格之义所从出。医学之所谓关格病本此。绎其意义，已与隔塞之隔，无甚分别。而从肉之膈字，则《说文》所无，《玉篇》有之，训为胸膈。考《素问》胸膈之“膈”，今诸书多有作“鬲”者，是膈为后出之字无疑，即为鬲膜之孳生字。吾人胸腹之间，有膈膜一层，后人以噎鬲之病，阻塞在中，有似于鬲膜之意。遂以膈为病名，其意仍与《素问》之所谓隔阳，仲景、巢元方之所谓关格，同以膈塞为义，亦无彼此可分。惟古人所谓“鬲”、“膈”之病，未必皆属死症。而今所谓噎膈，则津液耗竭，无药可医，案其症状确有轻重。此则习俗相沿，定名各异。非隔、鬲、格、膈四字之训诂有殊也。枚士小学颇有见地，而独于此四者强为分析，是以各家医书之病状为断，实非字义应有，寿颐于此，殊不敢阿其所好。

（见《绍兴医药学报》1926）

33. 莫枚士研经言天雄散解书后

寿颐案：同是一病，而古今病情，甚至有寒热两得其反者。读唐人以上医书，此类不一，而其最为明显易知者，尤莫如虚损劳瘵一门。古之虚劳，多属虚寒，《金匮》、《病源》、《千金》、《外台》同为一例，用药多主温热，而今之虚劳，则孰不知是阴虚生热，此非独时世变迁，民病亦为之递嬗。盖古者地广人稀，肃杀之气较盛，抑且古之医家，皆非南人，宜乎所见所闻，与今之大江以南，不可同日语也。仲师《金匮》，以桂枝汤加龙牡治淫梦失精，而天雄散又以天雄为主药，此必不可与今之相火不藏，肝肾无摄纳之权者相提并论。枚士断为阳虚失精之祖方，诚是确论。又以《病源》所引之文一条，谓王氏《外台》，即以天雄散方系于其下，皆其读书之得间处，惟以梦遗为因于风邪，故用桂枝，则于古无征，抑亦于今不信。盖拘泥本论，桂枝之主治太阳中风耳。此则枚士之奇悟，殊不可训，存而不论可也。

（见《绍兴医药学报》1926）

34. 莫枚士研经言隐指解书后

寿颐案：《脉经》隐指二字，貌视之殊不可解，且二字联属，几不成文。寿颐所辑《脉学正义》，遂以为隐当作应，虽未免擅改古书，近于无知妄作，然窃嫌《脉经》本文太为晦涩，不如直作应指，岂不轩豁呈露，一望可知。乃读莫氏此篇，以为隐在指下，则颇有意味可玩。盖脉之实者，必浮中沉三候皆实，固不谨轻按之，见其长大有力，即重按之而指下隐隐然。觉得充畅有余，则所谓坚实之象，乃昭然而若揭。脉之虚者，必浮中沉三候皆虚，亦不仅轻按之，知其软弱不足，即重按之，而指下隐隐然，觉得柔靡不及，则所谓空虚之态，乃了然而易知。枚士论虚实二脉之真际，皆待按之而见，为隐字推求用意，未尝不可姑备一说。惟谓不得发扬一层，则殊属未是。使但为虚脉言之，则不得发扬犹可说也，若脉之实者，将无往而不见畅茂条达，又安所谓不得发扬也耶。

（见《绍兴医药学报》1926）

35. 莫枚士研经言古方用法论书后

寿颐案：方有主药，有是主而后成是方，莫氏所称理中桃花等汤是也。然古圣经方，又有同是主药，而辅佐不同，或方量轻重不同，则其方之效用，即因之以大别者。如大小青龙二方，同以麻黄为主，然一乃麻黄独重，而佐之以石膏，则为烦躁无汗之大发汗剂，而名之以大青龙。一乃麻黄较轻，而佐之以姜夏辛味，则为肺家寒饮之开肺涤饮剂，而名之以小青龙。凡类是者，又不得仅用其一二味主药，而即可自附于古方者也。又如桂枝汤方，与小建中汤药味无别，但倍加芍药，佐以胶饴，而调和荣卫之表药一变而为建立中气之主方。此其同中之异，固不仅在乎桂枝、芍药之并行，更可知矣。六朝以后成方乃繁，今可见者，即以《千金》、《外台》两家所集而言，已觉重叠复累，十而八九唐宋以降，方名愈夥，乃至恒河沙数。然若求其能自树立，卓然可以独成一方者，则千百之一二而已。生今之世，欲师古法，固不患无成方之可用，特所虑援用之方，仍是古方之附庸，则数典忘祖，适足以令通人齿冷耳。推而言之，不独师法古人，不可不知君臣佐使之相配，即治寻常多病，先用数味，亦不可随手写来，而无主宰之药物。如果笼统无纪，即其方亦必无用。犹忆二十年前，寿颐治南翔人封治平，初冬劳力受寒，猝患足痛不可屈伸，病已经旬，服药无应，甚至全身不能转侧，颐定方以桂枝、附子为主，余则独活、寄生等，普通之和血宣络而已。方固平平无奇，人尽能之，而定方之后，始见前者所服之方亦是独活、寄生、当归、川断、灵仙、红花等十一味。而颐方中竟同用其十，惟加桂枝、附子而已，乃服是方三剂，而患已全瘳。始悟前医之无效者，只以方中无主药耳。譬如治兵，军中无主，则哗变堪虞，又安望其师出有功也耶。

（见《绍兴医药学报》1926）

36. 莫枚士研经言论河间说伤寒之误篇书后

寒邪在表，则为伤寒；寒邪彻里，则为中寒。金元以来，始有传经直中之分，似乎二者截然两途，各成一种病候。究竟病源皆属于寒，以病症分，不能以病名分，以经络脏腑分，不可以病理分也。故仲景条析六经，每经各有实在之见证，则有是证即用是药，不问伤寒、中寒，但能见证治证，而病无不应。四逆、理中、白通、通脉等药，证自传经来者以之，即证自直中来者亦无不以之，此仲景书之所以能总挈大纲，而后人劈分两事之未免小家伎俩矣。喻氏《医门法律》，专以中寒自立一门，未尝不轩爽醒目，然试问其所用之药，所选之方，有能超出乎四逆、理中、白通、通脉之外，而别开一条理者否？是可知仲景之书，固已包涵统括，而无余义。枚士为两证指出虚实两字，其说甚确。惟其实也，故寒邪止伤其经络。惟其虚也，则寒邪直达乎五脏。

河间指通脉理中等证，谓自寒药误下而来，以传经言，何尝不是，亦即枚士所谓虚者之一层。河间岂有不知寒邪直中之亦必用是药乎。若论伤寒二字，古人本以为温热凉寒四气病之统称，《难经》伤寒有五一条，显有明证。陆九芝谓伤寒有五，是其总纲。而下列五者，则其子目，说得极为条畅。所以仲景之百十三方，不问四时之气不同，苟有是证，即不能不用是方。何以枚士意中，反谓伤寒四气病之统称，岂仲景之论，仲景之方，必俟冬三月而始能适用耶。此在稍知事理者，当有以知其必不然矣。若夫先夏至日为病温，后夏至日为病暑二言，则《素问》只以当时之病，指定病名，何法谓此皆上届冬令所伤之寒，至伤寒例中，乃有中而即病，及不即病之分。是有意舍浅求深，必非《素问》真旨。然例之言曰：寒毒藏于肌肤，则所藏亦非深邃，乃谓可以历春及夏，当阳气发泄之令，而肌肤中之感邪，寂然不动，此理安在。且又以经文为病温、为病暑两句，各加一至字、变字，乃始以随时发见之病，一律指为伏邪，竟不许世间有新感之温病、暑病，岂非武断？而例中且更有变为温疟，变为风温，变为温毒，变为温疫等句。从此千变万变，乃无一种不自冬伤于寒，感而不即病之变化。可谓杳冥恍惚，怪诞离奇，实是信手拈来，何可为训。河间续之，遂有秋变为病，冬变为正伤寒云云。则肌肤所藏之寒毒，至此已偏历四时矣。试为反言以诘之曰，如其不变，则凡伏藏之寒，直将不知不觉，与人偕老，岂不愈藏愈久，愈说愈奇，以伤寒病演成神怪学耶。此东坡所谓李斯师荀卿之故智也。

（见《三三医报》1925）

37. 莫枚士研经言原胎篇书后

胞宫自有生机，有所感即有所成，其论最确。但蛇虫怪异之胎，均是感触乖戾之气，似不可径谓蛇虫等物，果能与人接近，若夫气血痰水四者，流注胞中，令人经闭腹臌，其形果与胎元无甚歧异。胎元之结，有真气以相贯注，故脉必流动活泼，所谓滑主有胎是也。而假胎则气滞血凝，其脉不论大小，无不涩滞而格格不爽。此临证时之显有可据者，且更有证象可别，色泽可察。而经闭数月以后，胎元能动，假胎不动，尤其一询可知，独至怪胎，亦是有生之物，亦必能动。然其动也，必有倔强悍戾之态，不同胎元自动，和缓安舒。若夫鬼胎二字，隋唐以来，皆有是说。其实鬼是异物，安有成胎之理。古人迷信，造此邪说，以欺后世。今当文明进化时期，更不容此等荒唐之辞，复存于世。惟自有一事，在胎元既结之后，孕妇气血，偶违常度，致令其胎不长，而亦不堕，历八九月十余月，经不行腹不显者，问之亦有时而动，脉之亦平顺无他，妊母又复无甚病状，似此是胎非胎，最易眩惑。而岂知其胎元介于不生不死之间，在瘦弱人往往有之，实非奇事，幸而调理得法，气血流通，则其后胎元亦复长成，逾月而产。凡哄传某人怀胎十几月而生，某人怀胎二十几月而生者皆是。以颐所闻，甚至有妊三十六月而始诞生者，其人今已长成，且复强健，人皆诧以为奇。颐谓是必初受娠时之有所伤也。若其不幸而不知调摄，则终于必堕。

而在堕胎之时，屈指受妊，已逾达生之候，然胎盘之形，仅如三四月者，是即古人假托鬼胎之由。近贤王孟英有枯胎一说，其论甚正，即此类耳。

（见《三三医报》1925）

38. 莫枚士研经言论疟篇书后

疟为四时外感之一种病名，柴胡为治邪在少阳经中之一种药物。然疟乃病之总名，而少阳则仅疟病中之一种见证，有是证必用是药，无是证不得混用是药，此医药之常，药为证而设，不为病而设，断不能因一笼统之病名，而可谓某药之必当用、必不当用者，理也，亦情也。然即以证而言，有是证矣，而证情虚实，又复不同，则应用药物，亦且随时更动，并不能因一显见之症状，而不问虚实，直谓某药之必不可有、必不可无者，亦理也，亦情也。原夫疟之为病，寒热虚实，始传未传，进退无常，源委各别，故为杂病中一大门类。见症既万有不齐，则当用之药，自必因症而异。即曰寒热往来，确是少阳一经独有之症。然此症之寒多热多，孰虚孰实，孰重孰轻，病者又各各不同，则所用之药，又必随机而变，运化无穷。所以古人论疟，从未闻有执定柴胡一物。而龈龈以争者有之，则皆出于有清乾、嘉以后之书，斯亦谈医之一则魔道矣。徐灵胎之评《临证指南》，直以叶老治疟，不用柴胡为可怪，且谓小柴胡汤治疟，为天经地义，不可改易之主方。而当时传说，又谓治疟必不可用柴胡，则为叶老独得之秘诀，于是叶徐两家，遂以柴胡一味，造成门户之见，卒之百年以后，二老皆负盛名。后生小子，窃附门墙以矜派别者，乃各据一说，自为标榜，俨成旗鼓相当之局，流风余韵，至今犹存。二老有灵，亦当含笑九泉，自夸鼻祖，何其盛耶。莫氏之学，固亦瓣香叶老者，遂以《外台》治疟鲜用柴胡为据，竟谓秋间寒热不用柴胡为是。莫氏意中，直认伤寒一论，必待冬三月中始能适用，是以并不许秋间有《伤寒论》中之少阳经症。推此旨也，虽谓三时之寒热往来，皆不要用柴胡，亦复何所不可，奚必专以秋间寒热立论，此其根本之大误，固不待言。惟谓伤寒邪从表入，其里无根，故以柴胡提之，则邪出而表解。疟病新邪在外而蕴暑在中，其里有根，故以柴胡提之。则外邪解而内热炽，是二说者。实能分析伤寒疟病之原质，而勘透其隐微，且于柴胡之实在作用，亦已说得明白晓畅，却非碌碌之流。只知有柴胡之可用不可用，而并不识其情性力量何若者可比。是其见识之胜人处，诚不可没。独是凡论病情，亦必须面面顾到，方能洞瞩渊源，不为疑似所眩惑。疟病之正面，固是蕴暑积湿，痰热胶固于里，而外邪乘之者，居其多数。治此症者，只知柴胡达表，势必并其湿热痰积，一例提之上升，而横决泛滥，变幻乃不可思议。此即莫氏所谓不用柴胡之是也。若以反面言之，亦有本无痰湿蕴暑，但以脾气疲馁，清阳无权，偶触感邪，亦有寒热往来，淹久不已，则治此者，苟非助脾健运，而少佐以升柴，振动其清阳之气，别无第二法门。又如病疟既久，暑湿蕴邪，皆已泄化。而正气既伤，不能自振，疟发日晏，寒热交盛，汗多神疲，舌无腻苔，胸无痞闷者，亦非治如上法不可，此则东垣补中益气汤之成法。古今医林，皆知为久疟、虚疟之绝妙神剂，设使莫氏处此，亦将拘泥于柴胡之必不可用，真是因噎废食，惩羹吹齑之流亚矣。莫氏岂只知有纸上之谈兵，而未尝有临状治验之实在阅历者耶，即以伤寒少阳证之宜于柴胡者言之，必亦如莫氏之说，其邪在表，其里无根者。始为针锋相对，即如仲景本论所举少阳诸证，胸胁苦满，默默不食，心烦喜呕，目眩耳聋，口苦咽干，胁下痞硬等，皆以少阳阳气，为外来寒邪遏抑束缚，郁而不伸所致。故必以柴胡春升之性，助其振动，解散外束之邪，而诸证自已。若其少阳肝胆之火，自旺于里，上升则为眩为聋，为呕为渴，横恣则为满为痞，为硬为痛，或且兼挟痰热，蟠结胸胁，发见少阳诸证，而亦妄援仲师成例，浪投柴胡，则亦必有如莫氏所言，横流冲决，不可复制之祸。奈何徐氏、莫氏，皆浑浑言之，知其利而竟忘其弊，举其一而不反其三，其亦何往而不绝人长命也耶。若夫正疟、时疟之分，则本非古人所固有，仲景明言少阳寒热往来，有如疟状，则少阳经症，原非正确之疟病，寻绎仲师原文，岂了如指掌，何以后人反有少阳为正疟，三时为时疟之谬说。然贤如王氏孟英，犹牢执此说而不知悟，更何论其他。盖疟之为病，以及柴胡之可用不可用，亦惟问其见症之何如，而复可决，固不能泛举一疟字而妄为聚讼。且在治疟之时，亦惟有见症治症，而问其疟与非疟，则其方药始能有效，而疟自可罢。彼其胸中横一疟字，而徒于故纸堆中，搜索千百治疟之成方，以求侥幸于万一者，吾未见其能有济也。夫以灵胎、枚士之贤，而皆渐称一疟字之病名，且各执一味柴胡，以辨其必用与必不用，此近今疟病之所以最不易治也。善夫王氏孟英，自谓治疟如有独得之秘，学者试以孟英治案，疗疟诸条，深思而熟玩之，其亦可以憬然有悟也夫。

（见《三三医报》1925）

39. 莫枚士研经言用药论第一篇书后

阳刚之药其力迅，故回阳者奏功于俄顷。而用之不当，则为祸必捷于影响。予人以共见共闻，阴柔之药其性纡，故补阴者不能有近功，而用之不宜，则其害亦隐于无形，相处于不知不觉。此物理自然之性质，全在用药者之量能器使，因证而施，固不容先设成见，嗜好一偏，而遗人夭殃，绝人长命者也。若其中无所主，谬以刚柔并用为得计，欲其互相钳制，以为模棱两可之术，则其害亦必如枚士所言。顾世自有寒热错杂之病，不得不阴阳互用，如仲景乌梅丸之例者，后人宗之亦有左金法之连萸，交加散之姜连，此其制之有法，投之辄应。诚非骑墙派之所可妄为藉口，而更有上热下寒，阴阳格拒之证，昧者视之，方且止见其热，不见其寒，而在仲景例中，则曰先救其里，然惟恐浮热在上，以火济火之捍格不相入也。于是更有四逆胆汁之规范。说者谓病宜于温，而无根之火，发见于外，则惟有以苦寒之同气相求者，引之透彻此关。而入腹以后，但知有温，不知有寒，然后可收奠定之效。是说也，颐窃惑之。盖既以苦寒和入辛温之中，则寒者温者，亦已混合而无间。奚以见其入胃之时，可使苦寒先行，一过而无余，然后徐徐以达下焦，独有辛温能奏其绩。窃恐冰炭同途，方且絷贲育而缚乌获，未免两败伤，尚安有战胜之望。似不如后人热药冷服一说之入情入理也。此似不得不谓古人理想之疏。又有上实热而下虚寒者，则紫雪理中之变法，亦必能上下分治，先后异宜，终胜于四逆胆汁之交互杂糅。然而仲景圣也，凡在学者，当无置喙之余地，汉唐之治经学者，例不能驳斥本师而生异议。惟在今者文明进化之时，须存实事求是之旨，敢书所见，以与好学深思之士共商之。知我罪吾，听之而已。

（见《三三医报》1925）

40. 莫枚士研经言用药论第二篇书后

药物非食物也，食物所以养生，故五谷五蔬，五果五畜，皆择其性质之冲和而无偏胜者，然后可以为恒嗜之品。若五味各有所胜，则虽人之嗜好各有不同，亦必知其所弊而有所节。而药物则不然，温凉寒热，本秉五行之气化以生，其性固各有所偏胜，而尝药者，即利用其偏胜之性情，以救人之疾苦。于是金石、草木、鸟兽、虫鱼之属，亦惟其性之独偏者，中病最准，而奏功亦最捷。若夫甘淡冲和之物，虽有补养之功能，亦止可以为服食之品，而当病势孔急之秋，断不可以御大灾而去大患。无如富贵之家，嗜欲不节，饮食不均，在平居无事之时，恒觉志昏气惰，常在病中。于是乞灵于草木根荄，欲以补其斲丧，而为之医者，惟有投其所好，竟以药物作服食之用。卒之五味偏胜，积之悠久，利未必见而害即随之。药之为病，往往有甚于本然之为病者。斯时纵有明者，方且以药治药之不遑，更何有余暇以兼顾其本然之病。如是之流，即使终其身无日不药，实已大非古昔圣贤尝药之本旨，且也不病而药，则胃肠之中久已浸润于药力之灌溉，果其一朝抱病，更服应得之药而脏腑性情，且既与药俱化，则药亦不能为功。此富贵家之服药，往往不及藜藿人之捷效者，其因实由于此。而反归咎于医师之不良，药物之无力，其亦知医药两者之均不任其咎也耶。世又有喜服补品之人，即使已病痰食、气结之实证，而亦非补不肯饮，遂有好为迎合之医，为之异想天开，别出奇计，于是熟地也则可炙炭，杞子也亦必炒黄，夙闻吾吴市上，更有所论人参炭者，以有用之材，置之无用之地，而反谓此亦治病之药，药如有知，能无叫屈。此皆用药之魔，究不知何时作俑，而其弊伊于胡底也，是可慨已。

（见《三三医报》1925）

41. 莫枚士研经言释淋篇书后

《说文》："癃罢病也"。《汉书·高帝纪》：年老癃病，注疲病也。"淮南览冥训"，平公癃病，注笃疾，是古之癃字，皆无小便不利之训诂。独《素问·刺疟论》，言小便不利如癃状，绎如癃之义。似癃字尚非小便不利之专名。然《宣明五气篇》则是言膀胱不利为癃矣。是以《本草经》等，皆有五癃癃闭之病名。若淋病之本字，据《说文》当作痳。今本《说文》：痳训疝病，而一切经音义二十，则引

《说文》，作小便病也。声类亦谓麻，小便数也。《玉篇》：麻，亦训小便难也。义皆与《素问》、《本草经》合。莫氏引《毛诗》临冲，韩诗作隆冲为证，是一声之转，古人确在通假之例。莫氏又谓癃者一日数十溲，则膀胱之胞罢疲，于义亦合。徐氏《兰台轨范》，强分绝不便为癃，小便不利为淋两层。真是杜撰训诂，此乃灵胎小学之疏，诚不可信为确论。惟淋字本义，《说文》谓以水沃也，是以淋漓酣畅为正义，正为小便不利之状相反。然此物经水沃之后，亦必有滴沥不已者，其义似相反而实相因，此则后人所以借淋作麻之缘起也欤。

（见《三三医报》1925）

42. 莫枚士研经言释疝篇书后

疝乃气结作痛之总名。《说文》疝训腹痛。《素问·长刺节论》：病在少腹，腹痛不得不大小便，病名曰疝。又方奇论，肾脉大急沉，肝脉大急沉，皆为疝。王注疝者，寒气结聚之所为也。此似专指腹痛而言。然《汉书艺文志》有五脏六腑疝十六病四十卷，注心腹气病。释名，心痛曰疝，疝亦诜也，气诜诜然，上而痛也。阴肿又曰疝，亦言诜也。诜诜引小腹急痛也，是心痛古亦谓之疝。正不仅腹痛之专称，而阴刖亦之疝者，正以上引小腹急痛，而得此名。此疝之字义，以痛为主，不以前阴睾丸之肿为主，古人正旨，可想而知。是以《金匮》腹满寒疝一门，止言寒疝绕脐痛，寒疝腹中痛，并未及一阴字（金匮附外台乌头汤，乃言治寒疝腹中绞痛，使人阴缩）。而《病源·二十卷疝病诸候》谓疝者痛也，或少腹痛不得大小便，或手足厥冷，绕脐痛，自汗出，或冷气逆上抢心腹，令心痛，或里急而腹痛云云。又有寒疝心腹痛，及心疝诸条，亦未说一阴字。即其历叙七疝、五疝病名，惟七疝中之狼疝谓是小腹与阴相引而痛（后人所谓狐疝，似即因此）。又五疝中有阴疝一条，然亦并不指明为男子之阴丸。又三十八卷妇人杂病，亦疝瘕一候，则妇女且有疝痛矣。独于第四卷中有阴疝肿缩一候，乃曰疝者气痛也。众筋会于阴器，邪客于厥阴、少阴之经，曰冷气相搏，则阴肿痛而挛缩，然特与疝病诸候，分别部居，不相杂厕，以明疝与阴疝各是一种病候。而疝为心腹结痛，本属男女共有之病。其男子睾丸之痛，则名阴疝，止是疝之一端。王氏外台宗之。于第七卷寒疝腹痛，寒疝心痛，及七疝、心疝诸方。惟文仲有卒得诸疝，少腹及阴中相引绞痛一条，此外不及前阴一句。又二十六卷别有疝气及癞等方，乃有核肿，阴囊肿，阴癞，癞疝，阴卵偏大等症，亦与寒疝、心疝诸条，不相联属。迨至金元，乃别以寒疝、筋疝、水疝、气疝、血疝、癞疝、狐疝七种，名为七疝，显与《巢氏病源》、《王氏外台》不合。遂似凡此七疝，无一非前阴睾丸之病。而俗医遂不知古人疝病真旨，并不知妇女有病瘕一证。假令今之医者，诊视妇女心腹诸痛，指为此是疝痛，吾不仅病家笑以为诞，即在医家，亦必相与哄堂，传为话柄。不学之陋，其弊至此，能无浩叹。枚士释疝，指出《医通》、《轨范》合狐疝、寒疝为一门之误。窃恐俗医读之，亦必瞠目而莫名其妙。惟此是气病，苟不气滞，痛从何来？在古人本多寒证，温药是其师承，而今人则阴虚不能涵木，肝胆之络气结不宣，为病亦正不少。近贤谓治疝不知治气，即无近效可言，实是阐幽发微，不刊之论。而枚士反谓浅者目为肝气，此则枚士之误也。颐又案七疝之名，已见《素问·骨空论》。然《内》、《难》二经，并无七疝之目。至《巢氏病源》，始有七疝、五疝二条（近商务书馆《新编中国医学辞典》，竟谓《素问》以冲疝、狐疝、㿗疝、厥疝、瘕疝、㿉疝、癃疝为七疝。而考之《素问》，何尝有此明文。且㿉即㿗字，古书时时互见。乃编者谬以㿉疝、㿗疝并列为二，不学之陋，尤其可哂）。至丹溪书中，乃以寒疝、筋疝、水疝、气疝、血疝、狐疝、㿗疝，定为七疝，而至今仍之。是以狐疝、寒疝并作一门者，其误实自丹溪始。今枚士乃以为石顽、灵胎之咎，要知《医通》、《轨范》，不过袭俗学之口头语耳，非其所作俑也。

（见《三三医报》1925）

43. 莫枚士研经言释痰篇书后

痰字不见于《说文》，并不见于《玉篇》，是仲景时尚无此字之确证。考阮孝绪“文字集略”，淡，胸中液也。至“广韵”二十三，始有痰字。注曰：胸上水病，又是淡、痰同训之确证。所以《素问》、《甲乙》以及仲景书，皆有饮病，而绝不见一痰字，独《金匮》痰饮条中见之，最是可疑。其四饮条中之痰饮，旧本间有作淡饮者，嗜古之士读之。方且深信以为古者真本，理当如此，而抑知淡为淡薄之义，饮在肠间，为淡为浓，何可悬拟。莫氏驳之，最为爽捷。又引“病源”流饮一条，谓所叙流饮症状，正即金匮之淡饮。隋时《金匮》不误，则四饮中之痰饮，当依“病源”作流，所谓流走肠胃之间者，引证甚确，绝无可疑。惟晚近医林，误认痰字从炎，乃谓其病属火，遂以古书痰饮二字，判分一寒一热。须知仲景书中，本无痰字，凡所谓饮，皆水寒为病。绝无肺胃热症，错杂其间。《金匮》本篇，历历如绘，可是淡饮本义，以二字为一病之名，必不能分作两层，妄生异议。则近人认痰属热，宁独师心自用，直是厚诬古人。盖痰字之源，实从淡字而来，不当附会从炎，望文生义。但病证古多属寒，今多属热，痰病在今，又最多肺胃炎熇，煎津液而成浓厚者，亦万不得依托《金匮》名义，谬投温药。窃谓今人痰病，谓之从炎会意，固是确凿有理，万古不磨。但不能执今之病，以读古之书。此医之为学，所以贵于因时制宜，而不容食古不化也欤。

（见《三三医报》1925）

44. 莫枚士研经言药学论书后

寿颐按服药治病，常人之情，鲜不谓药果中病，未有不随手桴应，病魔即当退三舍者。然在阅历已多，富有经验者言之，中病之药，其不遽见效，而实以暗中具有效力者，诚属不少。莫氏指出三层，所谓拒之使然，托之使然者，原是确有所见而云然。洵未易为局外人，道其所以，盖其所谓第二验者，以药攻病，病与药斗之时，见症必有变动，旁人不知，误谓加剧者，固时有之，然此特片刻之事耳，一转瞬间，药力得申，转机即见，尚不至遽启人疑。惟所谓第三验，则在久病之躯，邪已深入，即使药能胜病，而病根固结，不易骤达，即能达之，其以积之邪，果被迫逐，亦不易遽奏廓清之绩，甚至借经发泄，而病态又且加剧，此则并非三日五日所能恢复者，苟无定识定力，谁不为淆惑。成讷所进稀莶丸方，许叔微之《本事》，及唐慎微《证类本草》皆载之，云治中风身体不仁不遂，极言其效（李濒湖《本草纲目》，谓韵书楚人呼猪为狶，呼草之气味辛毒为莶，此草气臭如猪，而味莶，故有此名。广韵上声，七尾虚岂切，狶字解曰：楚人呼猪），寿颐案：猪为水畜，其气腥躁，通乎人之肾气，凡肾家蕴湿生热，蒸灼上燔，诸病蜂起，中风瘫痪，多有湿热蕴酿所致，狶莶具有豕之气臭，入通于肾，若达至阴，导去湿浊，则精邪泄化，而诸恙可已。乃谓服至二千丸，所患愈加者，正在驱除湿浊，导达于表，而肢节之病，似乎加剧，此在积久病深者，容或有此一候，过此则积邪渐去，乃得坦途矣。然惟蒂固根深之病，偶然有之，必非有验之药，多有此种状态，何以枚士竟谓日见耳闻，第三验最多，则太不可晓。即如所言伤寒初起，疟痢方盛之时，投以中病之药，往往加剧云云。颐谓伤寒乍起，一二日间，其势方张，药难猝应，服药病加，理固有之，而痢即积滞，初起症实，法贵攻通，而服导滞之药者，则所下转加，亦属常态。若曰疟疾，必不当服药病加，莫氏此说，岂可轻信。且又谓第一验之，所谓一剂知，二剂已者最少，则治寻常之病，皆无应手得效之望，又何贵乎有此医者？枚士舍其常而侈言其变，得毋可骇。实则此公本是读书种子，见解时失于拘迂，今读其研经言四卷，得失参互，瑜不掩瑕，已可概见。以此治医，恐多纸上谈兵，必不能到活泼泼的境界。窃意当时治效，尚是无多，爰作此论，聊以解嘲。凡在行道者，自有经验，当读以枚士此言，引为知己。惟世间自有此一种不能责以捷效之治法，则医家病家，固亦不可不知。若谓凡治百病，皆不当有复杯之效，则彼草菅人命，动辄得咎之庸医，亦何不可以枚士此论，而借作藏拙之护符，授俗子以卸责地步，使得有所借口，宁不陷吾道于黑暗地狱。失言之咎，吾不敢为枚士曲恕矣。

（见《三三医报》1926）

45. 莫枚士研经言仲景法非北学辩篇书后

寿颐案：仲著书，本是裒集古圣相承之成法，泐为定本，示学子以法守之资。初非自出心裁，特创一局，故《伤寒卒病论》自序，谓宗族死亡，伤寒十居其七，感往昔之沦丧，伤横夭之莫救，乃勤求古训，博采众方，撰用《素问》、《九卷》、八十一难、阴阳大论、《胎胪药录》，并平脉辨证，为《伤寒卒病论》合十六卷，虽未能尽愈诸病，庶可以见病知源，若能寻余所集，思过半矣云云（此皆仲景《伤寒论》序原文，寿颐按卒读为猝，言伤寒为外感之病，其来猝暴，非若内伤诸症之由渐而发，故曰猝病，其义甚显，今坊本多有作杂病者，盖浅人妄改）。则书中之病情药剂，无往而非往昔之成言，仲景固自道之，而后人乃皆以为仲景圣之书者，诚以建安之前，有方医书，悉已无传，惟此则集成于仲景之手，而遂谓伤寒百十三方为仲圣之方，本无不可，读者苟能明见及此，则三百九十七法，必非一人手笔，更何有南学北学之可言，固不待证以仲师一生履历，而始知其非专为北方之治法也。但古今气候，本有不同，以仲景本文建安十稔推之，迄今固已一千八百二十余载（《伤寒论》仲景自序，谓建安纪元以来，犹未十稔），大率古时地广人稀，气候多寒，厥后生齿日繁，人烟稠密，气候渐燠，由是古多病寒，今多病热，此则人事之变迁，尚不全系乎地理。纪文达笔记，称乌鲁木齐旧极荒凉，迨人聚渐多，即有痘疮，宛如内地，此可知数十年间，地气已随人踪为转移，复何论乎二千年之悠久。况乎大江以南，本属温暖之域，而生齿之多，又是最称富庶，近人恒谓江南无正伤寒者，虽不可十分拘泥，其实大青龙汤之证，确是不可多得，此固见症治症之所不可知者，正不在乎仲景非北方人之一说也。枚士此辩，论仲景生长之地，不在极北，其说固确乎不易，然必谓病证同而用药即无不尽同，则寿颐亦不敢轻于附和，虽有是证必用是药，洵为医学之至理名言，究之佐使必有权变，分量必有斟酌，亦岂可呆读父书，竟作马服之子。莫氏又谓古人权量，不及今十之一，则其说本之于王朴庄，最为奇特，实是莫须有之事，与诸书中古三今一之说，大为枘凿。寿颐别有古今药剂权量考一条，已详言之矣（考古今权量，通行各书，无不谓自隋以上，皆以古之三当今之一。寿颐前尝引证诸书，刊入上海神州医药报中，今亦编于医论稿之第一册，其王氏朴庄之说，尝载于《吴医汇讲》，乃谓神农时之药称，与周秦汉魏不同，荒渺无稽，何所取证，陆九芝辈皆盛称之，此好奇之过也）。

（见《三三医报》1926）

46. 莫枚士研经言诊诀书后

寿颐按：诊者，察也，亦审也，言审察而明辨其病症以施治疗之法也。古者望问闻切，谓之四诊，固非如今之庸俗，止知有诊脉之一说。凡诊百病，表里虚实逆从六字，固足以赅之。但虚实逆从四者，《内》、《难》两经，言之最详，惟表里二者，确为《内》、《难》所未及，至仲师表里界限，慎思明辨，尤为谆谆不倦，仲圣书所以补《内》《难》之未备者，此其一大关键。今枚士谓《灵》、《素》论针，故详六经，不详表里，虽亦可备一说，实则《灵》、《素》论药，数见不鲜，莫氏是论，犹嫌武断，不如谓《内》、《难》略于表里，至仲师而始详，则立说乃为圆通。至谓药化于胃，必无专走一经之理。寿颐向持此议，读此而知古人先得吾心。然则近今之编本草者，必谓其药专入某某经者，附会穿凿，不待言矣。其论虚实，专以病言，不以病人体质言，有邪为实，无邪为虚，最与陆九芝《世补斋》文，同符合撰，盖医之为用，原以治病，非以补虚，此与伺候于公卿之门，日以人参、熟地为献媚计者，不可同年而语也。

（见《三三医报》1926）

47. 莫枚士研经言汤液论书后

汤液治病，必待入胃以后，胃气输化，而清者上升，浊者下降，乃能随其气味性情，以与气血鼓荡而及病所。酸苦甘辛无异道，温凉寒热无异宜，汤液由是，即丸散醪醴，亦莫不由是。补者泻者由是，即行气行血，亦莫不由是。枚士引经文："饮入于胃，游溢精气"一节，而申言其彻上彻下之源委，亦可谓既明且清，无微不着矣。故何以晚近方书，言服药之法，辄有食前后之分，说者谓病在上部，则宜先食而后药，欲其易于上行，若病在下部，则当先药而后食，欲其易于下达，为是说者一似凭藉胃中食物，可以为上行下行之机械，殊不知药能愈病，所赖气味纯粹，方能游溢精微，以通百脉。如果食后服药，药后纳食，则胃中食药杂糅，即使药本中病，亦已锐减其量。更复奚能呈效，何如饥时服药，胃气清灵，输送有权之易得其力乎。仲景桂枝汤法，明言服汤，须臾啜热稀粥以助彻汗，讵非饥时服药之确据。奈何后人妄作聪明，欲使胃气庞杂，自败其事。此即以仲师成法证之，而可知食前食后两说之必不可训者也。若夫某药专入某经，兼入《别录》，元无是议。虽有时未尝无此理，然必不当划定鸿沟，显分界限。须知水精四布，五经并行，本是无微不至，而必使虚灵活泼之运行，认作拘守一隅，窒而不化，抑亦凿矣。

（见《三三医报》1925）

48. 莫枚士研经言制药论书后

制药，非古也。《本经》、《别录》，为吾国药物学之鼻祖，既绝不一言监制之术。仲师本论，又是汤液疗病之权舆，方中惟附子有炮，甘草有炙，此外亦始终未见一制字。诚以附是回阳，炮之所以长其焰，甘能养液，炙之所厚其膏，盖以一物有一物之情性，用之适当，犹恐其力有未逮，于是始有焙炙之法，正欲增益其自然之作用，使其益臻醇厚，而后可以有功。若谓性质偏胜，而监制之以去其偏，则适以锐减其利胜之能力，是犹鸢能飞而截其翼，鱼能跃而剪其鳍，縶贲育手足以临大敌，亦安有不败之理。而谓用药治病者独宜于裁制其有用之专长，此大将出师而中官监军之故智也。成败利钝，固不待覆亡之日，而已彰明昭著矣。不谓刘宋时有雷敩者，创为炮制之论，无药不制。而天然之情性，皆已改变。纵使自有法度，亦必大异其固有之作用。然试读其书，不过故费手术。以困难采药、藏药之人。实于物理、病理无甚关系。且书名雷公，欲以自附于上古之人，而售其欺世之术，盗窃名义，其心更是可诛。不意俗人无识，竟以雷公之名而盲从之，堕其术中，遂能行世，吾不能不责东壁李氏之爱博而不知审择也（濒湖《纲目》采雷敩说最多）。自是以来，遂更以药制药，层出不穷，假令世之药物，必当如是制作，而后可用，则汉魏以前，方药皆当无效。且将使全国无一自然之真药，宁不可骇。后又有好奇之士，别开生面，自矜独得，发明之花溪老人，制药秘旨诸方，乃其矫揉造作之尤甚者。至于近世名流，亦欲藉此以求新异，盖其人心目之中，无非以世人为可欺，且又能炫其博学以自高声价，而药物之实在功用，从此变化尽矣，夫孰非治药物学之一大魔障耶。近今欧化东渐，药皆制炼，去其滓而取其精，能以少许胜人多许，其获效者捷于影响。人多艳称之，以视吾国药剂，草木根亥，杂然并列，诚不免自惭形秽，所以有新知识、新思想者，恒欲步武西法，采用化学原理，以为中药改良。借助他山，夫孰非进步之阶级。故寿颐窃谓化学炼药，宜于金石而不甚切于草木，诚以金石矿质，无生之物，提而炼之，不独取其精华，质尤纯粹，且能变易其犷悍之性，较为驯良，可与吾人血肉之躯，易于同化。若夫草木茎叶，具有生机，则花实根茎，性情各异。中医药理，往往花叶异用，本末分途，经验昭昭，如响斯应。若亦以理化法度言之，但须质地相符，又安有此条分缕析之繁琐，岂不使固有之灵机，一变而为呆滞。物质之呈效，终不如性灵之易于感通，所以泰西之药物，未尝不用草木原质，而取为吾人治疗，其功力且有远逊吾固有之成法者，岂不以提炼之余，天然之情性已变，而混熔根、实、花、叶于一炉之中，不如上下本末，分途施治，各适其宜之为愈乎。此则已制之药，不若天生原料之又一说也。惟吾国通行之丸散，向以金石草木，血肉蔬果，一陶同治，合和为剂，渣滓多而脂液少，其能治病，效乃无几。粤省丹丸，熬膏搜和，较为醇厚，是乃制法之不可不改变者，而要非雷敩之所能知。爰识所见，并发为世之治药物学者告焉。

（见《三三医报》1925）

49. 莫枚士研经言释癫篇书后

许祭酒《说文》，有颠、蹎、瘨字，无巅、癫字，颠，训顶也。是即后世所谓巅顶之巅，蹎训跋也。是即后世，所谓颠覆之颠，惟瘨训病也。初不知许意果是何病？至《玉篇》则瘨音都贤切，其训为狂，是即后世所谓癫狂之癫。又至篇痫字，训为小儿瘨病，又是癫、狂、痫三者同为一病之确证。而许氏瘨字之训，又有一曰腹张，则假借为瞋胀之瞋，非瘨字正义（《说文》有瞋字，训起也。《玉篇》，瞋，引起也。是肌肉引起之意，即医家之所谓瞋胀。太玄，瞋如，注大也）。广韵先韵，瘨亦训病。而又连出癫字，注曰上同，则癫之同瘨，确乎无疑。且可知瘨、痫、瘨狂、蹎仆、癫疾诸病，皆缘颠顶一义，会意而来。诚以癫、狂、痫病，本由脑受激刺而成，即猝然蹎仆者，又无非气聚于头，脑神经受震，失其功用所致。《素问》巅疾二字，数见不鲜。《玉机真脏论》则曰：春脉如弦，其气来实而强，此为太过，则令人善忘（宋校正谓，当作善怒是）。忽忽眩冒而巅疾。《五常政大论》则曰：掉眩巅疾。《方盛衰论》则曰：气上不下，头痛巅疾。正不独枚士所引“脉解篇”，有下虚上实之巅疾一条，绎《素问》之义，固明明言其气聚于上，上盛下虚，病在巅顶，则凡眩晕猝仆诸病，吾国上古医家，固元不知为脑部受病。可知近今西国医家，皆以此病为血冲脑经者，虽是解剖所得，据脑中死血而有此定名，确为彼之创论，岂知早与中医旧学，隐隐合符，异苔同岑，最是谈医之一则快事。枚士之为此文，虽尚未知有脑神经之病理，而能识癫，即蹎仆之蹎。又申之以上重下轻，其物则仆。又谓人病气聚于头顶，则患蹎。确是《素问》所谓巅疾之正旨，亦即西学所谓血冲脑经之实在病由。须知诸书中巅疾、蹎仆、瘨痫等病，情状虽似有别，且病名之字，亦各各不同。而在古人制字之时，早知诸般病状，息息相通，所以字义皆同条共贯。此是中古小学家皆能洞知病理之明证，且古者文字之学尽人能知，则读其书者，望见颠狂、瘨痫诸字，又无不知病在顶巅。枚士六书之学，具有渊源，故能有此神悟。绝非汉唐以下谈医之士，所能梦见。所以二千年来，对于此等病情，论者孔多，无一不梦中说梦，遂令浅显易知之病，沉埋于黑暗狱底，永永不见天日。正不知枉死几多民命，斯诚吾国医界中之极大障碍。今得枚士此说，揭破真情，正不独昏愦暴仆之内风类中，必有可治之理，即癫狂、瘨痫等频发不已之沉疴，苟其为巅疾二字，一再思之，其庶有发墨守而起废疾之一日。是则病家之大幸矣夫。又按莫氏此篇，于蹎仆、巅疾、瘨痫、癫狂数者，认得一气贯通，从小学中悟彻病机，最是医学之无等等呪。虽似别开生面，却无一字说得不真切，极堪细玩。然“研经言”第二卷中，别有癫说一篇，则又强眴仆之癫，分别为二，说是一自足太阳经来为可治，一自心肝两脏来为必不可治云云。全篇三百字，直无一句可解，竟与此篇释癫，如出两手，大是可骇。可见经生家一时兴到，摇笔为文，竟有不顾前后，自相矛盾之谬。须知医有出生入死之权，岂能信手拈毫，惟吾所欲，是亦不可以不辨。

（见《三三医报》1924）

陆九芝世补斋医书后

50. 陆九芝论温热病篇书后

伤寒初起，感邪在表；温热初起，感邪亦在表。但伤寒是寒邪，则初感为太阳经寒病；温热是温邪热邪，则初感已多阳明经温病。成注伤寒论，于太阳病发热而渴不恶寒者为温病一条，注曰“阳明也”三字，最是干爽醒目，即此可知病在阳明之表，已无一而非温病，则凡阳明、少阳之经热府也，又何一而非温病热病。九芝论中所谓芩、连、膏、黄，皆以治温，非以治寒，只除去起首桂、麻二物，则《伤寒论》中方，大半皆治温热之方，其用至显，其理又至浅。一朝揭破，谁不恍然。无如二百年来，论温热者，名贤辈出，未闻有肯从此浅显二字着想者。岂非明察秋毫而不能自见其睫，且伤寒、温热之所以异者，在乎气化之不同，究竟同是外因为病，同是感受时邪，自明以前，无不知有四时之外感。盖时令之温凉寒暑，恒有愆期，即气候之燥湿雨旸，更无定轨。人在气交之中，感而为病，其理又至浅至显，尽人能知。不意自明季以来，有喻西昌之论温三篇，偏谓能读《素问》之冬伤于寒，春必病温，及藏于精者春不病温二节，说得离奇怪诞，想入非非。而后贤之接踵以起者，乃皆借用平脉篇中伏气二字，作为温病一定不易之资料，遂使春温夏热为病，止许有伏气之内发，不准有新受之外感，笔锋所指，各逞其长，可为谓极纵横家之能事。实则按之病情，无他谬巧，武断乡曲，至堪赅咤。原夫诸家之所以倡此高论者，无非以外感为病，平易近情，从此落墨，恐无以表异于庸众，遂不惜过求其深，借重伏气一门，发回惊世骇俗之论。然后可以自炫其遇人之才智，方是鸡群鹤立，卓尔不凡。究之所论病源，则五花八门，各呈异彩。而至于用药非疗病，犹是见证治证，了不异人，却与自己所论之伏气为病，彼此各不相涉，则好为高论，宁非玉卮无当不适于用。此近贤所论温热之一大弊窦，不可不揭其隐。九芝论温，注重阳明，实事求是，浅显易知，脱尽诸家妄谈伏气之恶习，最是学者益智之宗。而此篇犹有温热由里出表一句，未免为近人伏气二字所误。要之为温为热，初起无非外感，无非表邪，阳明亦是表病，不得谓太阳是表，阳明是里。不过太阳之表，宜于辛温祛寒；阳明之表，宜于辛凉泄热耳。篇中又谓寒与温皆称汗病，病之初皆当汗解，以论伤寒之太阳病，固无不可。若移之于温热阳明病，殊多弊窦。要知《素问·热论篇》所谓三阳经络，皆受其病，而未入于脏者，可汗而已一节，颐颇疑其为浅人点窜，必非上古医学之真。盖三阳为病，各有条理，安可一以许法概之。读仲景书，三阳之病治法多端，何尝以一汗为能事。已可知热论此条，大不可训。今乃曰寒之与温，皆当汗解，此则乡曲妇人之见。凡有发热，每每盼得有汗，以为大病悉去，额手可庆。似此俗说，何可出之于医家笔下，而九芝先生能言之殊所不解。须知温病在表，惟以轻疏泄化，如荆芥、牛蒡、桑叶、蒺藜、薄荷、豆卷之属，疏风泄热，即是解表。并不以取得汗出为必要之诀，此稍有临证功夫者，皆能知之。颐恐九芝既有此言，而后学误会，必有从事于柴葛解肌，九味羌活等方以误人者，是不得不为之更申一义者也。〇又按温病初起时，多有微恶寒而头晕者，若以仲景理法言之，亦何尝非太阳之病。但既是温邪，则恶寒必不盛，或初恶寒而旋即发热，迨一发热而并不更有恶寒之证，此时治法，辛凉以泄风热，其病易解，既非仲景所谓太阳病之桂枝汤麻黄汤证，亦非阳明病之葛根汤证。盖肌表轻邪，并未入于经络，固不必以太阳病、阳明病高谈阔论也。〇又按伏气为病，是其人先有伏邪在内，积久而后发者，其将发也，先觉昏昏嘿嘿，无情绪，无神采，即病者亦不能自言其苦，迨迟之五日，或八九日，而寒热乃作，此则其病之确乎由里达表者。平脉篇之所谓伏气，是专指此等言之。然仅为温热病什伯中之一二耳，初不料自喻嘉言误读冬不藏精之精字，乃以春必病温之温属之少阳，而后人之言温热病者，遂一无不依傍伏气立论。舍其常而侈言其变，无非好奇之见，有以误之，其尤拘执而不化者，则王孟英之《温热经纬》也。将《素问》、《伤寒论》诸书许多病证，几于无一条不纳入伏气病中，而世间竟不容有新感之温热病，岂非咄咄怪事。然孟英虽如是说，而生平治案，亦惟温热最多，试问其医案四集十余卷中（“孟英医案”本有三集，又“归砚录”四卷之后二卷亦其治案），果属伏气为病者，能有几条？以子之矛陷子之盾，即可证经纬之专言伏气，未尽精确，而余子录录，复何足道。颐非敢谓世间必无伏气之病，然其所以能伏者，最多伏暑而不多伏寒，盖夏季所受暑邪，容有尚未发泄，而秋凉束之，则更无透泄之路，遂致郁遏日久，而为病愈剧。此秋令伏邪之病，所以发于早者，治之犹易，而发之愈迟，则治之益难。若夫冬令之寒，虽间亦有伏藏而不即发病者，然至春时，地气发泄，草木萌动，人在气交之中，纵有伏邪，亦必随气化而透泄，安有久久蕴伏，不即为病之理。《素问》凡病伤寒而成温者，先夏至日为病温，后夏至日为病暑一节。盖言温病暑病，其因亦伤於时令之寒，但病在夏至之前，则曰温病，在夏至之后，则曰暑病。本以新感之邪而言，随时令而别其病名，初非谓冬令所伤之寒，直至夏至先后而始发病。但依本文直解，其义极为明白，何必过求其深，多所空凿。最奇者，《伤寒论》中之伤寒例篇，竟将《素问》此节二十二字，衍作中而即病者名曰伤寒，不即病者，寒毒藏于肌肤，至春变为温病，至夏变为暑病云云。乃以四时新感之病，都作冬令伏藏之寒，然即如其说以解之，虽曰寒毒，亦仅伏藏于肌肤，伏之并不甚深，何以竟能久伏久藏。经春历夏，而毫不为患，及至悠久之后，乃始一变而为温病暑病。其藏也，既藏得莫名其妙，其变也，更变得光怪离奇，竟是《西游记》中孙行者本领，当其伏藏不动之时，纳须弥于芥子，无臭无声，必至久藏之后，乃忽然摇身一变，顿觉气焰万丈，不可向迩。玩其用一藏字、一变字，颇觉二字中大有作用。然以此论病，得毋索隐行怪，太不近情。试读仲景六经各篇，何尝有似此奇怪文字，而世顾有龃龃然必以伤寒例认作仲师手笔者，岂非厚诬古人（颐尝谓是篇文义，浅陋最甚，恐并非叔和旧文，试以叔和脉经，与此互证，文笔亦殊不类也）。惟此节确为近贤喜言伏气之鼻祖，敢疏拙见，以博高贤一粲何如。〇颐又案《素问·疟论》温疟一节，亦有温疟者，得之冬中于风，寒气藏于骨髓之中，至春则阳气太发，邪气不能自出，因遇大暑，脑髓烁，肌肉消，腠理发泄云云。

其措辞命意，颇与伤寒例此节如出一手，所谓藏于骨髓，且较伤寒例之藏于肌肤者为深，所以至春阳气大发，而邪气尚不能自出，必至大暑脑髓烁，肌肉消，而后腠理始能发泄。喻嘉言、王孟英诸贤，莫不引为伏气病之确证，然既谓冬中于风，则不过仲景太阳病之桂枝汤证，何致寒气竟至深藏于骨髓之中。其言已觉不类，至春阳气大发，而伏藏之邪，犹不能自出，则其病之深可知，所以必至大暑之时，而始发泄，然上文则曰藏于骨髓，下文则曰腠理发泄，则骨髓之深，又不知何时而变为腠理之浅，其文又不可通，且脑髓烁矣，肌肉消矣，而后腠理乃能发泄，恐其人已无可生之望，然下文所谓其气先从内出之于外者，又不过阳盛则热，阳虚则寒，先热后寒云云。却又是寻常之证，试问与骨髓之大病，类乎不类。说详拙记读《素问》随笔中。

（见《三三医报》1924）

51. 陆九芝论哕逆篇书后

字书哕字有去入之音，在去声泰韵，则音呼会切，训为鸟声，读若翙。在入声月韵，则音於月切，训逆气，读若魏。又薛韵音乙劣切，亦训逆气，则其读近于噎，是哕逆之哕，当读入声，与去声字义皎然不同。九芝引证最详，辨别最细，毋庸再赞一辞。惟哕字见于诗礼，皆读去声，似甚习见，乃并医书中逆气之哕，亦读去声而其义始晦，所以历代医家，遂有干呕咳逆等许多不经之说，岂知一读入声，正与呃逆之呃，音近义同，孰不恍然大悟。吾吴俗语有所谓打呃者，小儿及高年人，中气不充，偶吸冷气，即气为之逆而作呃，其自然之声，亦正如呃字，此哕字之音必当读如呃者，即证以呃逆之声，而尤为明显。可知哕之与呃，本是一字，哕为古文，而呃即后人之孳生字。但吸冷打呃，初非大病，气渐调而其呃自止，且无待于服药。惟久病胃气欲绝之哕，及热病胃热闭塞之哕，均是重症，一属虚寒，一属实热，却是遥遥相对。古书治哕，止有丁香、柿蒂之温，而无清热涤胃之法，亦中古人之缺点。九芝此篇，补出承气一条，是从古未言之秘籥。若吾苏冷呃一语，则专指老人、小儿吸冷发呃而言，亦是确论。与大病之呃本不相涉，俗人谚语，何知大病中有此冷热两途，此不可与医学家一例观也。

（见《三三医报》1924）

52. 陆九芝论黄坤载“贵阳贱阴”篇书后

易有太极，是生两仪。阳之与阴，本是对峙，安有可贵可贱之理。道长道消，以喻君子小人，乃是断章取义，藉以借鉴，本非气化之阴阳，所以阳可贵而阴可贱，若谓天子当阳，一人可贵，而臣妾亿兆，无一不贱；则在昔君主专制时代，阿谀献媚之言，更与阴阳之真理无涉。然为人君者，因之趾高气扬，自谓神圣不可侵犯，卒之自周以降，二千余年，竟无三百年不亡之国。所谓贵阳贱阴之效，当亦班班可考。而谓治病之道，可以不问虚实，抱定一偏主义，何其冥顽不灵，一至于此，尚何足与言阴平阳秘四字。坤载著书，自言自语，无一不梦中说梦，固不足责。夷考其自述身世，一唱一欢，希荣慕贵，怨艾咨嗟，最是猥鄙无耻。盖阴柔宵小之尤，得意而假托著述，聊抒怨愤，何尝有一毫医学知识，而胆敢自矜予智，薄视昔贤，谓之丧心病狂，尚嫌过誉，吾国古今医籍，虽曰瑕瑜互见，然似此怪诞不经之作，自窦材之《扁鹊心书》、陈士铎之《石室秘录》以外，极少此不堪入目之言。得黄坤载而可与窦陈鼎足而三，均是吾道之蠹贼。此等邪说淫辞，初无辩论价值，所最不可解者，竟有阳湖张氏，为之重付手民，雕刻精美，而无识之人，遂以厕于医林之列。颇闻近今京津之间，竟有用其言而杀人不悟者，盖亦劫运使然。盗贼刀兵，固亦造物所莫可挽救者也，九芝此论，心化证经，言之精警，独是为黄氏而言。颐窃谓黄氏万不足以语此。孔子曰：不可与言而与之言，失言，得毋为九芝先生惜此名言否耶。

（见《三三医报》1924）

53. 陆九芝论程郊倩麦地治温篇书后

慨自乾嘉以降，叶香岩之温热论，吴鞠通之《温病条辨》，盛行于时。凡治温热，辄以玄、参、麦、地，滋腻恋邪，为祸不可胜言。无他，以温热在阳明之时，每多胸中痰浊，窒塞不宣，不去其痰，而反助其腻，未有不愈窒愈闭，转瞬加剧者。观《指南医案》及《叶案存真》数条，病随药变，捷于影响，其弊盖即在此。然使病人而本无痰浊，则如玄参、麦、地之清滋，甘寒退热，似亦未始非对病之一法。何以新安程应旄氏，既以麦地治温，活人甚多，而又自谓此即骨蒸劳热之源头，是叶吴之麦地，杀人于旬日之间，而效倩之麦地，杀人于几月以后，同工异曲，其理又复安在？盖温热之邪为阳耶，而麦地之药是阴药。以阳邪病在阳分之时，不撤其阳，而反滋其阴，则阴药自走阴分，而直领三阳之邪，深入三阴，如油和面，不可复出。其时阳分之邪，陷入阴中，表面热炽，得以少杀，病家何知？未有不以为热势既减，而深喜其药之果能中病者，抑知其人之阴分，初未受邪，而遂为阴药领之直入，升堂入室，据为窟宅。而劳瘵之根，从此巩固耶。此与犀角、牛黄、麝香、龙脑之引入心家者，为害不同，而同为献门迎贼之巨奸大憝。然效倩固终其身不之悟也，世有所谓伤风不醒便成劳者，又有麻疹之后，潮热起伏，绵延岁月，而终于不治者，夷考其缔造之初，皆不过十剂、五剂之麦冬、五味、玄参、生地等耳，吁，可畏哉，可畏哉。

54. 陆九芝论霍乱篇书后

霍乱一症，有寒有热，其因于寒者，则盛夏之时，饮冷贪凉，风露不谨。脾肾真阳，先已受困，迨奄忽之间，大吐大泻，而此身元阳，已随吐利消耗殆尽，故目陷螺瘪，大肉俱脱，肤冷脉绝，色白如纸，唇舌无华，甚则青黯，腹痛如绞，抽搐转筋，治此者非大剂四逆吴萸，不能挽回阳气于百一，此即仲景伤寒论少阴、厥阴之吐利四逆诸证。后人所谓直中三阴之中寒也，其因于热者，暑湿交结，阴阳之气，倏尔乖误，亦令上吐下泻，此则但当理其蕴积之湿浊，芳香泄化，而其乱可定，是霍乱中之较轻者。九芝所谓病非寒也，而亦非尽用寒药二语，最是治此症之无上真谛。惟干霍乱一候，则气结不通，故胸腹大痛，甚于刀掫。而欲吐不能，欲泻不得，其苦尤甚，此则暑湿痰食，胶结郁塞，而气闭不通，脉亦结伏，体亦厥逆，内蕴热而外发厥，热深厥深，治宜通其闭塞，而针刺挑刮外治诸法，皆不可缺。非彼上吐下泻、肢厥脉伏之寒厥可比，浅者见之，亦以理中四逆孟浪投之，则九芝所谓同治癸甲间之沪上大医日毙数人而不悟者矣。惟此是时行之疠气，远或数年而一作，近或比年而频作，屡寒屡热，本非一致。九芝在同治癸甲所见者，多属热病，故有热九寒一之语。同时王孟英亦避乱寓沪，《重订霍乱论》一书，亦谓多是热病。所见皆同，则皆暑湿交结之宜于芳香泄化者，观于九芝所谓薷藿平陈胃苓等剂，及孟英所制然照蚕矢连扑诸方，则当时发现之症情，自可想见。而近二十年来，此疫不时频作，几于无岁无之，则多是伤寒论少厥篇中吐利厥逆之四逆吴萸证。猛投姜附连萸大剂，可救十之七八，绝非薷平陈然照连朴诸阳之轻描淡写，可以倖中。此是疫疠之气，其发生也，随阴阳之气化而变迁，必不可执一而论。吾如九芝生今之时，当必曰霍乱一证，寒者居其九，热者居其一矣。若夫热深厥深之霍乱，则惟不吐不泻者有之，九芝此谓中段一大节，全为此证发明源委，最为详尽。而既吐且利之支逆脉绝者，要皆直中之寒，必不可与九芝所论之干霍乱，相提并论。而湿热蕴结者，亦间有吐泻交作之病，则读孟英《霍乱论》，以所吐之秽恶清澈，及所下之恶臭稀水，辨其为寒为热，必无遁情，况更有舌苔之黄腻淡白，尤可援据。正不必以支逆脉绝，而遽谓孰寒孰热之易淆视听也。颐以孟英、九芝两家，止据当时所见，皆侧重于热症一边，敢书所见以证寒者之亦非少数，庶乎临证之时，见病治病，自具只眼，而不为前贤之论所拘束也乎。

（见《三三医报》1924）

55. 陆九芝论临证指南温热门席姓等案申义

席姓　脉左数，右缓弱（陆曰：此为温热病脉。颐按左为人迎，右为气口，人迎主外，气口主里，此病左脉数，右缓弱，似热尚在表，未入于里，所以右脉初不数大。然痰热内蒙，气机不利，右脉亦不能滑大流动。观下文喘促及晡热神烦呓语，烦躁热蒸等症，可见此时阳明热盛，痰窒肺胃，所以右脉反见缓弱，此案误实作虚，即在此缓弱二字），阳根未固（陆曰：温热与阳根无涉。颐按此殆以右脉缓弱，认作右尺之相火无力，故以阳根为说。若然则当温补肾阳矣，岂不与温热病相去万里），阴液渐涸（陆曰：阳邪之甚。颐按痰热互结于里，而津液不生，亦有喉舌干燥之症，然舌必有腻苔，燥必不引饮，观下句舌赤微渴四字，可见此人虽渴而不能嗜饮，谓非痰结中脘而何，乃竟以微渴认为液涸，那不铁铸六州之错），舌赤微渴（陆曰：亦阳邪也。颐按此云舌赤，必尖边赤而中有腻苔。观后第三诊案中苔白一语可知。惟其略觉燥渴，故曰微渴。假令舌赤无苔，无不渴而引饮，尚何渴可言），喘促，自利，溲数（陆曰：三焦大热。颐按热病喘促，非特肺热气壅，亦是痰窒上焦），晡刻自热，神烦呓语。（陆曰：日晡所，阳明王时也。初诊只有晡刻神烦。颐按晡时烦热呓语，正是阳明里热，挟痰蒙蔽性灵之确证。此时只须泄热开痰，一举手而神清热解矣）。夫温邪久伏少阴（陆曰：此沿喻氏之说，其误即始于此。颐按喻氏好奇，倡此邪说，而此案适以右脉之缓弱，遂认下元本虚，竟堕喻氏术中。于是阳根未固，邪伏少阴，以及真阳不纳，下焦根柢等说，煅炼周内，颇似一一相符，竟将此人活活药死。伏邪二字，为害如是其烈，讵非嘉言作俑之孽，奈何一盲群盲，章虚谷辈，犹复吠声吠影，自矜叶派，侈谈伏气。而高明如王孟英，善治温热，能超出叶天士、吴鞠通之上，不染甘寒腻邪之恶习，何以经纬一编，犹恋恋于伏气而不悟耶），古人立法，全以育阴祛热（陆曰：古人治温不育阴，全以下语气未了。颐按果是热炽烁阴，育阴亦未尝不是。但此是阳邪之盛，不以苦寒祛其邪热，即阳益肆而阴益伤，况乎喘促呓语。明是痰热互阻，蒙蔽性灵，而乃谓育阴甘腻之品，可以祛热，则痰得腻补，愈以胶固，宁不热势愈炽，阴液愈伤，所以病随药变，捷于影响）。但今见证，阴分固有伏邪（陆曰：阳伏于胃，病在阳分。颐按纵使邪在阴分，亦必先去其邪，万无用滋补以恋邪之理，况乎此病之邪在于阳分乎），真阳亦不肯收纳（陆曰：乃阳邪之充斥，非真阳之不纳。颐按以阳盛痰热之喘促，认作阳虚肾阴上泛之喘促，所以谓为真阳不肯收纳，而药用熟地、五味也。嘉言论温，附会少阴，毒流后世，竟致如此），议仿河间浊药轻投（陆曰：河间从无此法。颐按药既浊矣，不知如何而可以轻投，试问此四字如何连贯得下，而吴子音之伪撰三家医案，且奉此四字作为秘宝，屡屡见之，那不令人作三日恶），不为上焦热阻（陆曰：独此未用一药。颐按既用浊药，则上焦痰热，安有不阻之理。案语则上句不接下句，用药则更与此句背道而驰，荒谬一至于此。而后且谓此是叶老之言语妙天下，终不知若辈拾人唾余，果从何处索解），下焦根柢自立（陆曰：与下焦根柢无关。颐按以阳明协热之自利，误作下焦虚脱之自利，而熟地、五味，可以立下焦根柢，乃能与真阳不纳之句，双双关合。此老心思，未尝不巧，惜乎病不中药，下焦之根，不必自立，而上焦痰热，乃得立定根基，且牢不可拔矣。请观下文病变，何一非用药之效力耶）。冀其烦躁热蒸渐缓（陆曰：不去其热，热何由缓。颐按滋腻酸敛，助痰恋邪，无不烦躁有加，热蒸益剧，而乃曰冀其渐缓，真是梦中说梦），熟地炭、茯苓、淡苁蓉、远志炭、川石斛、五味饮子煎法（陆曰：方谬。颐按此方用药六物，盖以河间之地黄饮子，除去桂、附、麦冬、菖蒲、萸肉、巴戟耳。要知河间此方，是治肾家阴阳下脱，而无气以动，瘖不成声，痰涎上泛之急症。故以桂、附、萸、戟温养肾气，熟地峻补，五味收摄，菖、远、茯苓，开泄痰壅，其意本极周到。古今医书，列于中风篇中，是内风类中之虚脱症。灵胎徐氏谓类中而宜于温补之症，极为少见，可知类中风之果属少阴虚症，始能用此一法，而肝阳内扰之类中，皆不适用。今乃减去其温肾之品，则似此六物，不伦不类，正不知其合用之病何若？而乃欲以治痰热窒塞之温病。奚啻去题万里，索隐行怪，想入非非，最堪骇咤。且即以案语核之，既误认自利为下焦之不固，故用熟地、五味，而曰真阳不肯收纳，曰下焦根柢自立，则茯蓉滑利，最伤阳气，岂能收纳真阳，而立下焦之根耶？以子之矛，陷子之盾，已不可通，是药之与案，且不能印合，更何论乎案中议论，复与实在之病情，无一不谬耶）。此方此案，大谬不然。而乃谓出自大名医之手，奇极怪极。方下且有饮子煎法四字，尤是杜撰欺人，不值一哂。何尝见古人饮子诸方，而有所谓异样之煎法也耶。

又再诊：晚诊阴中伏邪（陆曰：阳伏于胃。颐按误认到底，可谓至死不变），晡时而升（陆曰：的是阳明。颐按阳明病日晡发热，是仲圣论中最要关键，而叶老犹谓是阴中伏邪，直是未见有仲景书者，似此名医，可谓古今无二），目赤羞明（陆曰：睛不和也。颐按此亦阳邪充斥于上之确证），舌绛而渴（陆曰：渴为温病。颐按果然舌绛无苔，大渴引饮，则此方中生地、玄参、麦冬、石斛，亦是不差。但此时此病，吾知其舌之绛者，仅在尖边，中心必有腻苔，且所谓渴者，亦未必引饮。胃家全是痰涎痼结，窒塞不通，所以一用此方，而下一案即云喘促蒙闭，又是病随药变之确据。且证以下案之舌干苔白四字，益可知此时亦必有白苔，盖干白之苔，必不能忽然而无中生有也），与育阴清邪法（陆曰：以阳邪而育阴，阴愈育，阳邪愈痼，而云法乎。颐按阳明痰热内蒙之时，而投育阴，是谓恋邪之法，正与清字相反，然叶派名家，终无一人知此理者，此温病热病之所以多归不治也）。

生地炭（陆曰：生熟地之所贵在滋膏，而炒为炭则无用。

亦断无先熟后生之理。颐按前案谓邪伏少阴，则滋补少阴，自然当用熟地。而此案则曰阴中伏邪，晡时而升，殆由少阴升上一步矣，故不用熟地而用生地，此殆叶老治伏邪之秘诀乎。颐作此创解，若令叶派诸公见之，必曰解得的确。能得叶氏不言之蕴，呵呵）、玄参心、川斛、炒麦冬（陆曰：麦冬无炒用者。颐按生熟地且可炒炭，麦冬又何必不可炒。吾苏大医，且有用人参炒炭者，三家伪案又有蜜炙石膏，皆是吴下名医之最新发明品。种种怪剧，皆出叶派，魔高十丈，医学那不扫地净绝）、犀角、石菖蒲（陆曰：二味并开心窍，送邪入心。颐按犀角是心家主药，胃热用之，确是开门迎贼，导邪热入犯心宫。惟石菖蒲之芳香，能开泄痰浊，不比硇、麝之烈，直开心窍，痰证用之，犹未见其弊。九芝所言，尚一致此）。

又三诊：脉左数右软（陆曰：此时脉尚未变。颐按右软之脉，又是下文肾阴不承四字之所由来也），舌干苔白（颐按此之舌干，亦是痰热脑胶结，液不上潮使然，况有苔白为痰结之确据乎，即此可知上二案虽不言苔，而其实皆即此痰闭之白苔也。三方只有浊腻恋邪，全不知开痰泄热，又安得不轻病日重），小溲淋沥（陆曰：腻涩之效。颐按育阴而津液更竭，岂非黏腻助痰，壅塞不通之明效尤验），吸气喘促（陆曰：呼气促是脱，吸气促是闭。颐按更是痰塞中州之确证），烦汗（陆曰：的是阳明。颐按此时脉证，犹未大坏），乃肾阴不承（陆曰：非也。颐按全是胃家痰热窒塞，而必牵入肾阴，明明以实证，硬作虚病论治，必令其含补而亡，总之受少阴伏气四字之害），心神热灼蒙闭（陆曰：一去胃热，蒙闭即开。颐按此六字已较之初诊时晡热神烦呓语，病势加剧，然尚是痰热胶固，未为死证。苟能转投开痰泄热，亦必应手有效。而仍一口咬定阴虚，竟不知病随药变，其害已著。何其冥顽不灵，至于此极），议以三才汤滋水制热（陆曰：岂阴虚而火炎耶，此时之邪热，非滋水所能制。颐按上条育阴清邪，既已阴不可育，邪不可清，苟有天良，当亦觉悟。而犹曰滋水热，仍是与育阴清邪。一般作用，自然水不可滋，热不可制，而病人乃不我待矣）。三才汤加茯神、黄柏、金箔（陆曰：邪必益痼。颐按天冬、地黄、人参，三物并用，方名三才。呆笨不灵，尚是蛮补方中之下陈，再加三味，不伦不类，亦与第一方之熟地、五味等，随意杂凑，毫无法度可言。纵使有一二味能合病情，亦未必有效力可纪。况乎实病而投补剂，正犯《内经》实实之戒乎），晚进周少川牛黄清心丸一服（陆曰：助犀角送邪入内。颐按三才蛮补，助痰增热，害已不小。再以此丸大开心窍，又安得不引邪内陷）。

又四诊：昨黄昏后诊脉，较之早上左手数疾顿减（陆曰：脉象陡变。颐按第二方用犀角引热入心，脉犹未变，迨一用牛黄而脉数顿减，是热邪直陷入内，而脉且不能数。可见牛黄引邪内陷，且视犀角尤捷，而昧者且谓脉数已减，即是内热之退舍，犹以坏象为吉征。所以认作秘诀，恒喜用之，频频杀人而终其身不悟也），惟尺中垂而仍动（陆曰：阳邪内陷矣。颐按尺脉垂长而动，是邪热内陷入心，且陷入下焦矣。所以神明为蒙，下利稀水，皆阳邪陷入中下见证。牛黄之祸，如是之速，此时病状，其危何如），呓语不已，若有妄见（陆曰：胃热蒸心益甚矣。颐按此时之呓语妄见，因服牛黄丸而来，则已引热入心，非仅胃热）。因思肾热入心（陆曰：胃热而非肾热。颐按此时邪热已陷入心宫，是犀角、牛黄之效力，犹谓肾热，终是为嘉言少阴温病所误），膻中微闭，神明为蒙，自属昏乱（陆曰：全不识阳明病。又曰：自属二字何解。颐按此时痰热，俱已内陷。膻中哪得不闭，神明哪得不蒙，昏乱固宜。然抑知其所以致此之由，只为早时不能开痰泄热，反以滋腻助之于先，又以开窍引之直入，而反谓此病自应有此昏乱之候。可见此老此法，固已屡用之，而此症亦已屡见之矣。是即其以药造病，确有经验之亲供也。自属二字，叶老意中，必作自然应有之解。九芝尚欲以文义为之纠正。岂不知其指南医案及叶案存真中，本多有半通不通之句耶）。随进周少川牛黄丸一服（陆曰：领邪入心）。俾迷漫无质之热（陆曰：热本无所为质。颐按单是热邪，本属无质，然病者喘促呓语，必有痰涎，窒塞胸脘，却是有质之热，所以腻补开窍，愈滋而邪愈结，愈开而邪愈深，以致膻中闭塞，神明昏乱，而尚谓是迷漫无质之热，其亦知所以迷漫者，即此有质之痰涎，蟠踞肆虐乎），暂可泄降（陆曰：并未一用泄降之药。颐按果能开泄痰热，岂非病家大幸，无如一路之二地、五味、参、麦、三才，滋填窒塞，无一物不与泄字相反，至此而始知泄降，已嫌其晚。然方且以开心窍者作为泄降，则开门揖盗，引贼破家，乃尤败坏而不可收拾。病家又何不幸而竟误于此泄降之二字耶），服后颇安（陆曰：并不能烦躁矣），辰刻诊脉濡小（陆曰：脉又变矣），形质大衰（陆曰：生熟地炭，既立根柢，何至形质大衰？颐按邪益陷而益深，正愈衰而愈竭，所以外貌安静而并无烦躁，脉来濡小而并无弦数，形神痿顿而并无呓妄。盖已几几于不言不动，无臭无声矣。试为平心静气以思之，似此病情，更有何法可以挽救），舌边色淡，下利稀水（陆曰：邪下陷矣。颐按观此三句十二字，可见真气式微，阴阳俱脱）。夫救阴是要旨（陆曰：撤热是要旨。颐按此症之误，全误在起手二方，阳邪极盛之时，不撤其阳，而妄与甘腻救阴，以致痰热得所凭依。阳愈肆而阴愈耗，直可谓救阴是杀人之要旨，至此而阴已垂绝，虽欲救阴，亦已无及，而所用之桃花汤，又救阴之药，一路自相矛盾，岂非医学界中绝大邪魔），读仲景少阴下利篇（陆曰：太阳阳明亦有下利。颐按此时之下利稀水，若是热陷于内，热结旁流，尚有大承气急下一法，撤热存阴，可以背城借一，希冀一二。奈何事已败坏至此，而犹附会少阴，谬投温涩，必欲置之死地而后快。矢人不仁，何图于医籍中见此狠戾手段），上下交征（陆曰：此句如何接得上。颐按此即余之所谓半通不通者也），关闸尽撤，必以堵塞阳明为治（陆曰：昨日犀角，昨晚牛黄，尽开诸窍，一变而为堵塞，况阳明无堵塞之理。颐按二地、五味，早立下焦根抵，何以反致关闸尽撤，到此不堪地步，无法可施，而惟求堵塞以应目前之急。可以想见其心慌意乱，急遽无措之丑态，然上句则引少阴下利，下句则曰堵塞阳明，又是两不相顾，此老此时，方寸乱矣），以阳明司阖（陆曰：阳明之阖，不如是讲。颐按以阳明为阖四字，牵入温热病中，则仲景三承气汤，得毋离经背道，然叶氏则竟以此而不敢一泄阳明之热矣，误解经文，弊必至此）。有开无阖，下焦之阴仍从泄矣（陆曰：生熟地炭之功何往？颐按一路育阴。而阴仍走泄，药误可知）。议用桃花汤（颐按谬引经文，以为文过饰非之地，医者之巧，病者之厄也，哀哉）。

人参、赤石脂、干姜、粳米（陆曰：此方补涩而温，适与清泄苦降相反)。

又五诊：晚服照方加茯苓（陆曰：此时病已垂危，药之出入，必不在一味茯苓。颐按此时此病，盖已不动不言，奄奄一息，出生入死，最是紧要关头。而乃加一茯苓，聊以塞责，庸陋之尤，复何足道)。

又再诊：脉左沉数，右小数和（陆曰：堵塞后脉又变矣)。暮热微汗，时烦，辰刻神清（陆曰：只有辰刻神清矣。颐按病势象如此，皆在弥留时矣)。虚邪仍留阴分（陆曰：实邪仍留阳分。颐按此时病状，属阳属阴，为虚为实。盖有未可悬断者)。议用清补（陆曰：当用寒泻。颐按清补二字，乃大病将愈，善后之治法，又安有病在垂危而可以清补得效之理。况乎在先，则三才二地一路腻补，而临了属纩之时，乃转而清补，实是荒谬已极。然观其所用清补之药，则茯苓、石斛、豆衣、稻须耳。味清如水，力薄于云，直是不负责任之欺人法耳。似此大医，真正一钱不值)。

人参、茯苓、川斛、炙草、黑穞豆衣、糯稻根须（陆曰：二物何用)，金匮麦门冬汤（陆曰：全与温病无涉)。

温热门：再有张姓一案，初仅形象畏冷，用复脉汤去参、姜，加甘汁。及三诊阴液尽涸，阴气欲绝（陆曰：复脉汤有麦地，何以阴涸阴绝。颐按此案第二诊，明言热病，误投表散消导。而第一案即曰舌张裂纹，面色枯槁，全无津泽，心中热焚云云。本是误滔后阴液欲竭之坏症，所以三方皆用复脉，未为不是，不可以叶氏素有妄用甘寒滋腻之弊，而一例攻讦之)。

再有顾姓一案，初尚饮酒纳谷，用犀角、生地。再诊目瞑舌缩，神昏如醉（陆曰：心开窍于舌，犀角送邪入心，故舌缩。颐按据指南此案，初诊谓偏中于右，诊脉左弦且坚，肌䐃隐约斑点，面色光亮而赤，舌苔灰黄云云。明是肝上越，气升火升痰升，上冲脑神经之内风类中病。华邵辈不辨症情，妄编入温热病中，此是华邵之陋，但血冲脑之病，止有潜摄气火、化痰泄降一法，可以急救，迟则痰壅所窒，脑经愈受其累，必不可挽。此案既云舌苔灰黄，则热痰窒塞，已是显露。叶氏不知镇坠涤痰，而反与生地、玄参，助其胶固，所以第二诊即已目瞑舌缩，神昏如醉，非犀角送邪入心之罪，不可与阳明温热，误投犀角者，一例而论，辨详拙编《古今医案评议》，内风脑神经病篇中闭症本案）。

再有陈姓一案，初不过夜烦无寝，不嗜汤饮，亦用犀角、生地及三诊阳升风动（陆曰：用生地，阳当不升，用犀角，风当不动，何又升动若此？颐按此案初诊云夜烦无寝，舌绛而干，不嗜汤饮，亦是痰热互阻之候，而医用犀角、鲜地、玄参、连翘、菖蒲、远志，开痰太轻，甘腻太过，已助痰肆虐。再方又是鲜地、玄二冬，助其窒塞，所以热愈炽而风动也）。

陆氏总评曰：风此所用药后，种种变相，皆指面所自言，何以用其法者，皆不一问其药之取效，固有如是者乎。

（见《三三医报》1924）

56. 陆九芝论世补斋医语申义

寿颐不敏，治医家言垂三十年。即屏弃一切经史子集于脑后，而专事医学者，亦二十余年于兹矣。然于近贤著述，所最为服膺，而拳拳弗失者，厥惟两家，一则王氏梦隐之医案四集，一则陆九芝封翁之世补斋前集数种而已。陆氏擅长温热，学识与梦隐相等，而文辞倜傥，笔锋锐利，则非梦隐所能及，其最有功于病家，而揭破近世陋习者，断以《不谢方》一卷及《世补斋文》十六卷，尤为救时之良药。古所谓针膏肓而起废疾，殆不是过。其第十六卷医语数十百条，看似浅近无文，插之无甚高论，要之包罗万象，涵盖一切，学者能是，是亦足矣。而浅者读之，鲜不谓淡而无味，束置高阁，其亦知赅括宏深，初学固心以是为入手之始基，而仰之弥高，钻之弥坚，即聚古今大医于一堂，亦莫能外是。非有真学识、真功夫者，乌能道得此中只字。寿颐讽籀再四，窃以为沉浸浓郁，言有尽而义无穷，实是医家不可不读之书，且亦多为市医不知之法，爰为摘录十之七八，而以拙见所能及者，申明之。旁证之颇觉玄酒太羹，醰醰有味，虽有时未必尽合九芝之旨，然引而申之，触类而长之，固皆吾道中之布帛菽粟，不可一日缺者也。千虑一得，贡此愚忱，请与同嗜者共商之。

医之为道，莫要于不使病大。不使病大，莫要于先分虚实，虚实之不分，则一错到底。

颐按百病初起，多非大症。果能于初起时治之得法，虽有大症，亦多化大为小，而小症何致酿成大症，则医者之能事毕矣。虚实两层，洵是要诀。颐谓寒热真假四字，亦要认得清楚，能于此六字识得精、得透，然后选方用药，头头是道，故治病非定方之难，惟认症为难，如是认证不清，自己心中，已觉辘轳无定，直是一药都写不出，势必杂凑数味，藉以塞责，则方不成方，病何能应。然而为医者人多于鲫，其能分别此六字者，果有几人。

谚云十个医，十个法。此言不然，病者只有一个病，自当只有一个法。

颐按病有一定之理，即用药自然有一定之方法。然病家果于一日之中，延到十个医生，则十纸方药，未有不言人人殊者。所以近今之治新学喜用新名词者，每诮中医之非科学也。虽其间尚有大同小异，两不相背之方，而君臣佐使，亦必各道其道，如果与病相合，则此大同小异之中，去病已有缓急难易之别。譬如行路然，其最熟识者，必行直径，必先达到。其他或则旁趋，或则迂曲，虽尚有可到之望，而其到已迟。若其余之背道分驰，临歧长叹者，果何如耶。故此学苟有昌明之日，必以共趋一路方是准则，殊途同归四字，于其他学术，皆可言之。惟治病时，万不能存此心，以偶图侥幸。

学医者从《伤寒论》入手，始而难，继而易，从后世分类书入手，初若甚易，继则大难矣。

颐按从《伤寒论》入手者，非有其他捷诀，不过先识六经之证，而能别脏腑经络病情之深浅治法而已。百病皆不能离此六经之范围，轻者则在经络，重者则入腑脏。伤寒是然，杂病无不皆然。引从《伤寒论》入手者，所以亦可能治杂病而无难了。若从后世分类之书入手，则枝枝节节而为之，不谡六经腑脏之条例，即不能提纲挈领，寻流溯源，一遇疑之症，尠不徬徨无措矣。颐于二十年前，见一老医，勘一滞下重症。慨然曰：余读书临症五十年，凡遇疑难各症，无不分门纂录，以资考证，滞下一门，录有八十多条，可谓备矣。而今日之症，则非八十多条所有，岂不难治。此老用心，不可谓不挚，然不能从脏腑经络中勘透病源，而止知从外候上分别轻重，是为无本之学，则证状多端，变化无定，岂独八十条不能备举，即多至八百八千，亦俱无用。颐当时未尝不窃笑于其旁，今读九芝此论，非所谓从分类之书入手，初若甚易，继则大难者也，学者又乌可舍本而逐末。

六经之病以证分，于读书时先明何经作何证，则于临证时，方知何证为何经。病者不告我以病在何经也，故必先读书而后临证，乃能明体达用。

颐按六经见症，有显而易辨者，亦有似是而实非者，为少阴病，但欲寐，而风温之多眠睡，则属阳明，少阴病身重，而阳明亦有身重之类，大同小异，千里毫厘，即可据症以审其病，在何经者，亦有症不足据，必合之脉色，必审其病在何经者，故辨证时，必先识得六经各有之症，而尤必辨得数经同有之症。非然者，指鹿为马，喻嘉言论风温，尚以为一一皆显少阴经症，又何往而不误尽苍生。是以古语曰，脏腑而能语，医师面如土。

案者，断也。必能断乃可云案。方者，法也。必有法乃可云方。若非步武前贤，安得有此学术。

颐按病者本有一定之病理，识理毕真，认症确当，自然敢下断语。案无遁情，则所立之方，亦必配合停匀，有条不紊，而后药能中病。此种功候，半在读书立其根底，亦半在阅历，广其见闻，而尤必不于临证时细心研究，复诊时一一探究其成绩。何者桴应，何者变爻，渐渐炉火纯青，方能隔垣洞见，是之谓真经验，是之谓真功夫。万不可徒读父书，师心自用，否则笃信好古，守死善道，方药虽好，病症却非，医者方以为无上妙法，而病不对药，反是病人之自误矣。况乎旧藉纷纭，无奇不有，杀人捷诀，亦何莫非古人已往之陈言耶。

（见《三三医报》1924）

临床性论文

57. 时疫病之确实经过

辛未春季，时疫流行，兰溪市上，有人分送传单，称中医杨仰山说，实是急痧之一种。又说清乾隆时，亦有同样之病，初起头痛心闷，顷刻人事不知，脸青手抽（山雷按，有发热极盛，面红目红，或加呕吐的。更有恶寒面青，额上冷汗的，其病更凶）。杨氏说用五虎汤一服（山雷按：五虎汤方，尚未查明是用何药，今用后开刮痧针刺，及拔痧方法，皆有速效，即无此五虎汤亦可）。紫金锭三块吃之，必能开口要茶吃之，屡试屡验，神效无比云。山雷家有十四岁女儿，三月二十日（夏建二月三日）下午三时，稍有不安，自去眠睡，至六句钟家人唤之，已身热如焚，神昏乱语，其时山雷出席中央国医馆筹备会未归，内子惊惶，即用拔痧法，将其项前提拔三行，肤紫如墨，顷刻清醒，但云头痛甚厉，项后亦强硬作痛，因延医校蔡济川君，投以清解柔肝活血之药，得以渐安（山雷按：痧之法，江浙两省妇女习惯用之，以治暑热痧闭，法用右手食指、中指，屈曲提拔病人项下皮肤二三十回，自正中渐及两边，三行五行皆可，提拔之时，两指须染菜油，则病人不甚痛楚。若神昏之人，提出紫色，立时清醒。又有刮痧一法，用磁杯光边，或择铜圆之光滑者，亦染菜油，刮病人两肩作横行，又刮背后肋骨缝中，两边作人字式，皆治急痧之要诀，极简单，极灵验）。此杨氏所谓脑膜炎，即急痧中之一种，的确无疑矣。至国历四月初，外间相传，用此拔痧刮痧之法，治好脑膜炎急病，不一而足。至四月七日，山雷内子（今年四十二岁）早起微觉畏风，咳嗽不爽，午后稍有头痛身热，至日暮时身发大热，面红目赤，脚冷，头痛益剧，尚未服药，至夜九时，竟目瞪不能识人，言语昏乱，牙关渐紧，亦急用拔痧法。只拔项前三行，肤色深紫，而渐知痛楚，索茶能饮，又以三棱针，刺其肩胛上面，横行四五针，深不到一分，稍稍挤出恶血，立时人事清醒，面目之红皆退，脚亦暖。但稍有身热头痛，至明日上午，能进粥饮，比日暮而身热全退。完全未请西学家一望，且亦未吃国药一滴，其事尤奇，此杨氏所谓急痧之的确治验也。山雷意中，此证治法，一拔一刮，或刺血之后，如手有抽搐，可刮尺泽，亦可刺出少少恶血（尺泽穴即臂弯屈曲中央略偏上边）。脚若抽筋，刺刮委中（委中穴即脚弯屈曲正中）。内服之药，辟温丹、紫金锭、痧气蟾酥丸、行军散、红灵丹皆好，鼻中取嚏，则通关散亦好，此皆治急痧之唯一妙药。现在是病尚在盛行，人人只知是脑膜炎，几几乎无法可治，鄙人实地亲验，所见如此，敬以告之同人。

二十年四月九日述于浙江兰溪之中医学校

（见《神州国医学报》1932）

58. 论弱人感冒发汗养阴之两误

东南土薄水浅，人体孱弱，肌肉柔脆，固不待言。病家自认为虚，似亦不差。但质之柔者，虽有外感，亦不甚重，良由腠理本疏，稍有感触，即易发觉。不比坚实之流，轻邪不能侵犯，即使病在肌腠，亦尚不觉其患，直至感受渐深，乃始形而为病，则其病已非寻常可比。此柔脆之人，所以易病而病亦易治。强壮之人，所以少病而病亦多剧也。凡治弱质之感冒，止宜少少轻疏，其效最捷。古人九味羌活、柴葛解肌诸方，虽曰以代仲圣之桂、麻等方，似乎已较桂、麻为轻，实则刚燥温升，非常猛烈，决非桂麻之轻淡和平者，所可等视。善乎陈修园之言曰，仲景麻桂诸方，本无他方可代，后人制冲和汤败毒散等方以代之，貌似平稳，实则辛烈失法，服之得汗有二虑：一虑辛散过汗，重则为亡阳，轻则为汗漏；一虑辛散逼汗，动脏气而为衄血，伤津液而为热不退，渴不止。服之不得汗亦有二虑：一虑辛散煽动内火，助邪气入里，而为狂热不得寐；一虑辛散拨动肾根，致邪气伤阴，而为脉微细但欲寐。若用仲景之法，则无是虑。颐习见误投表散者，大汗之后，最多此弊。大率柔弱之人，而阴液素虚，及高年真阴已衰者，尤易致此。就中尤以拨动肾根一层，或为昏瞀，或为汗脱、喘脱者，其祸更捷。纵使更医得见到此，急为摄纳，亦不及救。修园此言，真是阅历有得，见到之语，试读古今治案，以误表而变幻者，胡可胜数。大率皆偏于温升燥烈之为害。近贤如王孟英等，痛恨柴胡、葛根，几如砒鸩，实有所见而云然，并非惩羹吹虀，言之过甚。惟至表热入里，挟其胸中固有之湿浊痰涎，胶结不解，则不可不放手开泄，甚者必决壅而荡涤之。盖邪热在里，即凭此痰垢，营为巢穴，据为山险，不去其依据之窟宅，则邪热无自解之法，纵曰病人体质不坚，然果能早一步涤其病邪，即多一分留存正气。此苦寒开泄之法，必不可畏虚而留贼败家，养痈贻患者也。不谓自叶老倡育阴清邪四字，而吴鞠通辈踵事增华，竟从事于清宫增液复脉一路，适以助其痰垢，长其邪热，坐令真阴日伤。内风肆动，养其阴而反以耗其阴，畏其虚而更以成其虚，当亦创此法者所不及料，是古人之误，误在温燥，洵为虚人之矛戟。而今人之误，误在滋养，又为虚人之仇雠。柔润养液之害，亦不异于刚燥劫阴，斯诚医界中之一则怪剧矣。续苏谈归咎于病家之畏虚，极力为若辈开脱，于事实上不为无因，然为医者相习成风，日从事于操刃杀人而不知悟。苟非忍心害理，终是所见未真，有一于此孽何可逭。窃顾后之学者，不以续苏谈有此宽恕之辞，而终其身长处于梦梦中也。

（见《三三医报》1924）

59. 昏晕猝厥不可概用痧药说

时当长夏，天气下降，地气上腾，湿浊熏蒸，空气潴秽，感触之者，往往猝然眩晕，目黑昏花，甚则人事不知，遽尔僵仆。吾吴俗谚，谓之痧闭，亦曰痧气。治此症者，习用通关散、红灵丹、诸葛行军散、痧气蟾酥丸之属。或则搐鼻取嚏，或则开水调灌，利在速治，迟且不治救。其得嚏者，顷刻来苏，神志清醒，诚以秽浊之气，胥由口鼻吸入，肺胃首当其冲，其昏晕厥仆者，则恶习浊之气，由肺胃处入脉络，血液为之停滞，气血周流，因之阻碍。故患此症者，初觉胸脘窒塞，旋即目眩头昏，周身肌肉，淫淫如虫，甚则唇舌皆麻，全体顽痹，而立者倾，坐则仆矣。斯时病者唇舌面色，无不淡白如纸，甚则灰黯有死气，脉亦即停伏，设令不为急救，则不十分钟而血脉皆停，气亦随闭，其人又安有生理？惟行军散诸药，芳香走窜，斩关夺门，实能宣通气机，开泄浊秽，是于应手辄效，药到春回。而通关散之辛皂并行，气雄力锐，喷嚏一声，肺胃之窍道通达，而全身脉道，胥为一震，斯血随气行，自然神识清明，风波大定。所以此症外治，别有刮拍针刺，挤取恶血等法，无一非开宣脉络，助其流通之意。斯则急痧之捷验要诀，而向来医书，谓之中暑，亦曰中暍，皆以为暑热蒙蔽性灵，议论尚属肤庸，未尽窥透此中机括，惟制此行军散、蟾酥丸等方者，能利用脑麝，大香大开，而更以皂荚之辛烈，蟾酥之迅行，既能扫荡毒氛，又以解除秽恶，抑且无坚不破，无闭不通，是皆所谓痧药之绝大效力。固已遍行全国，妇孺皆知，任者不疑，生死肉骨，痧药功绩，亦伟矣哉。而独至外无感触之恶秽，内非血脉之不通，亦有忽然神糊，目花眩晕，驯致陡失知觉，仆不能兴者，虽其状况，未尝不与痧闭之昏瞀，同一形态，而究其情实，则为阴虚于下，阳浮于上，气血陡升，冲激入脑，震扰神经，而失其知觉运动，此《素问》之所谓薄厥，即新学家之所谓血冲脑经，病在神经陡乱，而不在肺胃浊蒙。虽病此者有虚实两证，虚者目闭口开，气息奄奄，二便自遗，汗流头角，是为脱证。实者目张手握，气粗息高，面泽如油，痰鸣如鼾，是为闭证。两者亦相处于极端对峙之地，而其为神经之病则一。昧者不知，亦习见于痧药开窍之屡奏奇迹，而惟亟亟焉大剂频投，续续不已，则芬芳之气，适以助气血之上冲，而闭者益闭，脱者大开，顷刻之间，遂为不治，是亦孝子慈孙之所万不及料者。而要之猝晕之病，气升冲脑，最为多数。静以待之，犹有生机。惟误服脑、麝，误嗅通关者，则根已撼而揠之愈浮，木已摇而速之立蹶，直无异于教猱升木，救火抱薪，催命灵符，含药即逝。此其理惟王氏孟英医案中，曾约略言之，而仅露端倪，未申奥义，阅者亦不能知此中真相。其他医书，虽如烟海，从未一言及此，无怪乎世俗之号为知医者，一见是证而望之却步，瞠目直视，无所措其手足，更何论乎不识医理之家人、妇子也耶。然因此而误殒其生者，实已不可胜数，故备论之，以告世之有心者。正不仅为庸庸之市医，垂涕而道也，若夫血冲脑经之病理治法，则尚非一二千言之所能详尽，余已有《中风斠诠》一编问世，固言之备矣，兹姑从略。

（见《三三医报》1925）

60. 老年服补药之讨论

中年以后，大气渐衰，秋冬之季，恒多畏寒喜暖，老翁曝背，习惯为常，此俗情之所以偏喜温补也。抑知年之高者，阳气固衰，而阴血津液，亦无一不随之以俱衰。无阴则阳无以化，但知补阳，非惟孤阳不当偏补，即曰补阳，而阳气果能自旺，则阳之亢者，适足以烁其既耗之阴，试问老年人血液几何，而堪洪炉鼓铸，镇日煎熬乎。自明季以来，张介宾书盛行于世，温补二字，几成医家秘授。对于壮者尚多此为献媚之计，更何论乎老年之本自畏冷。此全鹿丸等，所以通都大邑，无不利市三倍。而庞眉皓首者服之，非惟不能春回黍谷，抑且并其垂竭之津液，灼烁尽绝，譬如灯火不为盏中添油，而但为灯芯助焰，炎炎者灭，宁不翘足可待。灵胎著论，曲尽情状，已隐隐为老人添海屋之筹，陆九芝而更勘进一步，见得阳虚之候，无非阴竭之候，正惟其阴液渐耗，所以阳气失其凭依，而亦呈不足之象。盖阳无阴而不生，亦犹火无薪不烈，灯无膏而不明，然则高年畏寒喜暖之时，果宜助其阳以灼其阴，抑宜毓其阴以生其阳，其理亦可不辨而自明矣。九芝推重寿丹一方（何首乌七十二两，豨签草十六两，菟丝子十六两，杜仲八两，牛膝八两，女贞八两，霜桑叶八两，忍冬藤四两，生地四两，桑椹膏一斤，金樱子膏一斤，黑芝麻膏一斤，旱莲草膏一斤，酌加炼熟白蜜捣丸），养阴而不失于滋腻，清灵可喜，洵是良方。顾读缪仲醇《广笔记》之集灵，魏玉璜《续名医类案》之一贯煎二方，亦皆流动活泼，高年之服食良法也（集灵膏：西洋参、甘杞子、怀牛膝、天冬、麦冬、生地、熟地、仙灵脾。一贯煎：沙参、麦冬、生地、归身、枸杞子、川楝子）。无如举世滔滔，尚多偏嗜温燥，而近则欧风东渐，西药大行，通商口岸之所谓补血、补精、补脑、补肾者，丸子药汁，层出不已，服之者无不精神骤长，骨轻节灵，因而嗜痂成癖之人，所在多有。而鄙人寓沪多年，所骤见吐狂血及气血上冲，陡为血冲脑之昏厥暴仆者，亦复所在多有，试一扣其致病之源，大率皆向之服新药而精神骤长，骨节轻灵者也，是乃茉莉之所谓兴奋剂提神剂，取快一时，奏效奇捷。俗人无识，乐此不疲，譬犹火上加薪，那不烘烘烈烈，无如拔苗助长，害即随之，则又较之向来温补二字，呈功尤速。而壁垒一新，别开生面者，善养生家，其可不慎之又慎也耶。

（见《大众医药学报》1933）

61. 小儿惊风之研究

小儿惊风，实即风痉。风是内动之肝风，痉是颈项之强直。古书上有痉病，初无所谓惊风者。陆九芝谓痉变为惊，以声而讹，最是确论。实则风痉之风，亦犹大人类中之风，亦是西医所谓血冲脑经病。而小儿偏多病此者，则稚龄阴分未充，孤阳偏旺，气升火升，挟痰上涌，冲激脑经，失其知觉运动，是以种种见证，无一不与大人之类中病，一一吻合。《千金》引徐嗣伯论风眩，谓痰热相感而动风，风火相乱则闷瞀，故谓之风眩。大人曰癫，小儿则为痫。其实则一，治以紫石散，万无不愈云云（方即金匮附方之风引汤，以龙牡潜阳，石药镇坠，抑降其上升之气火，而脑神经之扰乱可定，其效自可操券。但方中干姜、桂枝，温热助疟，不可不去）。此六朝时人已发明病情证治，最是正宗，而如仲景伤寒、金匮之治痉方法，则为外来寒风而设，正与风火内动之痉，两相对峙，不可误认。此急惊风病也。若九芝谓惊风为即伤寒中之温病，热病则指发热病中之传变为痉而言，亦犹大人热病有痉厥抽搐，瘛疭昏愦诸证，其实亦是热甚风生，气血上冲，激动脑神经之病，与暴病之急惊，猝然之眩仆无异。所谓三阳证者，亦即指此，而三阴症之慢惊风，则脾肾两亏，土败水竭，脏气欲绝，肝失所生之母，木无附丽之土，以致猝然暴动，震掉牵掣，面色皖，肢冷唇青，不旋踵而大随之。其证尤重，非温补脾肾，不能挽回元氣于百一。此虽与急惊之候，一阴一阳，两两相对，而为肝木上扰，震动脑经，其理则一。俗传种种惊风之名鄙俚可嗤，本不值识者一哂，亦犹夏月急痧昏瞀，亦有三十六痧，七十二瘟之俗名，皆不能考其出处，语其理由，医学之陋，至斯而极。然血冲脑经之真情实理，本是从古医界所未闻。所以九芝论中，正谓风之即窜入筋中则挛急，流入络脉则反张，尚是理想而云。然不知此即神经之作用，然急惊为热为实，宜清宜泻。慢惊为寒为虚，宜温宜补。两言则如日月丽天，江河行也。亘万古而必无异辞，惟急慢惊风四字，则溶冰炭于一炉之中，断断不可为训，药肆之丸药，主治中有之。本是市招恶习，谈医之士，胡得形之笔墨，自昭其陋。而九芝竟谓急慢惊风，不定其为寒热虚实，宜用温清合法，补泻兼行，则骑墙之见，未免失言矣。

（见《卫生报》1928）

62. 柴　胡

柴胡芳香馥郁，气味俱薄。禀春升之性，能提邪外达，味虽微苦，然与其他苦寒泄降者，性情功用，大相径庭。其主治约有两端，一为邪实，外邪将陷入里，引而出之，使还之表，而外邪自散。一为正虚，清阳陷阴，举而升之，使返其里，而中气自振。故仲师立小柴胡汤，以治伤寒少阳寒热往来之症。东垣立补中益气汤，以治劳倦伤脾，清阳下陷之症，盖亦有取于是耳。此外则有肝络不疏，在上为胁肋揩痛，在下为脐腹作痛，实皆阳气遏郁，木失条达所致。于应用药中，少入柴胡，以为佐使，奏效亦捷，此皆柴胡之实在功用，以外别无奥义。凡古今各家之议论，苟有不合此三层作用者，纵说娓娓动听，终是玉卮无当，不适病情。兹就管见所及，缕晰言之。

凡治外邪寒热之病，则必寒热往来，邪气已渐入于里，不在肌表，非仅散表诸药，所能透达，则以柴胡之气味轻清，芳香疏泄者，引而举之以祛邪，仍自表而解，故柴胡亦为解表之药。据日本近今研究，亦谓柴胡为风之特效药。然与麻、桂、羌、防专主肌者不同。学者不可因其可以达表，遽认为发表之品，一见发热，信手拈来，流弊百出，误人不少。

仲景小柴胡汤主治，以胸胁满痛，心烦喜呕等为柴胡症。本为外感之邪遏抑正气，肝胆刚木，不得条达，故以柴胡疏散其邪，使肝胆之气条畅，而诸症自安。乃浅识者误认柴胡能统治肝病，凡肝火凌厉，化风上扬之头痛眩晕，耳鸣耳聋，胸胁作胀等症，亦复援用柴胡，则外无感邪之遏抑，内系木火之鸱张，法宜藏龙相、镇摄阳气为亟，妄与升散，教猱升木，张其烈焰，不至痛彻顶巅，痞塞胸膈不止，是又藉寇兵而赉盗粮，治病反以增病。粗心读书知其一，不知其二之弊。然洁古亦止谓柴胡治心下痞，胸胁满。濒湖《纲目》且谓平肝胆、三焦、包络相火，及头痛眩昏晕，目昏赤痛障翳，耳聋头痛。又皆囫囵吞枣，最易有抱薪救火之祸，俗医之不知辨别，即诸先辈有以教之也。

仲景于少阳寒热往来用小柴胡汤，后人目光浅短，错读本论，见疟病之寒热往来，概以柴胡通治之。夫疟之为病，虚实寒热，始传未传，进退无常，源流各别，为杂病中门类，见症既万有不齐，用药宜因之而异。安可拘执不化，浪用柴胡？所以古人论疟，从未闻执定柴胡一物，而断断以争者。有之皆出乾嘉以后之书，斯亦谈医之一则魔道矣。徐洄溪之评《临症指南》，讥叶老治疟不用柴胡为可怪，且谓小柴胡汤治疟，天经地义，不可移易者也。于是叶徐两家，遂以柴胡一物，造成门户之见，实则皆一偏之见，未能允当也。夫疟病凡蕴暑积湿，痰热胶固于里，外邪乘之者，居其多数。治此症者，徒知柴胡之达表，势必并其痰热湿浊，一并之于上，而横决泛滥，变幻莫测，此叶老不用柴胡是也。若寒热发作，而日至日晏，则邪入已深，正气不足，清阳下陷之候，所谓阳病渐入于阴，非柴胡升举清阳，提邪外达，不能奏功。又病疟已久，暑湿痰浊，皆已泄化，邪势已衰惫，所谓清阳不振之候，亦必以柴胡升举中气，使其清阳敷布，而后寒热可止。须与补脾诸药，并辔而行。东垣之补中益气最为合拍，是乃虚疟之宜柴胡者也。学者不可因噎废食。

（见《大众医学月刊》1934）

63. 一个头上生头的奇案

光绪季年，先业师嘉定黄墙内外科世医朱阆仙先生，治一苏州乡人，年三十余，初起头顶坚块，渐大渐高，不痒不痛，亦不顽木，相安无事者五年余。乃浮皮渐腐，稍有脓水，亦不甚痛，而饮食起居，诸无所苦。百里内外医家，几于遍试，莫识何症，乃诣苏垣天赐庄美国医生柏乐文处就医。柏谓外虽腐而内则大坚，若用割法，血出必多，且内是脑盖，坚块附著脑盖骨，割之必有流弊，宜以腐烂之药，渐渐掺之，使蚀去坚块，方可收功。而西法则无腐化之药，闻中国治疡家，有腐蚀恶肉之法，能不伤好肉，汝可访求中医之长于外科者，请其用药，将满头块硬顽肉，渐渐腐脱，则余当以西法为汝收口。其人乃访得黄墙治疡，素有声誉，始拿舟来阆师处，则外形几于头上另有一头，高逾二寸，径三寸有余，其帽摇摇不掩其发，使登龙山，必效孟生故事。视其腐处，确在浮皮，但有滋水，而无脓无血，按之则坚如石，亦不作痛，确不能识是何病，抑必不能言其病理若何？初亦止用普通化毒之药，无甚进退，后病人述柏医生说，乃掺以枯痔散（此散即《外科正宗》旧方，但不用天灵盖，方见后）。果渐渐蚀去坚硬，并无痛苦，乃放胆用之，积半年余，坚硬已尽，露出脑盖，完全光滑干燥之骨，四围毫无余硬，直径至四寸余。师谓如此光滑，无丝毫肉质，虽无变症，饮食起居，俱如无病（溃口亦不流血，但微有脓水。盖骨中合缝如犬牙相错者，微微按之，稍有稀脓，幸毫不痛痒，脑中亦不觉有病，诚以脑盖之骨，虽不甚厚，而两面硬骨，中夹一层，如海绒之质，天然生理，所以保护脑髓者本极周到，所以外皮蚀尽，而脑不受伤，此症之所以终护安全者，亦正在此）。然收口必难，彼美医柏氏，既谓蚀去之后，彼能收功，姑且令其求治于彼，则西法治外，素以神妙见称，当必视吾家旧学较易一筹，于是嘱其再住柏处，以践曩日之约，乃不数日而其人又来，述见柏之后，历叙一路用药之法，并陈中医收口必迟，请其施展妙腕，早竟大功。讵柏一见顽肉果尽，俯首沉思，谓中国医学确有殊功，汝既遇此能手，则渠既有此术，蚀尽恶腐，渠亦必有收口妙药，以成全绩，固无待余之越俎代庖，此亦君子不夺人功之意云云。所以复来求治于我公，柏医之言婉转得体，大是善于辞令。阆师乃以自制之象皮膏与之（此药方见山雷编辑之《疡科纲要》），复于四围接连皮肉处，加用生肌药末，初则渐渐有新肉丝丝，逐次蔓延骨上，而四旁缓缓收缩，但巅顶光滑之骨如故，积一年许，收至阔二寸余，前后尚三寸许，则常贴此膏，而丝丝之新肉不复上延，更掺生肌药粉，亦复不应，授以补剂内服，又隔多时，形仍如故，师乃谓此正顶光骨，历久不收，药力无效，则欲收全绩，殆已难之。而病者必再四敬问，是否别有法子，虽费稍巨尚可勉办。师因忆及古人有天灵盖入药一层意，此症部位相合，或能收效，乃告以此症有此一法，但扰及枯骨，天乃说不过去，理所必不忍为，无已，则试以狗骨代之，当能有济。又阅数日，其人竟持片骨来，请以合药，乃烘焦以和入生肌末药中，嘱掺在四周，仍以象皮膏盖之，竟渐以涨满，甫二三月而全功就绪，初则新肌光滑，不能生发，迟至年余，乃新发渐布，不复如牛山之濯濯，此人往来于黄墙村上者，前后凡三年余。俨如旧友山雷时至师处，曾三四见之，厥后病愈而岁时馈问不绝，此是大奇之症，虽不能沿嘱病机，说明真相，而前后治验，确有可传。象皮膏之效亦可概见。爰为追述始末，附识简端，可见吾师家法渊源，固自有加人一等者，黄墙医学寿世济人平生，自制药品，甫及患处，功效捷见，家传至今已及七世，洵非浪花得虚誉云尔。

（见《绍兴医药学报》1925）

64. 古今医案评议（一）

神昏证案（临床诊断学之一）症最重要，故首列之昏迷狂惑，谵语郑声，时病中最多有之，不独温病之热盛为然，即伤寒之传里者，亦何莫不然。此固阳明热炽时恒有之兼症，良由气火俱盛，熏灼上攻，而脑之神经，为之震扰，因而知觉变其常度，即进一步而或为瘛疭抽搐，口噤舌捲，或为目反肢僵，静卧尸寝，何莫非神经受激，运动皆失其常。而向来医家，不知有神经为病之理，每以昏瞀瘛疭，詈骂谵语诸证，认为热入心包，又以牵掣震动，目闪头摇诸症，谓之肝风自煽。此其毫厘千里，貌似神非，见理不真，诚不必为吾道讳。所以清心凉血，平肝息风，种种治法，非不言之有物，而卒至病与药进，什不一效者，其故盖已可思。此九芝封翁世补斋文，注重阳明，允推暗室一灯，断为五百年来一大作家者也。颐辑是编，即以昏狂谵妄，瘛疭抽搐诸症，一律并入阳明篇中。亦足以正二百余年叶派手经心包之失。而为九芝封翁引申阳明之正旨，非敢依草附木，借重世补斋以自高价值。窃谓欲为天下后世示以正则，不得不翦除荆棘而共履康衢，庶乎易学易行，餍心切理，而亦复可以与人共喻，圣人复起，当亦不易斯言。

神昏者，不识人而发神经病状也。《内经》谓头为天谷，以藏神，神藏在脑也。又谓心藏神，神明出也。故道学家谓脑主元神，心主识神，是脑与心同司灵机，脑为觉动神经之主，心为交感神经之主也。就予临症检验，神昏之病，因有胃热蒸心而昏狂者，有小肠热蒸心而昏妄者，且有肝胃热盛风动而挟痰上壅，妨碍脑与心出入之清窍而为昏厥昏痉者，即平时心虚有痰，外热一陷里络就闭，痰热阻窍，致心筋质炎而昏迷者。如温暑上受犯肺，不先开达以宣肺热，内陷而逆传心胞者，亦未尝绝无其症也。全在临症时分际清晰，对症发药耳。廉臣谨按

许叔微本事方案

嘉定张寿颐僭议

一士人家病者二人，皆旬日矣。一则身热无汗，大便不通，小便如涩，神昏如睡。诊其脉，长大而实，用承气汤下之而愈。一则阳明自汗，大便不通，小便利，津液少，口干燥，其脉亦大而虚，作蜜煎导三易之，下燥粪得溏利而解。其家曰皆阳明大便不通，何以治之异。许曰，二证虽相似，然自汗小便利者，不可荡涤五脏为无津液也。然则伤寒大证相似，而两证稍有不同者，要在变通，仔细斟酌。

（评议）此条辨证察脉，颇为精当，然蜜导尚是古法，且有不应者。既已津少口干，则古有黄龙汤之法，而近人吴鞠通之增液承气，亦可参也。

许叔微本事方案

一人病伤寒八九日，身热无汗，时时谵语，时因下后，大便不通三日矣。非躁非烦，非寒非痛，昼夜不得卧。但心中无晓会处，或时发一声，如叹息之状，医者不省是何证。许诊之曰：此懊憹怫郁，二证俱作也。胃中有燥者，承气汤

下燥屎二十余枚，得利而解。仲景云：阳明病下之，心下懊侬微烦，胃中有燥屎者可攻。又云病者小便不利，大便乍难乍易，时有微热怫郁，不得卧者，有燥屎也，承气汤主之。《素问》云，胃不和，则卧不安，此夜所以不得眠也。仲景云，胃中燥，大便坚者必谵语，此所以有时发谵语也。非燥、非烦、非寒、非痛，所谓心中懊侬也，声如叹息，而时发一声，所谓外气怫郁也。燥屎得除，大便通利，胃中安和，故其病悉去也。

（评议）阳明结实，中气闭塞，故有懊侬难言之苦，大便不通，则气火郁蒸，有升无降，夜不得卧宜矣。诠解仲师本论，亦皆能丝丝入扣，今法当加开泄化痰之品。

卫生宝鉴

罗谦甫治静江府提刑李君长子，年十九岁，至元壬午四月间，病伤寒九日。医作阴证治法，与附子理中丸数服，其证增剧，壮热不寐，神昏夜叫，更一医作阳证，议论差互，不敢服药。决疑于罗，坐有数人，罗不欲直言其证，但细为分解，使自度之。凡阳证者，身须大热，而手足不厥，卧则坦然，起则有力，不恶寒，反恶热，不呕不泻，渴而饮水，烦躁不得卧，能食而多语，其脉浮大而数者，阳证也。凡阴证者，身不热，而手足厥冷，恶寒，踡卧，面向壁卧，恶闻人声，或自引衣盖覆，不烦渴，不欲食，小便自利，大便反快，其脉沉细而微迟者，皆阴证也。今诊其脉，沉数得六七至，夜叫呼不绝，全不得睡，又喜饮冰水，阳证悉具。且三日不见大便，宜急下之，乃以酒煨大黄六钱，炙甘草二钱，芒硝五钱，煎服，至夕下数行，去燥粪二十余块，是夜汗大出，次日身凉脉静矣。

（评议）阴证、阳证之辨，娓娓可听，须知此症属阳，尚非难识，其或误认为阴者，殆以脉沉之故，然既服附子理中而益剧，则真脏已获，夫复何疑。其脉之所以沉者，正是热结在里之明征，又安得呆读沉脉属阴四字。

江氏类案

虞恒德治一人，三日间，得伤寒证。恶寒发热，小便淋沥，大便不行，初病时，茎中出小精血片，如枣核大。由是众医皆谓房事所致，遂作虚证治，而用补中益气等药。七八日后，热愈甚，大渴引饮，胃中满闷，语言错乱，召虞诊视。六脉俱数燕雁代飞，右三部长而沉滑，左手略平，亦沉实而长。虞曰：此大实大满证，属阳明经，宜大承气汤。众皆惊愕，虞强作大剂，连服进二剂。大泻后，热退气和而愈。十日后，因食鸭肉太多，致复热来问虞，教用鸭肉烧灰存性，生韭汁调下六七钱，下黑粪一碗许而安。

（评议）初病溲淋且涩，精血自流，未必非在房劳之后，但治法仍须见症治症，不必东牵西扯，反置现状于不问。且既补而热愈甚，自当随风转舵，况脉证皆有可据乎，末后食复，即用所伤之食，炙炭消之。同类相求，甚有至理，今吾乡人颇多此法，花溪是案，殆即其肇端欤。

又：一人四月间得伤寒证恶寒，发大热而渴，舌上白苔，三日前身脊百节俱痛，至第四日，惟胁痛而呕，自利，六日来请虞治。诊其脉，左右手皆弦长而沉实，且数甚。虞曰：此本三阳合病，今太阳已罢，而少阳与阳明仍在，与小柴胡合黄连解毒，服三服胁痛呕逆皆除。惟热犹盛，九日后，渐加气筑，痰响声如拽锯，出大汗，退后，而身复热愈甚，法当下。视其面上有红色，洁净而无贼邪之气，言语清亮，间有谵语，而不甚含糊，虞故不辞去，治用凉膈散，倍大黄二服，视其所下，仍如前自利清水，其痰气亦不息，与大承气汤，合黄连解毒汤，二服。其所下亦如前，虞曰：此盖热结不开，而燥屎不来耳。后以二方相间，日三四服。每药又各服至五贴，始得结屎，如肥皂子大者十数枚，痰气渐平，热渐减，至十五日热退气和而愈。或问曰，伤寒谓下后不可再下，连日用此峻剂而获安者，何也？曰燥屎未下，而脉尚实，故不妨再下，是故为医者，不可胶柱而调瑟也。

（评议）病起恶寒身背痛，诚从太阳袭入，然旋即大热发渴，至四日而胁痛呕利，则虽曰三阳合病，其实太阳已罢，惟阳明少阳俱在。然胁痛且呕，脉又弦长，证属少阳，谁曰不是。须知此之少阳，已是胆肝阳邪极旺，气火升浮，且挟痰浊，舌白作呕，胸满可知。花溪老人乃投小柴胡，则柴胡之升，实已抱薪救火，而方中参甘大枣，与痰浊泛呕者，是否相反，此则明人读书太呆，反受伤寒论之累，固不如近日开痰泄降之为捷。案中虽曰胁痛呕逆皆除，而热且尤甚，渐加气筑痰声，溯自六日服药，而九日病加，宁非小柴胡汤之害。此则花溪自言之，非颐之好为寻斑索垢。大汗之出，亦是害处，而花溪尚不能知，差幸病人体质尚佳，不至拔动肾本，而面赤怫郁，阳浮已露端倪，所喜改弦更张，从阳明下手，凉膈清降，急图挽救，而升腾鼓涌之势，尚难遽平，则药力犹轻，骤难中病，直至承气解毒，急进直追，始得开泄阳明实结，此段惊涛骇浪，何莫非三服之小柴胡汤，有以造成之。然前明一代医者，皆不悟也。陶节庵书，真不知杀人几许，中惟识破自利清水一层，知为热结不开，尚算见得到，耐得住耳。病造极中之极，盖亦危乎其危，必至此而始足以见大医能力，顾终以为焦头烂额之上客，与曲突徙薪者，相去远矣。

又：江应宿治休宁潘桂，年六十余，客淳安，患伤寒，亟买舟归，已十日不更衣，身热如火，目不识人，谵语烦躁，揭衣露体，知恶热也。小便秘涩，腹胀，脉沉滑疾，与大柴胡汤。腹中转矢气，小便通，再与桃仁承气汤，大下黑粪，热退身凉而愈。

（评议）脉证皆当用承气，而必投大柴胡汤，终是前明风气，究意气火升浮之症，柴胡必非所宜，况脉沉滑疾，里结明证，而必以柴胡发之于外，古人之愚，真不可及。

魏氏续类案

卢不远治来熙庵侄，身体丰硕，伤寒已二十八日，人事不省，不能言语，手足扬掷，腹胀如鼓，而按之热烙手，目赤气粗，齿槁舌黑，参、附、石膏、硝、黄、芩、连，无一不服。诸医告退矣，诊之，脉浊鼓指，用大黄一两，佐以血药，一剂下血一二斗，下至四剂始清，盖此证寒邪入胃，盖血在中，其昏沉扬掷，是喜妄如狂之深者也，当时大黄未尝不用，而投非其时，品剂轻小，不应则惑矣，宁望放胆哉。

魏玉璜曰：以血药佐下，稳健微妙，其先时虽用大黄，仍是失下，合脉与证，复大下之，非高手不能。

（评议）腹胀如鼓，而脉浊鼓指，目赤气粗，齿槁舌黑，阳明府实，脉证俱符，急下存阴，最是要著，必谓此是蓄血，而佐以血药，恐是下之得血而附会言之。盖所叙各证，何尝有血瘀明征，实则府气既闭，血即结焉。原是相因而至，大黄且正是破血专剂，殊不必事后追述，以博先见之明，但谓昏沉扬掷，即是喜妄如狂，言之亦尚近似。究竟昏沉扬掷，皆从闭塞不通得来，断不能指为此是血瘀明证，惟病势孔急，苟非大剂，必不胜任，有胆有识，是其力量，此所谓王翦虏荆，非六十万人不可者。案中寒邪入胃一句，其意谓此是伤寒之证，故以为寒，要之传入阳明之府，何一不是大热，以本条所述如此之脉证，而乃寒字为之总括，岂不误尽苍生。

又：张令韶治一妇人，患伤寒十余日，手足躁扰，口目瞤动，面白身冷，谵语发狂，不知人事，势甚危笃，其家以为风缚其手足，或以为痰迷心窍，或以为虚，或以为寒，或辞不治。张诊之，切其脉全无，问其证不知，按其身不热。张曰：此非人参附子证，即是大黄芒硝证，出此入彼，死生立判。因坐视良久，聆其声重而且长，曰若是虚寒证，到脉脱之时，气沉沉将绝，哪得有如许气力，大呼疾声，久而不绝，即作大承气汤。牙关紧闭，挖开去齿，药始下咽，黄昏即解黑粪半床，次早脉出身热，人事亦知，舌能伸出而黑。又服小陷胸汤，二剂而愈。

（评议）此人昏狂躁扰，而脉全伏，且不身热而面白身冷。据此数者，诚难定其为热深厥深，及阴虚厥逆，所谓参附证与承气证之别，实是霄壤，而外候大同，至此最宜细心休会，询其便通否，矢气重否，舌苔若何，齿色唇色。干燥湿润，当亦大有可审之法，但以声重且长，认为实证，亦正难信。所以玉瑛谓亦有中焦停食而气息奄奄似不续者，亦下之而愈。缪仲淳治姚平子案，已言之矣。颐谓缪案之奄奄不续，亦以闭窒太盛，几邻于绝，其所以识是实结者，正以其余症辨之，亦非凡属奄奄不续者，皆可下也（附录广笔记）。姚平子伤寒，头疼身热，舌上苔，胸膈饱闷，三四日热不解，奄奄气似不续者，一医以其体素弱、病久虚证意欲投参。仲醇曰：参入口死矣。亟以大黄一两，瓜蒌二枚，连子切片，黄连、枳实下之，主人惊疑，减大黄之半，二剂便通，热解而愈。

又：参俞东扶本，王肯堂治余云衢太史，形气充壮，饮啖兼人。辛卯夏六月，患热病，肢体不甚热，时或扬手掷足，如躁扰状，昏愦不知人事，时发一二，语不了了，而非谵语也，脉微细如欲绝，有谓是阴证宜温者，有谓当下者，取决于王。王谓若是阳明病见阴脉，法在不治，然素禀如此，又值酷暑外炽，过啖醴炙，宜狂热如焚，脉洪数有力，而此何为者。岂热气怫郁，不得伸而然耶。且不大便七日矣，姑以大柴胡汤下之。用熟大黄二钱，而太医王雷庵力争以为太少，不若用大承气。王曰：如此脉证，岂宜峻下，待大柴胡不应，而后用调胃承气、小承气，以及大承气未晚也。服药大便即行，脉已出，手足温矣。继以黄连解毒，数剂而平。七月初，典试南京。明年王请告归里，偶得刘河间《伤寒直格》论读之。中有云：蓄热内甚，脉须疾数，若其极热畜甚，而脉道不利，致脉沉细欲绝，俗未明造化之理，反谓传为寒极阴毒者，或始得之阳热暴甚，而便有此证候者，通宜解毒，加大承气汤下之。下后热少退而未愈者，黄连解毒汤调之。或微热未除者，凉膈散调之，或失下热极，以致身冷脉微，而昏冒将死者，若急下之，则残阴暴绝而死，盖阳气竭而然也。不下亦死，宜凉膈散，或黄连解毒汤。养阴退阳，积热渐以宣散，则心胸再暖，脉渐以生，然后抚卷而叹曰，古人先得我心矣。余太史所患，正失下热极，以致身冷脉微，而昏冒欲绝也。下与不下，大小与微下，死生在呼吸，间不容发，呜呼，可不慎哉。宜表而出之，以为世鉴。

（评议）身不甚热，而躁扰昏愦，脉细欲绝，固有真寒假寒两者之分，此当以唇舌口齿之润泽枯燥及二便通闭，口气冷暖，便泄气色辨之。此人体充壮，已不应一发热而倏变阴证，况复饮啖兼人，则未病之先，当已有积食未化，即此二端。已可知阳明实结于里，闭塞不通，致为热厥，况乎大便不行者已七日，自当先通其府，而内外之气始得接续，金坛谓郁不得伸者，以阳气闭遏于里，不达于外而言，故不用承气而用大柴胡，盖以柴胡通达阳气，此在热深厥深之症，颇有一举两得之妙。较之许学士以大柴胡与承气作一例观者，更为亲切有味，但此症闭结已甚，且质又壮实，何以大黄止用此数，乃一服而便已行。又可谓膏粱之体，攻泄断不可太过。直格所谓失下热极者，不可急下，确是至理名言，盖以受灼已深，阴液已耗，不胜荡涤之猛。读吴又可及余师愚书者，尚其三复斯言。

俞东扶古今医案按

一人夏月远行，劳倦，归感热证，下痢脓血，身如燔炙，舌黑而燥，夜多谵语。林北海视之曰：此阳明病也。不当作痢治，但脉已散乱，忽有忽无，状类虾游，殆不可治。其家固请用药，林曰：阳明热甚，当速解其毒。在古人亦必急下之，以存真阴之气，然是证之源，由于劳倦，阳邪内灼，脉已无阴，若骤下之，则毒留而阴绝，死不治矣。勉与养阴，以冀万一。用熟地一两，生地、麦冬、归芍、甘草、枸杞佐之，戒其家曰：汗至乃活，服后热不减，而谵语益狂悖，但血痢不下，身有微汗，略出即止。林诊之，则脉已接续分明，洪数鼓指，告之曰，今生矣，仍用前方。去生地，加萸肉、丹皮、山药、枣仁，连服六帖。谵妄昏热不减，其家欲求更方，林执不可。又二日，诊其脉始敛而圆，乃用四顺清凉饮子，加熟地一两，大黄五钱，下黑矢而诸证顿愈。越二日，忽复狂谵发热，喘急口渴，举家惶惑，谓今必死矣。林笑曰：岂忘吾言乎，得汗即活矣。此缘下后阴气已至，而无以鼓动之，则营卫不洽，汗无从生，不汗则虚邪不得外达，故内沸而复也。病从阳入，必从阳解，遂投白术一两，干姜三钱，甘草一钱，归芍三钱，尽剂汗如注，酣卧至晓，病良已。

俞东扶曰：此证疑难在于初末，初时脉类虾游，若援张景岳证实脉虚之说，而用白虎承气亦必危，此案见解用药俱佳。然其得生处，在于养阴而血痢顿止，脉即应指耳。中间连服六帖，谵妄昏热不减，幸不见手足厥冷，尤幸不至声瘖不语，绝谷不食也，则以脉之敛而圆故也。但白术一两，干姜三钱，以治狂热喘渴，殊难轻试。

（评议）此案得力，固在下手之时，识得到，认得定，真阴大耗，毒焰陡然。不下固热无所泄，然而阴液垂竭，脉且散乱，尚何有背城借一之能力，所谓骤下阴绝，实是必然之势。乃不得不大剂养阴，则貌似新奇，实为至理。但此是甘霖膏泽，灌溉灵根，初非为求汗退热计，何以必曰汗至乃活，最不可晓。盖犹有身热如焚，非汗不解之俗见，梗于脑中，而全案中遂为此一个汗字，弄得五花八门，莫名其妙，迨至脉已分明，而谵语不减。是为阴渐复，而阳不退舍之明征，终是阳明实结，非薪抽釜底，即无扬汤止沸之理，真至脉敛而圆，阴液充畅，乃一鼓作气，泄而去之。高掌远蹠，诚非胸有成竹，不易臻此卓识，其后之复有狂热，而昏诂喘渴者，仍是阴不胜其阳，余焰更燃，尚是应有之义。然只宜峻养真阴，方有以敌此炎炎之燔灼，何又误认到发汗上去，且反以干姜助其炎熇，热病中哪得有此情理，是真节外生枝，画蛇添足，乃医者之一则昏狂谵语，实无可信之价值，东扶正谓其难于轻试，尚未免堕其术中耳。虚邪二字，拾马元议《印机草》之唾余，大是无谓。

陆氏医验

叶能甫万历乙卯七日，患外醒内伤之症，或用煎剂解表，丸药攻里，泻数次，而胸闷口干，潮热谵语，舌有黑苔，手足微冷，陆祖愚诊之，其脉左三部沉细而涩，右寸关沉滑，尺脉空虚，曰阳证见阴脉也。若再一泻，必然不治，乃用陈皮、甘草、山楂、柴胡、木通、泽泻、厚朴、炮姜。先温消分利，三剂后不泻，但两手俱沉实。改用黄连、枳实、山楂、黄芩、厚朴、瓜蒌，五六剂，忽转矢气。投润字丸二钱，少顷去燥矢二三次，前证悉除，遂投养血健脾之药，调理一月而安。

附润字丸方，橘红一两，杏仁二两，牙皂一两，前胡、天花粉、枳实、山楂肉各二两，甘草三钱，槟榔七钱，半夏一两，生大黄十二两，水泛为丸。

（评议）是症胸满潮热，谵语黑苔，已皆是阳明实结之征。况更证以右寸关之沉滑，胃有宿食，显然可知。此皆祖愚所自言，则开口所谓外感内伤之症一句，究竟是外感是内伤，抑何庸陋卑劣以至于此。其所以左脉沉细且涩，右尺空虚，而肢冷泄泻者，乃前医不知开泄消化，而过于荡涤，伤其阳气，非本然之虚馁，则遽谓内伤，且直以为阳证阴脉，法在不治者，岂非张大其辞，言之太过，此亦庸医自为卸责地步之恶习，有学识而能肩大任者，必不屑作此语。幸而投药恰当，升清分利，温养脾胃，而仍参用楂朴，泄满消食，尚是应有尽有，宜其泻止而脉转沉实，仍显出阳明实结现状。又继之以清热泄满，导滞消食，迨矢气自转，府实昭著，即为因势利导，一鼓荡平。始终治法，无一非阳明府实之正鹄。在陆氏书中，最为精切有味之作，至手足微冷，陆氏原本如此，玉瑛本改作厥冷，则言过其实，病情有大不同者，宜从原本。润字丸方，在陆氏医验中止九味，有白术、无牙皂、杏仁、甘草，其力较轻。魏录此方，出于李修之《证治汇补》，考丁元薦所《缪仲醇广笔记》，有润字号丸药，传方不真之说，故并著之。绎陆氏每用此方，其行甚速，当以有牙皂、杏仁之方为近是，若无牙皂而加白术，则反力缓矣。

又：长兴顾玉严，六十岁，伤寒经数医，头疼骨痛已除，而身热烦躁，发赤斑，渐至如狂。祖愚诊之，六脉沉有力，目瞪直视，口噤无声，舌黑芒刺，四肢冰冷，询其大便，二十日不行，年虽高而脉有神，迳投大承气汤，目闭昏沉，阅三时，腹鸣下燥屎，仅有一息，乃以人参、麦冬、归、芍、芪、术调理而安。

（评议）阳明热结，而不知清解其里，再与发表，则胃中郁热，游行于表而为发斑。人多以为阳明胃热之应有，颐则谓此皆多服表药，里热外溃之坏症，故善治里热者，决无发斑之候。仲景书中无此字，正可见古人竟未有此之病名，迨至里热不得泄化于里，而随表药发现于外，斯其道途迂远，舍近行远，病已在不可知之数。况乎阴液灼烁殆尽，故恒人事昏迷，直视谵语，或竟嘿嘿安卧，不动不言。已邻于太上忘情，无声无臭，所以发斑之证，多死少生，不易施救。此案先经数医，未始非柴葛解肌、九味羌活诸方，连啜多天，而变幻如是。所幸老身犹健，经得诸公攻错，尚未本实先拨，阴虽大耗，而脉未脱根。则虽热深厥深，口噤目瞪，犹堪背城借一，死里逃生。祖愚治法虽亦平常，而投药恰当，要算有胆有识。

又：祖愚治朱明宇子妇，年二十，未出痘疹，患痰证类伤寒，脉之右手气口洪滑而数，左三部沉实，蒸蒸内热，五六日不大便，腹满气喘，用黄连、枳实、山楂、厚朴、花粉、前胡、桔梗、瓜蒌、生姜两服后，通身发斑，或云石痘，乃用炒黑麻黄、柴、芍、荆、防、甘草、牛蒡、蝉蜕、黄芩、薄荷等味，服后即痰声如锯，气不转舒，谵语发狂，不时昏晕，又用姜汁、竹沥、牛黄、通关散探嚏，吐浓痰数口方醒。仍灌前药，又复昏晕，如是三日，细斑转而成片，呕血数碗，后闻已死。陆以邻居往唁之，身虽冷而脉未绝，即以牛黄丸、竹沥灌下，少顷，手足微动，又灌一丸，有呻吟声，四肢微温，两颧红色，脉大起，反觉洪数而滑。陆谓此时不宜纯攻纯补，用人参、瓜蒌、枳、黄连、黄芩、大黄、元明粉，徐徐温服。用炒麸皮熨腹上，约两时，腹痛异常，即下燥矢十余块，白痰稠积若干，再用独参灌之，以防其脱，六脉弱甚，四肢厥冷，口不能言，精神恍惚，用参、附、归、芍、苓、术之类，元气复，饮食进，调理月余而愈。

杨素园评魏氏类案曰：此非痰，乃温病也。热盛于肺，故现证如此。乃以枳、朴、姜、桔伤其阴，故发为斑疹。又以麻黄等辛温之剂发之，火得风而炽，故痰随气上而昏晕，下之太骤，元气必伤，不得不转用参附以救误。后半治法，均未中肯，观孟英治翁笠渔案，是何等手眼，知前人于温病治法尚疏矣。

（评议）此症热在陆初诊时，右脉洪数而气喘，固是温病，热在肺胃，然左脉亦沉实，而腹满便闭，则里已结矣。祖愚用药，殊未大误，惟清泄肺胃，尚嫌不及，且可用润肠通泄，以涤其实，而仅用山楂、瓜蒌力量太薄，又枳、朴、黄连稍失之燥，生姜则不着落耳。杨氏遽以伤阴责之，竟谓发斑即由此药所误，必不足以服祖愚之心。况是药甫及两服，而已发斑，其人之不大便者，又五六日，则前手投药，或更有柴葛表药在其先，致令胃热提出于表，亦正难言。迨幼科误斑为疹，专事温升发泄，宜乎提起痰涌，谵语昏狂，且致呕血，升散治斑，为祸如是。可知宋元明人，惯用葛根升麻汤之害。而近人书中，犹有称升葛可治阳明发斑者，岂非杀人利刃，厥后昏晕几绝，计惟有大剂清胃解毒，如紫雪、至宝之类，庶为近似。祖愚止用牛黄丸，尚嫌力量未逮。又其后之三黄加参，尚不甚谬。而杨谓下之太骤，却亦自有其故，即以王金坛治余太史例观之，始知河间直格一案，非人有阅历者，不能道其只字。及至燥矢已去，脉弱肢厥，自然非参附不能并挽垂绝之阴阳，病则十死一生，极到可惊可噩之地位。药则硝、黄、参、附，费尽九牛二虎之精神，杨谓未尽中肯，固亦持之有理，然亦未免吹毛求疵，责备太过。要之就事论事，此案要自可传，正惟硝、黄、参、附，辉映后先，观其大推大扳之由，即知因物付物之妙，素园所谓前人温病，治法尚疏，实是吾国医学进步之阶级，非粗心人所能知也。

孙文垣治张二官发热头痛，口渴，大便秘结，三日未行，脉洪大。曰：此阳明、少阴二经之证。用大柴胡汤行三五次，所下皆黑粪。夜出臭汗，次日清爽，惟额上仍热，用白虎汤加葛根天花粉。因食粥太早，复发热咳嗽，口渴殊甚，且恶心，用小柴胡加枳实、山栀、麦芽，次日渴不可当，改以白虎汤加麦冬、花粉，外与辰砂益元散，以井水调服五钱，热始退，渴始定，不虞夜睡失盖，复受寒邪，天明又大发热，人事不知，急用小柴胡汤加升麻、葛根、前胡、薄荷，汗出热退，神思大瘁，四肢皆冷，语言懒倦，且咳嗽，以生脉散加石斛、百合、大枣、白芍，服后，咳嗽寻止，精神日加，饮食进而愈。

（评议）头痛口渴，脉洪大而便秘不行，多是阳明见证，当与白虎合凉膈散法，已是应有尽有。必谓与少阴合病，而投大柴胡，终是明人执一之见。究竟柴胡升阳，不宜温病，所以大解通，臭汗出，而额热未退。再投白虎加花粉是矣，何以必杂之葛根升提胃气，则发热咳嗽，而渴甚恶心，柴葛升多降少之咎，岂不彰明较著，乃以归咎于食粥太早，虽足为自己解嘲，终是所见未到，而复以柴胡升之，试问咳嗽恶心，气火上升者，又当何若？至次日而渴不可当，柴胡升阳之功力显矣。玉璜于此，仅谓半夏、枳实、麦芽，皆耗阳明津液，而不及柴胡，犹非擒贼擒王手段。乃改用白虎等清降之法，而始热退渴解，药与病应，理有可凭。至次日而又发热昏愦者，或前此小柴胡之性，乘时而动，未必果以复感得之。如果又受新邪，当其畏寒，且热亦不当如是之剧，而乃又是柴胡、升麻，大提特提。窃恐屡经反复之余，当不起此一派升阳鼓动之力，以理言之，此方必有大害，而乃自谓汗出热退，恐是自欺欺人，实则热甚神昏而无寒者，此药必无倖效之事。且此之大热，亦岂可以汗解者，是皆明人习惯，自道其道，万不可听者。读元明人书，最难尽信，如是勉强效颦，无不偾事之理。

丁长孺先醒笔记：朱远斋治从祖近湖公少年，因房劳食犬肉伤寒，诸医以其虚也，攻补兼施，至发狂登屋，奔走号呼，日夜令壮夫看守，几月余矣。急走使延朱，朱先令煎人参膏二斤以待，用润字丸药数钱下之，去黑粪无算，热遂定。奄奄一息，邻于死矣，徐以参膏灌之至一百二十日全瘳。

（评议）此案止言狂走号呼，叙证未尽明晰，但用润字丸而可去黑粪无算，则此丸之力量必重。可知今所传方，未必果真。《先醒斋笔记》者，本丁氏采仲淳治案为多，后缪氏又增入诸方，遂名广笔记。今共称为缪氏书者以此，而是案称从祖近湖公，则是丁氏之人，不可误认仲醇，故题以丁名，昭其实也。

张氏医通：王公峻子四月间感冒，昏热喘胀，便秘，腹中雷鸣，服硝黄不应，图治于石顽。其脉气口弦滑，按之则芤，其腹胀满，按之则濡，此痰湿挟瘀，浊阴固闭之候，与黄龙汤去芒硝，易桂、苓、半夏、木香，下瘀垢甚多。因宿有五更咳嗽，更以小剂异攻，加细辛润之，大抵腹中奔响之（缺页）

（见《绍兴医药学报》1926）

65. 古今医案评议（二）

虚人感冒类

感冒新邪，法当疏泄，仲圣桂枝麻黄之法，虽曰主治太阳病之中风伤寒，似与今之感冒不同，实则初感之风寒，邪在太阳，至轻至浅，亦即感证之一。仲圣既立桂麻解肌发汗之大法，而即曰尺中迟者，不可发汗，知真阴素弱之人，纵使有表当疏，自有不可不迟洄审愿者，后人因此而立参苏饮、补中益气等汤，以为补中兼发，可以两合机宜。岂知病情各殊，变化不一，颐不敢谓虚人外感，必无巧合参苏、益气之症，然亦胡可拘守呆板之方，以应无穷之变。读古人治案，自有条理可寻，然且未免得失互呈，瑕瑜不掩，则虚之字，所赅者广，而感受新邪，亦必各有不同之点，如执死方以治活病是赵括徒读父书，可操必败之券矣。爰集旧案，以于准绳，即江皇南魏玉璜内伤一门之旧例也。

许学士本事方，丘生者，病伤寒，许诊之：发热，头痛，烦渴，脉虽浮数而无力，尺以下迟而弱。许曰，虽麻黄证，而尺迟弱。仲景云，尺中迟者，荣气不足，血气微少，未可发汗，用建中汤加当归、黄芪冷饮，翌日脉尚尔，其家煎迫，日夜督发汗药，言几不逊矣。许忍之，但只用建中调荣，至五日，尺部方应，遂投麻黄汤，啜二服。发狂，须臾稍定，略睡，已得汗矣。信知此事为难，仲景虽云，不避晨夜，即宜便治，医者须察其表里虚实，待其时日，若不循次第，暂时得安。亏损腑脏，促寿以限，何足贵也。

（评议）既曰此是麻黄症，则必畏寒无汗可知，脉浮且数，发汗因宜，惟尺中迟弱，则下元素虚，妄与升发，摇动肾根，为变必巨（案中尺以下三字，当作尺中）。黄芪建中加归，滋血液而立中州阳气，使砥柱有权，必至脉已振，表证未除，然后一鼓驱之，乃无回愿之虑。然且服汗药而先狂后汗，尚是正与邪争之象，设不预为之防。岂非得汗与否，尚在不可知之数，而变且莫测耶，读古人误表变剧诸条，正可与此案互相对勘。

朱丹溪治案：从俞东扶古今医按本。一人素嗜酒，因暴风寒，衣薄，遂觉倦怠，不思饮食，至夜大发热，遍身疼痛如被杖，微恶寒。天明诊之，尺脉浮大，按之豁然，左为甚，因作极虚受风寒治之。人参为君，黄芪、白芍、归身为臣，苍术、甘草、木通、干葛为佐使，大剂与之，至五帖后，通身汗如雨。凡三易被得睡，觉来诸证悉除。

（评议）发热身痛恶寒，诚是仲景之所谓麻黄证。然脉大而空，左手尤甚，本实先拨，显有明征。仲景说尺中脉微，此里虚也。须表里实，津液自和，便自汗出愈。又说尺中迟者，不可发汗，慎重叮咛，最宜注意。然仲师虽有是论，尚未明示治法，得学士、丹溪二条，其亦可以隅及矣。但仲师所说应发汗者唯取漐漐微似有汗为佳，而此条竟谓汗如雨，二易被宁非大谬。

（又）从俞氏古今医案按本。卢某年四十九岁，自来大便下血，脉沉迟涩，面黄神倦者二年矣。九月间因劳倦发热，自服参苏饮二帖，热退，早起小劳遇寒，两手背与面紫黑，昏仆少时却醒，身大热，妄语，口干，身痛至不可眠。

丹溪脉之，三部不调，微带数，重取虚豁，左手大于右手，以人参二钱半，带节麻黄、黄芪各一钱，白术二钱，当归五分，与三五帖，得睡，醒来大汗如雨，即安。两日后，再发热胁痛咳嗽，若睡时，嗽不作而妄语，且微恶寒，诊其脉不思饮似前，而左略带紧。丹溪曰，此体虚，感寒也，仍以前药，加半夏、茯苓，至十余帖，再得大汗而安。后身倦不可久坐，食用补中益气去凉药，加神曲、半夏、砂仁，五七十贴而安。此丹溪治案，魏玉璜误用许学士，今王孟英校刻本，虽已注明，而尚有许曰二字，非也。

（评议）素有便血，中气大伤，津液已耗，初之发热，亦是感冒新凉，故服参苏饮而热退。再因劳感寒发热身痛，仍是虚人之伤寒。虽有手面紫黑、昏仆妄语不情之症，而自知身痛至不可眠，则乍昏即醒。非类中之猝仆，脉既不调，重取虚豁，自当以极虚受寒，治其所重，以参、芪、归、术，合带节麻黄并投，补而且发，又是一定规范。至再发热而脉带紧，确又感受外寒，诚以内伤不足之人，得汗之后，卫阳气衰，表不自固，腠理一开，感寒更易，仍守前方，不为摇感，定识定力，尤其可师。而后之神倦不食，连授益气，正以此人便血已久，面黄神倦者二年，脾胃清阳下陷，东垣成方，本为此症而设，是治其向来宿恙，非是病后调理通套之方，读者断不可与薛立斋诸案，混作一例观。但麻黄必无可用三五帖及十余帖之理，且一则曰，大汗如雨；再则曰，再得大汗亦误会。

（又）从古今医案按本。一老人，饥寒作劳，患恶寒发热，骨节疼，无汗，妄语时作时止，自服参苏饮取汗，汗大出而热不退。至第四日，诊其脉，洪数而左甚。朱曰，此内伤证。因饥而胃虚，加以作劳，阳明虽受寒气，不可攻之，当大补其虚，俟胃气充实，必自汗而解，遂以参、芪、归、术、陈皮、甘草，加附子二片，一昼夜尽五帖，至三日，口稍干，言有次绪，诸证虽解，热尚未退，乃去附，加芍药。又两日，渐思食，颇精爽，间与肉羹。又三日，汗自出，热退，脉虽不散，洪数尚存。朱谓此脉洪当作大论，年高而误汗，以后必有虚证。又与前药，至次日，自言病以来，不更衣十三日矣。今谷道虚坐努责，迸痛而如痢状，自欲用大黄等物。朱曰，大便非实闭，乃因误汗，而虚不得充，仍用前药，间以肉汁粥，及苁蓉粥与之，翌日浓煎椒葱汤浸下体，方大便。诊其脉，仍未敛，此气血仍未复。又与前药，两日小便不通，小腹满闷，但仰卧则点滴而同。朱曰，补药未至，与前方倍加参、芪，两日小便方利。又服补药，半月而安。

（评议）高年气液两衰，而饥寒作劳，感邪易入，参苏饮虽专为虚人感冒而设，然苏叶辛散，葛根升泄，夫始非发散猛剂，汗大出而热不退，已引起虚阳升腾莫止。第四日之脉，但言洪数而左甚，似尚是阳明热盛之实症，然下文一则曰脉虽不散，再则曰脉仍未敛，可见当初洪数之中，不任寻按，外似有余而豁然中空，宁非过汗而阴液大泄，浮阳飞腾几有欲脱之虑。丹溪谓当大补其虚，俟胃气充实必自汗而解。正与仲圣须表里实，津液自和，便自汗出愈之一条，同符共轨，而参、芪、归、术之中，引以少许附片，是预为亡阳防闭，目送手挥，尤甚心细，连授三日而言语有绪，养阴涵阳，魂魄精神，始返其宅，而热犹未退，仍是阴液未充，附去芍加，惠顾阴分，至胃气昭苏，更以血肉有情，助其布濩。又三日汗出热除，脉乃不散，可见老人阴津本少，伤之甚易，调复大难，过汗变端，思之可畏，其十三日不更衣者，无非汗后液伤，胃肠枯涸，虚坐努责，岂可与滞下齐观。误与通肠，必使前功尽弃。此又不仅在识之既确，而全在守之能坚。方不有始鲜终，功亏一篑，案中叙述症情，曲折明白，无一模糊浮泛之辞，是古书中最不多得者，断不可草草读过，食而不知其味。

魏氏续类案：陈三农治一老人，患头痛恶寒，骨节疼痛，无汗谵语，自服参苏饮取汗，脉洪数而左甚，此胃虚作劳，阳明虽受邪气，不可攻击，当补其虚，俟胃气充足，必自汗而解。以参、芪、归、术、陈皮、炙草，加熟附子，四五剂诸证虽减，但口干热未退，遂去附子加白芍，渐思食，汗出而安。

（评议）此条完全剿袭丹溪治案，而删节不完，即议论多所不妥。且令用药俱不允当，开首无饥寒作劳一层，则胃虚作劳一说，全无根柢，又删去汗大出热不退，则参、芪、归、术、附，已无一为当用之药。脉但言洪数左甚，后文又无不散未敛二层，则既洪且数，又左为甚，安见非气升火浮，肝胆之阳，上扰肆虐，阳明受邪四字，直同呓语，而补虚诸味，岂洪数左甚之脉所宜，再加附子，独不虑火上添油，益张其焰乎。而附子又无分量，大失丹溪翁斟酌尽善之旨，须知要抄袭前人成作，亦必稍有学问识见，然后悟得古人佳处，即使偶有雷同，或尚能为识者所谅，似此不问理由，陈编盗窃，且将古人精义，抛弃无余。岂仅买椟还珠，真是点金成铁，吾不暇为三农惜，不禁叹吾国医学，黑暗之不可问也。

又：龚子才治一妪，年七旬，伤寒初起，头痛，身疼，发热憎寒，医以发散数剂，不效。淹延旬日，渐不饮食，昏沉口不能言，眼不能开，气微欲绝（魏曰纯见阴证。又曰凡实证而见此，亦宜独参猛进，贫者以重剂杞地，少入干姜），与人参五钱，煎汤徐徐灌之，须臾稍省，欲饮水，煎渣再服之，顿愈。又十年乃卒。

（评议）高年阴液本衰，虽有表证，万不能浪投发散，乃数剂不效，虽不言误汗之害，然淹延不食，神昏不语，气微目闭，无非汗后阴阳两竭，邻于欲脱，独参养阴，不易之理。玉璜谓是阴证，须知此是阴虚阴竭之阴，绝非阴盛阴寒之阴，浑言阴证，尚虑学者认证不清，则毫厘之差，千里之谬，甚且有以人参为回阳上将者，则阴阳颠倒，终其身堕五里露中矣。观玉璜又谓贫者用重剂杞地，少入干姜，其旨自见。但魏谓实证见此，亦宜独参，则证情到此，成无实理，且实症又安有用独参之法。魏意盖谓其先纵是实证，而变化如此，亦当峻补耳。然立言究欠分明，爰为申其大旨，庶令人一览了然。

江篁南名医类案：项彦章治一人，病发热，恶风自汗，气奄奄弗属，医作伤寒治，发表退热而益剧。项诊脉，阴阳俱沉细（江曰阴脉），且微数（江曰论证宜桂枝汤，然脉当浮缓，今沉细，又无头痛，内伤何疑），以补中益气进之，医曰表有邪而以参芪补之，邪得补而愈成，必死此药矣。项曰，脉沉，里病也，微数者，五性之火内煽也，气不属者，中气虚也，是名内伤。经曰，劳者温之，损者益之，饮以前药而验。

（评议）此是太阳病之桂枝症而气息弗属虚证固也，既经发表而热益剧，脉反沉细微数，阳证阴脉是气虚阴液不足，仲圣谓须表里实，津液自和者。东垣益气一方说者谓是阳虚外感之妙方，对于此证间为允协，篁南谓无头痛，遂直以为内伤，其意将谓此无感邪则殊，未允益气之升柴，即为兼感而设，如果纯是内伤，则升柴亦胡可一例乱投。

（续类案）李怀兹治一妇，素禀羸弱，产育过多，常患头痛，背上畏寒之极，夏月必用绵絮裹首，复衣掩背，初冬伤寒发热，头痛异常，周身痛楚，膝下与手臂背不温，而手心独热，胸膈无恙，二便如常，或用表药，热势不减，畏寒转增，胸膈迷闷，二便艰涩。李用补中益气汤加蔓荆子，微汗而安。盖此妇素常阳气不升，而头痛背寒，复与发散，伤其卫气，所以热不除而转加畏寒也。用补中益气汤以升举清阳，卫得参芪之力，自能祛邪外散，此东垣之微旨也。

（评议）果属脾胃阳虚之体，清气不升，而微感寒邪，则东垣益气成方，可谓天造地设，针对良药，是案中所谓胸膈无恙，二便如常两句，更是用参芪术之要诀。盖必如是，则胸无痞结，并无浊垢，补中乃不碍中，然据李某此案，则虽是阳虚有证，而又曰素禀羸弱，产育过多，常患头痛，手心独热又俱是阴虚确据，浪投升柴必有流弊，况又在用过表药之后，胸膈已是迷闷，二便已是艰涩，则明明表药升散扰其浊阴升多降少，而乃谓参芪术甘之腻补，升柴之升提，可以有功。其胡可信此，必浅者妄为之，而玉璜不察。一例采之，几乎其不误尽天下后世也耶。

林观子《伤寒折衷》，从续类案：本一人头痛，身热体痛，伤寒证也。然舌干燥，好沉睡，诊之，脉豁大无伦次，知其劳于房，欲复感邪也。与补中益气汤，入人参一钱五分，服之得汗热减，三日内进八剂渐起食粥而安。初服彼甚疑之，见药入口，必小汗漐漐，周身和畅，始信而服之。

（评议）头痛身热体痛，太阳证也，而兼有嗜卧，则似是少阴，然少阴脉当微细，而反豁大无伦，设使果是少阴症，又是阴虚于里，而阳浮于外，似此脉症相反，而可径投升柴，速其立蹶。此其药理病理，宁不预□已极。纵有人参，亦必不妥。而乃可服八剂。此其信口雌黄，响壁虚构，盖亦可想而知，况又谓知其劳于房欲，则肝肾阴虚，补中益气，最是毒药。嗟乎！阴虚阳虚，薛立斋着书盈尺，尚在梦中，固不当责之自郐以下，然玉璜既录而不删，则亦胡可以不辨。

《缪仲淳广笔记》：梁溪一男子，素虚，春中感冒，头痛肌痛发热。

羌活二钱，麦冬三钱，炙甘草一钱，紫苏一钱五分，北细辛七分，前胡一钱五分。

次日头痛止，热未退，口渴。缪用白芍、五味子。人曰，风未退，遽用酸敛，何也？曰，因人而施尔，一杯即愈。麦冬三钱，甘草一钱，括蒌根二钱五分，干姜一钱五分，桑皮三钱，桔梗一钱，白芍一钱，五味子五分。

（评议）此虽亦是虚人感冒之例，然叙症不能明析，又不言脉，未可为后世法。广笔记多有此弊，读者亦胡可不辨淄渑，模糊学步耶。

陆氏医验：从魏玉璜节本，养愚治丛邑宰，烦劳忿怒，饮食不思，已数月矣。初春患左胁痛不能向左眠，又感冒，遂咳嗽喘促，汗出恶风，呕恶饮冷，胸脘痞塞，烦躁泄泻，耳鸣，手指肉瞤，振摇不已，脉之，两寸微浮而涩，关尺微虚不固。曰：凡靠左不得眠者肝胀，靠右不得眠者肺胀，及咳嗽自汗，喘促下泄，俱难治。况涩脉见于春时，金来克木亦可畏，幸神气尚未乏，两寸带浮，尚有微阳，小便稠黄犹长，面色焦黑而微有黄气，犹可疗也。仲景云，脉虚微弱下无阳，又云微虚相搏，乃为短气。又云微浮伤客热。东垣云，阴先亡阳欲得去，乃见热壅口鼻，谓之假热之证。此盖得之七情伤阴，烦劳伤阳，风寒乘虚入客，胸膈痞塞，因邪在半表半里，又为冷水停凝，证似支饮结胁，侧不能卧，寐觉痛作，虽饮留肝实，亦是元气不充不调合之诸证，俱属正气已伤，宜调养气血，使邪自散，用顺气养荣汤，加桂枝、甘草，二剂诸证顿减，易以补中益气，少佐小青龙汤一二分，以和荣卫，一剂，自汗喘呕病已除，第痞塞胁痛不甚减，更以六君子倍半夏、陈皮，少佐蔻仁、木香，胸痞胁痛亦止，又与四神丸实脾，肾气丸固本，调治月余而痊。

（评议）此是膏粱之体，春寒外袭，水饮内留，汗出恶风，明是新感，喘嗽胁痛，呕恶胸痞，皆是饮证。泄泻一层，泛言之，则曰脾胃两虚，质言之，仍是引流于下，水走肠间，漉漉有声者耳。凡痰饮浸渍，遂络不宣者，侧卧则络脉更窒，气愈不舒，故喘嗽益甚。向左向右，无甚辨别，昔人左为肝胀，右为肺胀之分，本是误会。《内经》肝生于左，肺脏于右，造此臆说，岂不知肝之部位，正在右偏，而肺为华盖，左右无异耶，苟以理想言之，毋宁谓左卧则肝气不能升，右卧则肺气不能降，似犹近是，然尚是空言，何如屏而去之。专以化饮宣络，运行气滞，而其恙自愈之为佳乎。此证治法，只宜轻疏新感，温和涤饮，初无奇巧可言，且积饮渐化，则泄泻自已，亦可一举两得。惟胁痛而兼烦躁饮冷者，颇似肝胆郁热，然脉无弦劲数大，即饮冷一层，可置弗论。养愚议论虽多，完全浮泛空疏，竟无一句切当可听，且气滞饮凝之候，脉涩不利，是其常态。浮则感邪在表，尤其浅近易知，而必行春得秋脉，金来克木，大言吓人，岂不可哂。即曰肺脉浮涩，则新感而兼有停饮者，病本在肺，有是病而有是脉，亦正相合，何足为怪，至引东垣阴阳亡去，热壅口鼻，谓之假热云云，则是阴虚戴阳之症，而此人忿怒烦躁，确有肝火，亦当并顾，乃只知有七情伤阴，烦劳伤阳，邪在半表半里，元气不充不调，正气已伤，宜养气血。一派空空洞洞，不着痛痒话头，实是庸陋之尤，一钱不值。须知此等通套语，是八股时代之滤墨卷，看似无处不可用，实则必无切用之处。有学识者，必不肯出此，惟薛立斋、冯楚瞻、赵养葵等书中最多，而景岳亦有时未能免俗，前明学警之陋，即此可见一斑，学者一染此习，即终其身淘汰不净，而学问见识，亦必无清澈可言，最宜慎之。且须有此眼力，以为读书之法。凡医书中无此通套恶习者，其书必有发明，苟有此等论调，则必谫陋不足观矣。陆民顺气养荣汤，是归、芍、芎、苓、木香、陈皮、蔻仁七物，书专喜以此类方药，治膏粱辈之轻微外感，特为独得之秘，其意以归、芍和血，余则行气，质直言之仍不脱通套之陋，殊不足法。而此证以归芍治水饮喘咳，呕恶胸痞，尤觉不伦，幸有桂枝，尚能合法。然甘草虽是古法，而痞满作呕者，必不可服。仲景服桂枝汤吐者一条，不可不知也。更方用补中益气，则对于喘满呕恶诸证，当得效力如何？病升药升，不知渠何以想得到，写得出，佐之小龙，以治水饮，本是圣法。而又妄谓以和荣卫，可笑孰甚，至末后之四神肾气，居然认作善后之妙剂，吾不知饮家多服五味，利害又当何如，小青龙汤之五味，非专将也。

又：养愚治吴子玉病发热头痛腰疼，烦躁，口渴无汗，有主麻黄阳者，有主羌活冲和汤者，脉之，阳部浮数，而不甚有力，阴部沉弱而涩。曰，此证时脉，有两感之象，必重有所用力，兼之房劳而得者，不可轻汗，宜先投补剂托住其气血，待日期而汗之。或曰，太阳证而用补，仲景有此治法乎？曰，虽无此治法，而未尝无此论。太阳证宜汗，假令尺中迟，不可发汗，何以知之？以荣气不足，血少故也。今才脉浮数而无力，表证甚急，尺脉沉弱而涩，则里虚可知，伤寒有失汗而传里者，亦有误汗而传里者，此证是矣。众不决，姑服羌活冲和汤，一日夜二剂，前证俱剧，仍不得汗，拟麻黄汤，亡阳谵语即见，毙可立俟也。乃用补气养荣汤二剂，病未减，亦不剧，诊之寸关如故，两尺稍有神，再二剂，又约一日夜，方以参苏饮微汗之，汗后诸证悉愈。

（评议）此案曰从许学士得来，然阴脉涩弱，不过荣血不足，津液不充而已。何以谓之两感？两感之症，乃谓一阳一阴，两经俱受外邪，感而成病。非为阳经受邪，而血虚不胜表汗者言，且又附会有所用力，乃房劳二者，为捕风捉影之辞。既能危言耸听，复以予智自雄，操术虽工，而市井之态，未免可哂。试问两经俱感外邪，而可以专于投补，补住外邪乎，仲圣有不可发汗之禁，亦何尝有托住气血之谬。学士建中，仍是桂枝，可师可法。若养愚为之，则惟有大补气血而已。误汗传里，变证固多，然此案尚未服表药，尚未有里证，何得遽曰此证是矣。语气不合，尤为可笑。至服冲和汤而加剧，本是应有之变，设再大汗亡阳，又岂仅谵语一证，仍是拟不于伦，补气养荣汤者，亦是此君自制。方乃八珍去草、地，加木香、蔻仁，不过呆补之中，参以行气，亦是七寸三分之帽子，随便都可以合得上去，非切当之药，许学士嗜建中加归，不如是之浑浑也。

又：养愚治丘全谷：年方刚，九月间，忽身微热，头病痛，心神恍惚，有时似梦非梦，自言自语，医谓轻伤寒也，当发散之，用解表剂，汗不出，热反甚，妄言见鬼，前医因无汗欲再表，病家疑之。又延一医，因妄言见鬼，谓热已传里，欲下之，而大便之去未久，不能决，陆脉之，轻按浮数而微，重按涩而弱，微数者，阳气不足也。涩弱者，阴血不足也。此阴阳俱虚之候，不可汗，尤不可下。主表者曰，汗既不出，何谓阳虚？曰，此证虽有外邪，因内损甚，气馁不能通邪外出而作汗，法当补其正气则汗自得而邪自去，若再发之，徒竭其阳，而手足厥逆之证见矣。其主下者曰，仲不云，身热谵语者，有燥矢也，何不可下。曰，经谓谵语者，气虚独言也，此证初止自言自语，因发散重虚，其阳所以妄言见鬼即《难经》所谓脱阳者见鬼也。王海藏曰，伤寒之脉，浮之损小，沉之损大，或时悲笑，或时太息，语言错乱失次，世疑语狂言者非也，神不守舍耳。遂用补中益气汤，加附子姜枣煎服，一日二剂，至晚，汗濈濈而来。清晨身竟凉，头不痛，第人事未甚省，此阳气少复，阴气未至耳。仍用前汤吞六味丸，旬日犹未精彩，调理月余而愈，盖此人因房室之后，而继以劳也。

（评议）阴虚阳旺之体，稍有发热，无不似睡非睡，似梦非梦，自言自语，喃喃不绝，而睡梦中则恍惚变幻，如有所见，大率心思灵敏，而骨干柔脆多火之瘦人，无不如此。

若愚钝无知者，必不多梦，以即脑中之影，虽无是景，而未尝无是影，即其人平素幻想，诚未有此。而偶尔冲动，昙花一现，脑经中已含有景象，睡中偶尔发见，即可随机变化，演致不可思议。吾人穷年矻矻，坐拥书城，脑之用尤多，则此中幻景尤为不可思议，所以梦境亦是不少，昔人谓至人无梦，愚人无梦，诚是确论，迨至身有发热，则气火上乘，脑承其焰，而变幻尤为奇特，更非平时可比，必至热解之后，则梦境亦恬，此何常有虎物凭之，特非个中人，不能自言其底蕴，而旁观者，因疑生惧，附会必多。更有庸医为之敷左，则市虎三人，已成确证，而彼此皆鬼话连篇矣。此东坡之续，究非医理正宗，是案因身热而恍惚呓语，本不足怪，妄投解表汗不出，自然气火益浮，热愈炽而乱梦愈多，故证情虽是阳明，然热在经而不在府，又安有妄下之理。陆谓脉之微涩弱，是阳气阴血不足，一味泛辞，此公惯伎，最是可厌。当补止气一句，空空洞洞，全无着落。若误汗徒竭其阳，又岂仅用足厥逆之一端变证，可见陆氏识力，断不能说出真谛，又谓谵语是气虚独言，则以伤寒论中之谵语郑声二者，混作一气尤甚可嗤。须知阴虚人发热时之独语，但观情状，颇似昏倦之极，势殊可畏。抑知身热一解，神思清明，并非阳明热实之谵语可比，料不当误认郑声，断作大虚，妄投补阴腻药，是可置之不问，任其自然。寿颐屡有经验，绝无变幻可危之候，设与腻补，则助桀矣。而更以脱阳见鬼，强为比附，则失真愈远，疑幻愈多，不可信也。王海藏神不守舍四字，岂非为阴虚阳浮写照，而可谬授补中益气，试问浮者愈浮，当得若何变象，况既认病是房劳，则肾阴伤者，如何可用摇动肾根之法，且既解表而汗不出，附子又是何意？离经背道，荒谬极端，邪淫辞，误人不小，果有此案必无获效之理。

又：陆祖愚治曾邑幸，因隆冬出入劳顿，感冒发热，骨痛而极倦怠，气难布息，脉之左弦右缓，与疏气养荣汤二剂，病者见用归、芎，谓伤寒何以递投滋补。陆曰，此家传治类伤寒之方，毫无差池不必疑也，服后其病如失。

（评议）感冒发热，而骨痛倦怠，亦是恒有之事，凡初感在表，右脉本不必洪大有力，以气口主内，表病未传者，右脉未必皆同左手，亦犹舌苔本于胃气，凡初感而胃痰浊者，舌皆不腻之例，正不得以脉之左弦右缓，而递谓本虚也，陆氏疏气养荣汤，今本三世医论中无之，然归、芍、芎、苓、木香、豆蔻六物，则陆氏养荣之秘本，竟谓家传良法谓毫无差池，谂痴符耳，尤其可鄙。

魏氏续类案：冯楚瞻治刘君乡试入都，长途冒暑，气已伤矣，复日夜课诵，未几壮热头疼，咳嗽干哕，不寐神疲。脉之，两寸俱洪，两尺俱弱，右关沉取则无，此犯无胃气之证矣，非温补脾肾无济也。而以暑天热病，坚不肯服，乃坐视数日，热益甚，复延诊，其脉转躁涩无力，此久热阴阳愈伤也。与大剂熟地、人参、白术、麦冬、五味子、牛膝，二剂，诸证渐愈。惟哕声间作，胃脉不起，犹不喜食，乃早以生脉饮送八味丸，去丹皮、泽泻，加鹿茸、五味子、牛膝，晚以归脾汤去木香、甘草，加五味、肉桂一补先天，一补后天，痊愈。又同时彭公子亦患是病，身热两月，服补中益气加减，已数十剂，不知此方乃为虚人发散而设，不宜久服。且时当夏月，阳气外浮，致令阴阳离决，精气乃绝，面青浮肿，肚腹胀硬，心下痞隔，咳嗽咽痛，口多甜涎，壮热畏寒，五心燥热，口干不渴，足胫常冷，脉则两寸乍洪乍数，两关无力，两尺更微，上盛下虚已极，以前方重剂，另煎人参一两冲服，旬余渐愈，复惑旁言，再用发散消痰，及补中六君加减，遂不起。

（评议）刘症是阴液素虚之体，烦劳动火，津液更伤，壮热头疼，而奔走劳神，势必饮食不调，则胃液亦耗，此于哕而右关所以不应之故，此时若明告以养阴涵阳，滋润胃液，病者无不首肯之理，乃开口即曰冒暑，而谓药非温补脾肾无济，则既冒暑邪，而再投温补，自相矛盾，谁不生疑。无怪乎病人自谓暑天热病，不肯服温补二字之药，迨至因循数日，热愈炽而阴愈伤，脉躁者，盖洪数益甚之象，然既躁矣，则数疾可矣，何竟又谓之涩？此即当初立言不慎，启人疑心，以致病情加剧，然症状仍是阴伤，而尚谓阴阳愈伤，冯氏认证不清，终是生平之累，所幸药用参、术、麦、地、牛膝五味，补脾养阴，摄纳敛降，与阴虚阳越，胃津消耗之症符合，自然病魔退舍。然试问与温补脾肾四字，是否针对，窃恐冯氏亦无以自解。然哕犹不除，脉犹不起，纳谷犹未知味，则生脉饮养胃生津，归脾汤补脾健运，已是应有尽有，不假他求，而桂附补阳，终是蛇足，又用鹿茸，则升阳猛将，独不虑头痛哕逆，助长滋甚耶。乃徒知先天后天，泛滥浮辞，以欺不学，适以自彰其陋。总之皆坐辨证不清之弊。彭案身热，亦是阳浮于外，而更以升阳之方，连服至数十剂，遂将湿热痰浊，鼓激升腾，尽壅于上，酿成种种怪象，止有开宣展布，而佐之以摄纳浮阳一法，或尚可疏通壅塞，纳气归元，全真一气，虽去附子，而白术、熟地之壅，殊未合宜，重用人参虽能养阴，亦得小效，然终嫌蛮钝，必非尽善之法。俗子更投发散，又杂以补中，不死不休，滥用东垣法者，弊必至此。世有好读立斋书者乎，当以是案为鉴，此条两案，皆是阴虚于内，阳越于外，虽有头痛壮热咳嗽诸症，本非外感之例，但俗医见此，易认外感，则投药一错，变爻莫测，姑附于此，以为辨症之鹄。

又：冯又治某高年，患足疾初愈，乃途中遇雨，疾趋而回，遂身热自汗，头疼咳嗽，继而吐血，饮食不思，精神狼狈，脉之两寸皆洪大而数，右关两尺甚弱，此劳伤中气，脾不统血也。咳嗽者，火燥于肺也。身热者，元阳浮越也。自汗者，气虚不能摄液也。头疼者，血虚火冒也。与熟地一两，麦冬四钱，炒白芍六钱，牛膝一钱，五味子一钱，制附子一钱二分，另煎人参汤冲服，数剂，咳嗽血俱止，早晨生脉饮，送加减肾气丸，午后加减归脾汤，服之痊愈。

（评议）高年本有足疾，遇雨疾趋，劳伤中气，虚阳徒浮，身热头疼，自汗咳嗽，皆阴虚阳无所附。外越上升，凌属肆虐，虽曰遇雨，却非外感，纯是内伤，吐血亦气升火升，失其故道，上行逆满，高年得此，精气神几无一不散，狼狈固宜。脉寸洪尺弱，又是有升无降，显而有据。冯谓劳伤中气，脾不统血，尚是泛辞，不甚切当，药用参、麦、地、芍、牛膝、五味，大剂滋阴敛阳，摄纳下降，于法最合。惟附子温燥，对此气火升浮之失血，殊非良治。且即使多汗，而在发热自汗之时，尚不到亡阳地位，遽投参附，亦嫌太早，冯氏自信全真一气阳太过，往往囫囵吞枣，不事增减，终是呆钝不灵，且本方有白术，无白芍，据案中脾不统血一句，楚瞻且专为方中白术设法，似其意仍用一气全方，决不以芍易术，今魏玉璜本则作白芍。寿颐意中，谓是证法当养阴敛阳，用芍为宜，因从魏本，然非楚瞻本意，至末后加减肾气，加减归脾二方，亦未脱囫囵吞吐之旧习者耳。

又：马元仪治安氏子，年二十，初得恶寒发热身痛证，诊得内伤之脉，而显阳微之象。曰，此病枝叶未害，本实先拔，乃阳虚受邪证也。若误行表剂，则孤阳飞越，而危治立至。常用参术等大培元气，以摄虚阳，加桂枝透表以散外邪，不信，越四日发热不休，自汗不止，神气外扬，或且欲用柴胡解表之剂，乃曰，此证似太阳而得少阴之脉，当是平素下虚，故真阳上越耳，遂定参芪建中汤而别，或复谓外邪初入太阳，表散即愈。若徒进参芪，适助邪而滋患也，越三日证变危笃，再诊脉几微欲绝，汗出如雨，昏沉欲绝，此非大剂温补，不能挽回，以人参六两，合附桂理中汤，连进三剂，汗渐收，脉微续，神气尚未安和也。复用人参三两，附子五钱，方得阳气内充，余邪尽从外达，两颐透发渐调而安。

魏玉璜曰，此症起初固虚，而原有邪热，至汗止脉复之时，第宜大剂养阴，其危立已，乃久用桂附，遂致发颐，尚得为善治乎哉。

（评议）阳证阴脉，仲景所谓荣汗不足，血少故也。建中护阴而兼泄感邪，最是正当。较之参术加桂枝，更高一筹。其后变证危笃，脉微而大汗错觉，必是误服柴、葛、羌、防等所致，斯时阴阳俱亡，已成脱症，参附救急，必不可少。然苟药与病应，汗收脉续，即当去阳药，加阴药，专收溃散之阴，方是正治，附桂久服，诚非所宜，发颐余毒，未尝非温药太过所致，魏评极是。即据马氏自言余邪尽从外达一句，可知此病当初，自有邪热，则连用附、桂，更非所宜。

黄醒泉治案：张云伯夫人，病后未复，春寒特甚，加以劳动伤阳，痰饮内扰，昨夜陡然寒起四末，形凛发战，脊背竟如水泼，继即发热如燔，微微自汗，今日表热虽解，头痛未蠲，凛寒未撤，胸闷腹胀，溺少便闭，病久液亏，不任多汗，与寻常感冒，法应轻疏解肌者不同，况复怒木支撑，升多降少，更不可误投温散，触动危机，议宣肺化痰，调和营卫，而疏肝胆之气。

霜桑叶、白蒺藜各三钱，桂枝木四分，湖丹皮一分五同炒，陈枳实四分，淡竹茹一分五同炒，黄玉金一钱，旋覆花、生紫菀各三钱，白芍、乌药、半夏各一钱五分，生牡蛎四钱，橘皮络各一钱，原枝金叙解劈，先煎三钱。

（评议）虚人感冒，原有外邪，亦宜疏泄，所谓忌表者，忌羌防柴葛等，辛温升散之燥药，虑其过汗劫津，扰动气火，横逆莫制耳。非并辛凉开肺解肌诸味而禁之。此症凛寒胸闷，桑叶、蒺藜疏风泄肺，原是正治。桂枝用木，制肝木而兼顾表寒，分量极轻，不虑辛燥，旋覆花、紫苑宣肺气以助肃降之令，抑左升而顺右降，于溺少便闭一层，下病治上，大有巧思。牡蛎开结，于痰饮胸闷腹胀，俱能兼顾。其余柔肝行气，化痰泄满，应有尽有，是亦虚感至当之治法，以视古人但知补药者，尤为灵变活泼，此又非建中呆法，所可等类齐观矣。

再诊，新寒引动肝气上逆，加以立春节届，木火内扰，上冲阳明，呕吐酸苦，下侮脾络，腹痛绵延，便闭溲少，凛寒未除，左脉弦滑，右脉细小，口不渴饮。舌白垢腻，再疏新风而和中气，宣通络脉以泄肝家之滞。

川桂枝四分，大白芍一钱五分同炒，淡吴萸三分，川连二分，全白蒺藜、沙苑子各三钱，川楝子、仙露夏、旋覆花、丝瓜络、海石、竹茹各二钱，黄玉金、橘皮络各一钱五分，乌药一钱，枳实、杜兜铃各八分。

（评议）证是体虚感寒，内挟肝阳痰饮，上凌为呕为满，下侮为痛为胀，方本建中，内外两顾，而泄风柔肝，止呕通滞，涤痰宣络，面面都到。

（见《医学杂志》1934）

66. 古今医案评议（三）

太阳经病

太阳病者，《伤寒论》中之最浅最轻者也。治之合法，一剂可愈。是以古人成案无多，盖以为轻而易治，无以自成家数。薄此而不存，非古书之缺漏也，然使有是病而不用是法，或无是病而妄用是法，则毫厘之失，害亦不可胜言，欲为学者立一正鹄，亦胡可略而不书，舍近求远，采录数条，实不外乎仲景本论之大经大法，且亦止是感冒之轻浅者耳。行远自迩，登高自卑，胥于是乎权舆焉，弗以其仲师轨范而高远视之，则荡平正直之路，尽人可行，吾道其庶有豸乎。

许叔微《本事方》：一人病伤寒身热，头痛无汗，大便不通，已四五日，医者将治大黄朴硝等下之。许曰：子姑少待，予为视之，脉浮缓，卧密室中，自称甚恶风。许曰：表证如此，虽大便不通数日，腹不胀，别无所苦，何遽便下之，大抵仲景法，须表证罢，方可下。不乐，则邪乘虚入，不为结胸，必为热痢也。作桂枝麻黄各半汤，漐漐汗出，大便亦通而解。仲景云，凡伤寒之病，多从风寒得之，始表中风寒，入里则不消矣，拟欲攻之，当先解表，乃可下之。若表已解，而内变，不可胜数，轻者固笃，重者必一死矣。

（评议）密室恶风，此表未罢。不大便腹不胀，是里未急，本非当下之证，桂麻各半，原是仲景之轻剂，以脉浮缓，与麻黄汤症不同，亦是仲师家法。惟仲师法下不嫌迟，正以病自伤寒来，寒邪入里，传变为热，非旦夕间事，如里未结而早用苦寒，药与病反，故多利下，而自明以来，又有所谓温热下不嫌早者，则以病是热邪，里结较易，当下之症必多，总之必有是病，然后可以用是药，无是病必不能用是药，所谓不嫌迟不嫌早者，皆非中肯语。

又：一武官为寇执，数日得脱，乘饥恣食，又解衣扪虱，次日遂伤寒，自汗而膈不利。一医作伤食而下之，一医作解衣中邪而汗之，虽治数日，渐觉昏困，上喘息高。许诊之曰：太阳下之，表未解，微喘者，桂枝加厚朴杏仁汤，此仲景法也。指令医者急治药，一啜喘定。再啜，漐热汗出，至晚身凉而脉已和矣。医曰，某平生未常用仲景方，不知其神捷如此。

（评议）大饥大饱，伤食故也。又加伤寒，本非专是表证，迨既下之后，食伤已去，虽汗之而表未解，又加喘，正与仲景桂枝加厚朴杏仁之法吻合，盖为既汗之后，故不用麻黄而用桂枝，亦仲景师心法也。

坊本《医宗必读》：李士材治张尔和，伤寒第二日，头痛发热，正在太阳。李曰，方令正月，时令犹寒，必服麻黄汤，两日愈矣。若服冲和汤，不惟不得汗，即便得汗，必致传经。遂以麻黄汤热饮之，更以滚水入浴桶，置床下熏之，得汗如雨，密覆半晌易被，神已爽矣。晚索粥，家人不与。李曰，邪已解矣，必不传里，食粥何妨，明日果愈。设令不以麻黄汗之，传变深重，非半月不愈也。

（评议）叙症止有头痛发热四字，已非麻黄汤之完全证，竟谓必当用是汤，已未免颟顸有弊。冲和汤辛温尤剧，诚不如仲景法之轻灵。然何以见其不得汗，又何以见其得汗则必传经。糊涂说去，而不能言其所以然。其理安在？且仲景法即用麻黄汤发汗，亦不以大汗为然，而乃曰得汗如雨，岂非俗子之见。又谓邪解则不妨食粥，一似表证未解，则必不可进食者，此是明季清初恶习，古人何常有此禁例，末谓不用麻黄，则传变深重，非半月不能愈，皆是空空洞洞，大言欺人。士材必不若是浑沌。陆九芝据《图书集成医部》，李氏论吐血破瘀一条，谓必读列吐血于虚劳门中，非士材手笔。颐按是书议论，无一不庸，即治案亦无一精义，明是浅者托名。盖书贾藉以牟利者，而魏玉璜且全收入续类案中。学者不能识破其谬，今苏人习闻士材大名，初学习医，无不捧必读一编，等于枕中鸿宝，欲医学之无陋，得乎。

陶尚文治案：从俞东扶古今医案按本。陶节庵治一人，伤寒四五日，吐血不止，医以犀角地黄汤、茅花汤治反剧，陶切其脉，浮紧而数。曰，若不汗出，邪何由解，进麻黄汤一服，汗出而愈。

江篁南曰，或问仲景言衄家不可汗，亡血家不可汗，而此用麻黄，何也？璜曰，久衄之家，亡血已多，故不可汗，今缘当汗不汗，热毒蕴结而成吐血，当分其津液乃愈。故仲景又曰，伤寒脉浮紧，不发汗，因致衄者，麻黄汤主之。发其汗，则热越而出，血自止也。

魏玉璜校刻江氏类案，有注语曰，赵食葵用此法而效，以见血即汗，汗即血之理。

俞东扶曰，经文衄字，向来只作鼻衄解，不知吐血为内衄。仲景原不鉴定鼻衄也。自非节庵，活书都作死书读耳。但麻黄汤虽为太阳经正药，然非其时，非其经，非其人之质，足以当之，鲜不为害，请勿轻试。怀抱奇术一医者，素自矜负，秋月感寒，自以麻黄汤二剂饮之，目赤唇焦，裸体不顾，遂成坏证。一药客感冒风寒，用麻黄五钱服之，吐血不止而弊，此二证亦进黄连解毒，犀角地黄汤解救之，终不挽回，大可骇也。

杨素园曰，余见伤寒多矣，当邪在太阳时，用麻黄一啜即解，其效甚神。但从未有用至一钱外者，且不须与桂枝同用，若非其经，非其人，诚有如俞氏所言者，曾见一温病，误服麻黄，两颐暴肿，竟溃烂而死，可畏也。

（评议）麻黄质本轻清，而温通上行，其力极速，故开宣肺闭，发散皮毛，奏效甚捷。若有吐血，则邪热入营，逆行上湧，气升火升，已极可畏，降逆镇纳，犹虞不及，本非犀地、茅花一路寒凉，所能有效。况犀角在上，隐含升发之性，茅花又极轻扬，治吐血多不应手者，颐见已，盖暗中尚有升腾之力，是前贤未曾道及者，若能治以开泄下达，或兼破瘀导滞，则血自止。仲景伤寒脉浮紧，不发汗，因致衄者，麻黄汤主之一条，虽似有理可方。然既衄而更与升扬，助之激越，于心终觉难安，否则何以自解于衄家不可发汗及亡血家不可发汗两条。尚文是案，盖既因本论有此一条，比附为之，殆难轻信。篁南、东扶、玉璜诸公，虽欲为尚文表扬，颐终期以为未可。即养葵亦何必非欺人之语。王三阳于脉浮紧不发汗因致衄者条下，亦谓夺血者无汗，即致衄则不可轻用麻黄汤，或点滴不成流者可耳，是可为辨证审慎之一助。夫衄血成流，势已不可，妄授麻黄，而陶且用之于吐血不止之候，宁非妄语。若本论又有太阳病脉浮紧，无汗，发热，身疼痛，八九日不解，表证仍在，此当发其汗，服药已微除。其人发烦，目瞑，剧者必衄，衄乃解，所以然者，阳气重故也。麻黄汤主之一条，则麻黄汤主之五字，必在上文服药已三字之上，所谓服药者，即指麻黄汤而言，文义甚为明了。此传写者脱于上而误缀于下，《金鉴》改正，极是。安有得衄乃解之后，更与麻黄之理？且又明言衄为阳气之重，而更投麻黄升阳发汗，仲景书中，何尝有此条理？尚文作是治案，岂不自托于仲师本论之此两条，无如揆之情理，种种矛盾，颐惟恐学者不察，效颦西家，则大错铸成，方且窃附圣经，归狱仲景，是丹非素，正义莫伸，关系医学前途，实非浅尠，故敢不嫌辞费，备录诸家旧说而申言之。要知俞东扶引证事实两条，及杨素园之说，不可不熟思而审处之也。

俞东扶古今医案按：怀抱奇治一人，积劳后感寒发热，医者好用古方，竟以麻黄汤进。目赤鼻衄，痰中带血，继以小柴胡汤，舌干乏津，怀诊之：脉虚数无力，乃劳倦而兼阴虚也（杨素园曰，伤寒无虚数无力之脉，颐按初感而脉虚数无力，即是阴虚本色。但此案既在表汗失血之后，虚火升浮，又服柴胡，上愈实而下愈虚，脉象如此固宜，若未服麻黄、柴胡之时，或不如此），误投热药，能不动血而竭其液耶，连进地黄汤一二剂，血止，神尚未清，用生脉散，加当归、枣仁、茯神、远志，神虽安，舌仍不生津。乃曰，肾主五液，而肺为生化之源，滋阴益气，两不见效，何也？细思之，因误麻黄，性不内守，服之而竟无汗，徒伤其阴，口鼻虽见血，药性终未发洩。故津液不行，仍以生脉散加葛根、陈皮引之。遂得微汗，舌果津生，后以归脾汤，六味丸而痊。

俞东扶曰，地之水土不同，怀氏就松江所见而言，推之嘉苏，亦复如是。若南京人患伤寒，用麻黄者十有二三，若江北人不用麻黄，全然无效。况直隶陕西乎！所以《内经》有散而寒之，收而温之，同病异治之论也。赵养葵曰，太阳之人，虽冬月身不须绵，口常饮水，色慾无度，大便数日一行，芩、连、栀、柏、硝、黄，恬不知怪。太阴之人，虽暑月不离复衣，饮食稍凉，便觉腹痛泄泻，参、术、姜、桂时不绝口，此两等人者，各禀阴阳之一偏，又天令地气所不能拘，故立方用药，总贵变通，不独麻黄一味，令人推敲也。

王孟英曰，萧建廷秋月患感于归安，医进麻黄汤，汗透衣衾，奄奄一息，改用参、芪、术、附等药，汗虽止而舌无津，神昏沉寐，所亲顾味吾亟为买棹送归，延余视之。脉来细软，睛赤唇焦，小溲全无，皮肤燥热，不食不便，懒语音低，灌以大剂西洋参、生地、麦冬、杞子、甘草、葳蕤、当归、花粉、藕汁、童便等药，三剂神渐醒，而舌润溺行，略啜稀粥。药不更方，旬日后身热始净，音亦朗爽，粥食渐加，半月后始更衣而脉和，月余能下榻矣。复于方内加熟地、天冬、牛膝、仙灵脾，令熬膏服之而健。此条见孟英所选俞东扶古今医案按中。

杨素园曰，怀案用麻黄而未得汗，邪尚未去，故复用葛引之，此案汗已大出，止是伤津，故纯以甘寒生津。

（评议）观怀案王案，麻黄之害，如是其烈，即可知陶尚文案，断不可信。东扶谓地土不同，用药不一，洵是确论。但北人体伟，脉证亦自不同，有是证即有是脉。南人岂无强健雄伟，可胜发表攻里猛剂者乎，总之辨证投药，必以脉证参合，确有可据，亦不能以其南人、北人，而预设成见也。

江氏类案：篁南治一壮年，七月间伤寒，人迎脉紧盛，恶寒，肢节痛，指甲青。乃以九味羌活汤，去生地、黄芩，加姜、枣、葱白（魏刻有校语曰，此方可商，证见指甲青，理宜温散）。一服未解，兼腹疼饱闷，再与全方一服。外证悉解，然腹痛膈痞未除，盖五日矣，乃以小柴胡去参、芩、半、枣，加芍药牡蛎瓜蒌，亦不应。其人曰，予乃夏间食牛肉颇多，是食积宿滞而然。江曰，乃表邪传至胸中，未入于腑，证虽满闷，尚为在表，乃以小柴胡对小陷胸，加枳实、桔梗、大黄一钱，同煎服之，更衣一度即愈。

（评议）九味羌活，本以发散寒邪，即杂生地、黄芩，殊不可解。是案确是寒证，加减甚是。仲景小柴胡，参、芩、甘、枣，以治呕而痞满，本亦可疑，篁南师古而不泥乎古，均可法也。

马元仪《印机草》，发热喘急，头痛下引胸胁，昼夜不安，面赤不渴，二便如常，左脉弦虚，右脉空大，此无形之感，挟有形之痰，表里合邪，互结于胸胁之位也。口不渴者，外邪挟痰上逆，不待饮水自救也。二便调者，病在胸胁，犹未扰乱中州也，仲景治伤寒不解，心下有水气，咳而微喘，发热不渴，小青龙汤主之。今仿制此治。

（评议）此太阳有表，而挟寒饮之证，面赤乃热郁于表，不得发泄，必有恶寒见证，则小青龙诸药，乃无一不合。惟左脉弦虚，右脉空大，若无恶寒，恐有浮阳上越一候，此则可商者耳。

曹乐山治案，旧抄本：戴某，头痛咳嗽，身热无汗，舌红苔白，左脉浮紧，右脉弦滑，风寒与湿痰交阻，就凛寒畏风论治，必解表佐以化痰。麻黄汤、二陈。

（评议）此必畏寒甚，合以浮紧之脉，故用麻黄。曹是常熟人，意者此症咳嗽，必是声重不扬，肺气闭塞，则麻黄尤为合辙。

复诊：进麻黄汤，恶寒已除，头痛已止，惟身热得汗不解，咳嗽不爽，苔白舌红，脉息浮弦且滑，尚须解表。桂枝汤，二陈，杏仁，葛根。

（评议）麻黄汤得汗不解，更用桂枝，原是仲景家法。惟咳嗽不爽，仍当开泄肺气，葛根升胃解表，尚是古法。以近今理法言之，宜去葛根，加桑叶、瓜蒌、兜铃、九孔子等为佳。

柳选张仲华爱庐医案：发热恶寒，头项强痛，无汗胸痞，脉浮紧（细），症属正伤寒，南方所罕见。询系连朝营墓辛苦，时届严寒，又居旷野，太阳表证悉具。宗仲圣不汗出而烦躁者，大青龙汤主之。

麻黄、桂枝各五分，防风一钱，杏仁三钱，甘草四分，羌活七分，生石膏三钱，生姜五分，大枣二枚。

柳谷孙曰，证在初起，似不必遽用石膏，就案中所述，乃麻黄汤症。

（评议）仲景小青龙证，为无汗恶寒而烦躁者设，表寒未解，里已郁热，故用石膏。是案有不汗出而烦躁一句，石膏未始不合，但脉浮紧之下，着一细字，大有可议。惟据第三诊脉转细小一句，则初诊时决不细小可知。此传写之误，然一字之讹，病情出入，关系甚大，医家者言，传抄校印。不可不慎。

再诊：病甫两日，太阳证未罢，而阳明少阳证已悉具，可知南人禀赋柔弱，其传经之迅速若此，汗既未畅，拟三阳并泄。

麻黄、柴胡各四分，白芷、葛根各七分，羌活五分，杏仁三钱，连翘、黑山栀各一钱五分，姜渣五分，大枣三枚。

（评议）三阳并病，表未罢血里已热，故并用栀、翘，轻而且灵，视冲和汤中杂以生地、黄芩，苦寒厚腻者，有上下床之别，此亦今人之胜于古人处。而麻、羌、柴、葛、姜、芷，分量皆轻，又南有之定例，与淮北兖冀不同，但生甘草可以缓麻黄之迅疾，不可不相辅而行。

三诊：汗畅热解，烦躁已除，脉转细小，形疲体酸，嗜卧思纳谷矣。其发也凶悍，其传也迅速，其退也亦易，究属质弱者，易感易达。不若北方风气刚劲，禀赋厚而腠理实，必主传遍六经乃已，是证若宗三时六气治之，势必淹缠几候耳，拟相营卫法。

桂枝四分，橘白一钱，姜渣三分，防风七分，茯苓三钱，桑枝五钱，秦艽一钱五分，大枣二枚。

柳谷孙曰，南方少正伤寒证，方案虽平浅，宜存之以扩闻见。

（评议）证已汗出热除，脉小神疲，怠倦思食，是外感悉解，胃气昭苏，止宜双和气营，养胃健运，如归、芍、石斛、陈皮、香砂等物，和平中正，不倚不偏，方是善后良策。再授桂枝、防风，岂非蛇足。橘白淡泊无用，姜渣亦无着落，即曰肢节酸疼，宜和营卫，则桂枝亦必与白芍同行，方中惟桑枝、秦艽宣通脉络，稍为近是耳。张柳皆谓此是正伤寒，南方罕有，要之仲景太阳篇证治，本不过风寒之邪，侵于肤表，至轻至浅，既麻桂青龙等方，亦是轻疏肌表，清灵淡薄之药，何必震而惊之，视为绝大题目，反令初学见之，误认仲师本论，高不可攀，不敢学步。大率伤寒论之不得盛行于世，皆此种论调，骇人听闻，有以阶之厉也。陆九芝谓医学之盛衰，必视仲师本论之兴替为进退，最是廉顽立儒之正宗。颐窃愿后之学者，弗复视本论为难若登天，不可几及，则此学昌明，必在指顾间也。仲华本案，竟谓北人禀厚，必至传遍六经，最堪骇异。岂一部《伤寒论》三百多条，病者必须一一经过耶。又谓宗三时六气治之，势必淹缠几候，则此案感寒，直是屏在六气之外，何其立言不慎，至于此极。

孟英案续编一卷：马某年三十余，素用力，患发热恶寒，肢振自汗，少腹气上冲胸，头疼口渴。王诊之曰卫虚风袭，而脉络久伤，肝风内动，与建中去饴，加龙、牡、石英、苁蓉、楝实、桑枝数帖而痊。颐案肾气上奔，仲景法宜加茯苓。

王案有眉评曰，发热恶寒，头疼自汗，皆桂枝证。此人必津液素亏，因汗出而益耗其精液，故肝失所养而上冲，肺胃失所养而口渴。

（评议）少腹气上冲胸，是肾气本虚，因邪热引动，冲激上奔，即仲景之所谓奔豚之一法。而肾虚气不攝纳，非龙牡攝阴敛阳，不能导归元海。案中虽曰肝风动，然龙牡、石英，是镇纳肾气，并非平肝，故方中亦无息风之药。苁蓉亦是补阴安肾，合之桂枝汤，标本两顾，皆合经旨，此汗多阳浮，扰动肾气之正法，头痛一症，亦是气机上逆使然，而评者以肝风一句，竟谓肝失所养而上冲，受孟英之愚矣。

丹溪案：一人项强，动则微痛，脉弦而数实，右为甚，作痰热客太阳经治之，以二陈汤加酒洗黄芩、羌活、红花而愈。

魏篁玉璜本十六卷，亦有此案，作项强痛不可忍，不可以回顾，余则与江本同，盖即一案而各书所引有异故耳。

（评议）项强在仲师本论，本是桂枝汤证。风寒袭入太阳之络，甚有别无所苦，而牵掣板硬，毫不可动者，近人谓之邪入风池，当分风寒、风热两层，风寒则桂枝一剂即愈，仲景所谓先刺风池、风府，却与桂枝汤者，此证正可借用其法，风热挟痰，则此案是也。是证猝然而起，用药如法，应手即痊。然俗子且以为奇，百治而不得一当，疑痉疑痹，莫衷一是，小题大做，反不得效，最是可嗤。

薛立斋案：一妊妇颈项强直，腰背作痛，此膀胱经风邪所致，用拔萃羌活汤，一剂而愈。又用独活寄生汤及八珍汤，以祛邪固本而痊。

（评议）此即邪入风池证，薛用羌活汤甚合，故项强即愈。其独活寄生汤、八珍二汤，则其人血虚络痹，兼有腰背之痛，所以调养，非尚为项强计也。玉璜不识是证，乃录此案于子痫门中，盖以为绝大之奇特，无怪乎庸俗之不能举其名矣。

雪雅堂医案：张伯龙治刘信翁，外感寒热，发于午后，脉浮弦尺甚，颈项强直，不能转侧，仍以太阳论治，与桂枝汤加羌活、细辛，一剂而痉。

（评议）此风寒项强之正治，加二味切当。

黄醴泉案：风阳上巅，天柱风府，酸掣不适，肝胃不降，气不顺调，脉浮且弦，咯痰不滑，咽喉不利，此外风引动痰热，宜疏泄清降，宣络化痰。

桑叶、蒺藜、白茯苓各三钱，白菊花、旋覆花、紫石英、白芍、川象　贝母、川楝子各二钱，瓜蒌皮、竹茹、丝瓜络、黄射干各一钱五分，橘络八分，羌活四分。

（评议）此亦邪入风池，然是风热袭络，而兼痰滞气升，则桂枝成法，不适于用。观其以辛凉泄风，而多用通络化痰为辅，轻清活泼，一片灵机，视食古不化者何如，加羌活少许以泄太阳，亦是恰到好处。邪入风池一症，得此数案，宜古宜今能事毕矣。

（见《医学杂志》1934）

67. 古今医案评议（四）

太阳腑证

经络之病，深之则入腑脏。十二经无有不然，太阳之腑，是为膀胱，清而不浊，为病最少。然气不化，则溺闭而不通，血不行，则为狂而急结。仲师成例，具有专条，汇而集之，以见能用活法者，虽未必尽囿于古人之成法，然试为之寻流溯源，亦万不能离仲师规范，而别开奇局，以此知先圣模型，大经大法，固取之无禁，而用之不竭者也。

魏氏续类案：张意田治甬江焦姓人，七月间，患壮热舌赤，少腹满闷，小便自利，目赤发狂，已三十余日，初服解散，继则攻下，俱得微汗，而病终不解。诊之，脉至沉微，重按疾急，夫表证仍在，脉又沉细者，邪陷入于阴也，重按疾急者，阴不胜其阳，则脉流转疾并乃狂也。此随经瘀血，结于少阴也，宜服抵当汤，乃自为制虻虫、水蛭，加桃仁、大黄煎服。服后下血无算，随用熟地一味，捣烂煎汁，时时饮之，以救阴液，候其通畅，用人参、附子、炙草，渐渐服之，以固真元，共服熟地二斤余，人参半斤，附子四两，渐得平复。

（评议）脉沉且微，是病在里，重按疾急，则蓄血仍是热瘀在里，故药宜大黄，案中陷入于阴，结于少阴二句，大非仲师真旨。后用参地以滋阴液，固是正治，而附子一味，仍踵少阴而来，亦非不熟仲景本论，则落笔便误，动手便错，学者当知所从事矣。

陆氏医验从魏玉璜本：陆祖愚治董蔚如姪，饱餐面食，树下纳凉，困倦熟寝，遂头痛身热，骨节烦疼，胸腹否塞，医以丸药下之，表证未除，胸满兼痛，又行表汗，头痛减，胸痛更甚，或消导，或推逐，其痛渐下，而未得舒畅。几两月，诊得六脉涩数，面容白黄，舌苔灰黑而润，按其胸腹柔软，脐下坚硬，晡时微热，夜半始退，小水自利，大便不通，此蓄血证也。乃用桃仁承气汤，服后，满腹搅刺，烦躁欲死，其父母哭泣詈骂不可堪，至夜半下黑粪污血若干，遂腹软神爽，调理而痊。

（评议）是案虽无甚奇特，而叙症明白，深合病情，其服药而腹痛者，荡涤垢秽，多有此候。然苟其气体大衰，亦可一蹶不复。陆氏本书，谓心知无妨，则自许太过，事后而说满话，骄矜已甚，不足道也。虽曰药不瞑眩，厥疾不瘳，究宜相体裁衣，笔下斟酌，必不可猛剂太过，反以肇祸。若天庸夫人俗子，识力不到，或一味谬托小心谨慎，不敢一用去病之药，则又祖愚之罪人矣。

又：同上。陆祖愚治凌东阳患伤寒，已经汗下，身体外不热，扪之则热极，不能食而饥不可忍，反强进稀粥，即胀不可忍，必用力揉之。一二时始下大腹，甫下又饥不能支，大便五六日不行，而少腹不硬满，医以汗下身凉，而用开胃养血顺气剂，病日甚，诊之两寸关数浮，两尺沉数力，曰此蓄血证也。因下之太早，浊垢难去，邪热尚留，致血结成瘀，胃中饥甚者，火也，食即胀邪，邪热不杀谷也。揉下仍饥者，胃中空涸，邪热尚在也，法宜清上焦之热，去下焦之瘀，而后议补。或曰，许学士谓血在上则喜忘，血在下则发狂。今云瘀血，何以无此证也。曰成无己固深于伤寒者也，谓不大便，六七日之际，无喜忘如狂之症。又无少腹硬满之候，何以知其有蓄血，盖以脉浮数故也。浮则热客于气，数则热客于血，下后浮数俱去则病已。如数去而浮仍在，则邪热独留于卫，善饥而不杀谷，潮热及渴也。浮去而数仍在，则邪毒留于药，血热下行，血得泄必便脓血，若大便六七日不行，血不得泄，必蓄在下焦而为瘀，须以抵当汤下之，此前贤之成案也。乃用淡盐汤送抵当丸三钱，取咸走血之意，以去荣中之结热，随浓煎人参汤调凉膈散五钱，以去卫中之结热，用人参汤者，病久数下，恐元气不能支也。如此两日，结血去，浮热解，饮食进，后以清气养荣汤，调理旬日而愈。

（评议）两尺沉数有力，谓之蓄血可也，然小腹不硬满终非辨证论治之法。又论饥不能食，及引许学士浮数二脉皆未免理想空谭，此案不及乃孙治董氏一条远甚，姑并录之，非误倒其祖孙之伦次也。

叶案存真二卷：脉濡涩数，至暮昏乱，身热未尽，腹痛便黑，阳明蓄血，拟仲景桃仁承气以逐其邪。

桂枝木，大黄，甘草，芒硝，丹皮，桃仁。

（评议）腹痛便黑脉涩，可谓蓄血之确证。日暮昏乱，即仲景之所谓其人如狂，以身热未尽，是为太阳随经入府之蓄血证。桃仁承气中有桂枝，仍为太阳而设，仲师少腹急结，桃仁承气一条，明言太阳证，即抵当汤丸主治三条，其二条有太阳病明文，且言太阳病六七日，表证仍在，脉微而沉，反不结胸，其人发狂者，以热在下焦，少腹当硬满，小便自利，下血乃愈。太阳随经，瘀热在里，论证尔等明白，何以叶氏竟指为阳明蓄血，须知仲师本论，自明以来，虽各家随意编次，互有出入，然蓄血四条，无有移入阳明篇中者。饲鹤山人《贯珠集》且立一太阳传本证治之目，随经入腑，谁不谓然。其阳明经蓄血证治二条，一则其人本有瘀血，一则热并于胃，先有消谷善饥，而后血瘀不行，皆用抵当，不用桃仁承气，尤其显分畛域，不容含混，而叶氏于此，证则阳明，药则桃仁、桂枝，岂非指鹿为马，以此知其于仲师本论，涉猎不精，所以治伤寒温热，动辄贻误，孰谓仲师成法，可不细心寻绎也乎。

续类案：吕东庄治董雨舟，夏月捣膏劳力，致感头痛发热，服解表之药不效。其长君方白来问。吕曰，子不观东垣脾胃论乎，服补中益气加五味、麦冬自愈矣。如言，服之顿安，复起作劳，仍发热头痛，别用清解药增甚。因同弃御生往诊之，四肢微冷，胸腹热甚，烦闷腰坠下，小腹胀痛，不能小便。时旁观者，以为重感风邪所致，力主发散。吕曰：虚邪内郁，正以劳倦伤中，生气不足，不能托之使尽去，又遇清凉，其水下逼膀胱，责及本府故然，安可攻也。请以滋肾饮子，合生脉散，与之何如。卫生论与吕合，竟投之，得睡，醒热解，小便通矣。留方补之而别，翌日方白至，曰内热时作，烦闷头痛亦发，恐邪不尽，曰余火未消，移热于上也。用软柴、人参、白术、黄连、丹皮、甘草、茯神等自愈。

（评议）此案先用益气，未必果是。纵是内伤，而已服解表，复投升柴，发热头痛又作，安知非升动浮火为患，末段自谓移热于上，何以仍用柴胡，故激余火，此明人习惯，为陶节庵诸书所误，必不可学。惟中间小腹胀痛，小便不通一症，谓水逼膀胱，责及本府，正是太阳入腑之膀胱蓄水证。滋肾丸通关利水，知柏清其蕴热，而以肉桂通膀胱阳气，此通关之所以得名也。

又：万密斋治一门子伤寒，医与发汗，七日后不愈，小腹满而痛，欲下之未敢。万脉之，沉弦而急，问曾渴饮水乎。答曰，甚渴，虽饮水渴不止。曰，此蓄水似疝证，不可下也，乃用五苓散以利其水，加川楝子、小茴香，以止小腹之痛。一服洞泄四五行，皆清水。次日再求诊，曰不必再药，水尽，泄自止矣。一二日后果安。

（评议）此亦太阳随经，瘀热入里之蓄水证，膀胱积水，而气化不通，故小便不出，小腹硬满而痛，脉沉且弦急，气与水俱结为患，四苓通水，而桂枝通阳气，且以解未解之表，加川楝、小茴调肝肾气滞，极有巧思，但此证此药，当得小便畅行而愈，无大便洞泄之理，此必传写之误，或传闻之失实，须知病情病理，不能矫揉造作者也。

又：陈三农治一妇霍乱，饮阴阳水，左腹坚硬痛极，作留饮治，以半夏、旋覆花各三钱，泽泻、青皮、枳实、白术、生姜各一钱，吴茱萸二分，一剂愈。

（评议）此又一膀胱蓄水证，以半夏、旋覆、青皮、枳实降气，加姜萸温而行之，亦可谓五苓之变法。

张洛钧治刘水泉案：四十四岁，丙辰二月，春寒外袭，先则畏寒壮热，迨绵延浃旬，外热锐减，但未净尽，而咳嗽不爽，声音不扬，痰涎薄沫，咯吐艰难，二便闭塞，三日不行，遂胸膈胀闷，腹又搘撑，脐下硬满且痛，喘急气冲，形势孔急，脉乃沉细，重按鼓指，舌苔白垢，后根尤为浊厚，此肺气闭塞，皮毛不宣。本是太阴太阳并受其病，而两经之气不行。太阳表热久留，似解未解，渐以传里。止缘郁不化热，故不传阳明少阳，而随经入里，聚于膀胱之府，亦缘壮热之时，饮水太多，水积不消，即不能蒸化作汗，遂与太阳寒水之气相合，致令膀胱气化不通，加以肺闭高原，失其肃降之职，乃积不能行，反而逆行犯上，脉亦为之遏抑不扬。窒塞已甚，不为不危，本当疏凿下流，以通壅塞，然肺家郁结，气不通调，但与泄降，则徒多遏抑，愈增闭塞之苦，此前医淡渗利水之剂，所以无功，而反助胀结也。从古学者，止知肺与大肠相为表里，而喻西昌有肺有溺，无肺无溺，独辟生理之秘论，其说尚未得学者信从，所以对于是证，遂无捷效，兹以宣通太阴为主，佐以温化太阳之经，冀得上窍启而下窍自通，经气行而府气亦化，则小溲一泄，大便亦即随之以行，是可开利水之一大法门。请以是病为嘉言之左券可乎。

生紫菀五钱，瓜蒌皮、光杏仁、白茯苓、柔白前各三钱，九孔子去刺二钱，苦桔梗、杜兜铃、干乌芋苗、整段桂枝各一钱五分，葶苈子一钱，去节麻黄五分。

再诊：前方服后才三小时，即觉胸脘疏达，气机转旋，而少腹沉沉，已有欲泻之意，但尚未畅解耳。此上源已动，府气已运，转上逆者而为顺降，决流疏壅，当即在指顾之间，所谓水到渠成，本无所用其急，不能择，改弦易辙，但病者本是至交，顺道过此，亟索第二步方案，不忍重拂其意，姑参五苓，通关滋肾意，以为因势利导之法。仍不外上午原方宗旨。

紫菀三钱，桑白、白前、猪苓、茯苓各三钱，知母、泽泻各一钱五分，炒川柏一钱，安桂末四分，药汁调吞。

三诊：第二方服后，不及一餐时，小溲连解三次，畅而且多。继则大便随行，润而不燥，腹鸣漉漉，上下膨胀，顷刻蠲除。貌似四苓滋肾之功，实则午前泄肺大剂。早以斡旋机轴，敷布有权，即无第二方，亦无不通之理，是谓治病必求其本，视向之八正加味何如？脉来轩爽，流动有神。亦已陡然起色，舌根厚腻已化，惟肺胃久窒，邪去而正亦虚，液亦耗，舌质遂形光燥，是当滋养太阴，并苏胃气，清而不浊，方能赘助化源。亦不可滋补遽投，转生窒碍。

干霍斛、沙参、生紫菀、小生地各二钱，炒知母、炒白扁豆、陈皮各一钱五分，焦谷芽四钱，砂二钱四分。

（评议）病性原委，案中叙述已详，不烦再赘。第三方清微淡远，不事呆补，尤见灵机。洛钧氏少年好学，源本极清灵，十年苦志，成就不凡。不意天不假年，中途捐弃，而不自知其年之不永。治案亦无留遗，此是得之当年畅谈，偶尔记录之稿，追叙一过，能不黯然。

（见《医学杂志》1934）

68. 医案评议（五）

叶案存真一卷：舌音强缩，干涸无津，邪气已入膻中，神识昏蒙，积劳心血，及虚致热竟入矣。诊脉虚小无力，但补则热闭，今晚以至宝丹三分，凉开水调化，匀五六次服，明日再议。

（评议）神识昏蒙，而但曰舌音强缩，干涸无津。如果光燥鲜红，全无润泽，方是燥火灼阴，法当凉润甘寒。亟顾胃液，则石斛、知母、犀角、地黄，皆为对症要药。至宝丹芳香镇重，清心降火，何尝不是。然热病神昏，最多痰热互灼，蒙蔽清灵，以中医旧法言之，则陆九芝所谓胃热蒸心，胃病而尚非心病，早与看开，引邪深入，直犯心君，是为献门迎贼。以新学家病理言之，则气火上盛，冲激脑经，而知觉失其常度，脑麝香烈，其气上升，更以助其扰乱而有余，虽有金石重坠，不敌升腾之香气，是为藉寇兵而赍盗粮。此案不言舌色何若，似不可谓即痰热互灼，蒙其神志之症，然下案明言舌刺欲缩，色仍白晦，可知此时白而且晦，其腻何如？是与鲜红光燥者，截然不同，岂非湿痰窒塞，闭遏不通之确据。而乃不知化痰宣络，亟亟开通其壅塞，反以至宝丹之犀角、牛黄，引入心经，脑麝安息，耗散正气，金箔、银箔、朱珀、雄黄，强为镇坠。徒增抑塞之苦，全无宣化之功，自以为开，而不知适助之壅，南辕北辙，遂令邪热本传心者，得此药之香开走窜，自谓致热竟入者，原来如此。所谓明日再议，果至明日而渐以枯涸窒塞，岂非送入而加以镇压之功效。此叶老之所自言者，郁火愈炽，燔灼愈加，此老治湿热，几乎无一案不以杀人为能事者，咎在犀黄脑麝，而不用一味痰药耳。凡痰热窒塞之甚者，脉必不大，甚则伏而不见，此案开口说一虚字，总为脉小所误，此后文三才复脉之根本也。

再诊：心气久耗，营液暗伤，渐枯涸窒塞。小肠火府，失其变化传导。溲溺欲痛，舌刺欲痛，色仍白晦，岂是血滞实火当滋液，以救燔燥，仍佐苦味，以通火液。

鲜浙江生地，元参，竹卷心，人参，川连，菖蒲，百部，桔梗。

（评议）至宝丹芳香开窍，何以服之而渐致枯涸窒塞。且犀角、牛黄、玳瑁，无一非清心凉肝解热之药，何以反溲涩舌缩，则送热入心，加以镇坠，真是落井下石。热邪更无出路，而愈闭愈深之明证也。自谓岂是血滞实火，颐则谓舌曰，晦，明是痰热实火，仍不开痰，而但知滋液，鲜地、玄参，不足以救燔燥，而更以助痰凝。又有人参，则不使之窒闷以死。此老心中，终觉不快，岂真忍心害理，性与人殊耶，总是见理不明，认贼作父，养痈为贻巨患耳。虽有菖蒲、桔梗，力能开泄，而不敌鲜地二参之助虐，互为牵制，有贲育而无所展其长。试思舌苔白晦者，何以有需于玄参、鲜地，且当用菖蒲、桔梗者，亦何可与鲜地、玄参为伍，古今有如是之配合乎。

火液二字，怪不可识，周澄之刻叶案，且可谓火中之液，更奇。盖此老意中，谓通心气，生心液耳。然以火字代心字，则大不妥，似此半通不通之名，叶老案中，数见不鲜，呜呼。文辞之不能通，而谓能通医理，虽在名家，终不可恃。然此老当时，名震海内，果操何术以致此耶。

三诊：神气消索，五液枯寂，此昏躁妄言，乃阴阳不肯交纳，欲作脱象，不忍坐视。议三才汤，以滋水源，掺入磁朱以宁神志，三才加磁朱、金箔。

（评议）人参、元参、鲜生地，非补益元神，滋养津液之专药耶。乃服之而神气消索，五液枯寂，病又进一步矣。人参、鲜地之功用，又到何处去？况又昏而且躁，妄言不已，此不仅心液欲干，而肾液亦竭。心烦肾躁，古有明文，至此而阴愈灼愈绝。痰涎愈塞愈实，其人固亦闭极欲死。而反谓之脱，又陆九芝之所谓人死气绝，固不妨名之曰脱者。究竟闭塞以死，与虚脱以死者不同，惟叶老到底认闭为脱，故病到如此不堪，则一筹莫展，而强以三才为敷衍之计。又谓可滋水源，岂知此人欲死，已全赖老先生之早用生地，而至此则生地尚嫌其闭塞之力太薄，乃更之以熟地、天冬大腻，又加磁朱金箔，助其窒塞，庶可使之早绝须臾，少受几时苦楚，是亦叶老之仁心仁术也，殊可笑已。

四诊：吸短欲躁，午后至更深为甚。热入阴中，子后清阳，用事稍和，自云心中不舒，热熏则楚，仿邪少虚多例，用仲景复脉汤。

炙草，生芍，人参，生地，麦冬，麻仁，阿胶，鸡子黄。

（评议）吸气独短，又是窒塞确证。午后热甚，又是阳明旺于申酉，确是阳实之热，而必谓是阴虚之热，阴阳虚实四字，乃辨证之最当着眼处。不谓名满海内之大医，而竟有如是之适得其反者。病人至此，乃只有子后一时之稍和，而其余十一时，皆在沉困迷惘之中矣。自云心中不舒，讵非痰热交窒之为患，热熏则楚，里热又极为明白。而用药只有窒塞，全不为之清解开泄。明明邪多，而必谓邪少，明明实多，而必谓虚多，此老天昏地暗，一至于此。总是病人命运该绝，死于名人手下，当亦无憾。究竟自始至终，全未用一当用之药，而所用者，竟无一而非鸩毒。合是苍生劫运，借渠毒手，一力送入鬼门。此老原是勾魂大使，奈何后之学者，犹复一盲群盲，共推叶案为矩矱，此则颐之百思而不知其故者。岂手民之劫数，至今犹未尽耶。那得不为之废书三叹。阳明热病，挟痰最多，痰热壅塞，即令神昏，皆是气火上浮，有升无降，冲激脑经之候。叶老毕生大误，全在谬信温热传手不传足一语，必以手经足经，龂龂分辨，遂置阳明于不问，乃自创首先犯肺，逆传心包二句，竟以温热伤寒，作为鸿沟界限。于是一现昏蒙，必从心包主治。至宝、犀黄，鲜地、元参，是其惯伎，初不料阳明经热，即由此药引导，直窜入心。如醉如痴，不知不寐，抑且芳香太过，其气上升，愈增脑经之病。而昏乃益甚，其痰少者，则热由犀黄送入心经，犹可即以此药连服三剂，则热得少解，引之复出，而昏迷可醒。陆九芝语，虽近于谑，确是实情，前阳明府证中，王旭臬一案，岂非明证。迨其神识渐清，医者方且据以为功，谓此病人心，极危极险，赖有犀黄之力，而始起九死于一生。病者亦孰不拜其再生之大德，而第一服之所以送入者，则举国医家，直是至今不悟。于是信为独得之秘，屡试屡验，自诩能手。其不应而毙者，则此人之命数当绝耳。亦于医家无尤焉，此已成为医界之一种之流行病，叶氏温热论，即其发源之滥觞处。而吴鞠通之条辨，吴子音之赘言，皆其嫡派之孝子慈孙，子音犹以赘言为未足。更扮撰三家医案以证实之。今之号为习医者，孰不家有其书，而此派之流行病，乃遂毒敷四海，直至近三十年。陆九芝封翁世补斋文行世，而使纠其谬，则叶氏之误尽苍生者，固已二百余年，我陆氏书至今犹未能家置一编，则叶氏之流毒，尚无止境。此仅属无痰者言之，其弊已至于此。而热病之挟痰者，且又十必八九。如其经之热，兼有痰浊窒塞胸脘，而胸满气痞者，亦用牛黄至宝、犀角、鲜地，则不独引热深入，并将窒塞之痰浊一律送入心家，而昏冒无知，尤加闭塞，其病必更深一层，使至此而医者知为痰浊痼塞，能用泄痰重剂，如竹沥、菖蒲、胆星、礞石、竺黄、紫雪等物，犹可补救什一。若但知为热，而止有犀、羚、地、斛、麦味、知母等药，则愈腻愈窒，必致神识全蒙，九窍闭塞而死。其死也，群知其热之甚，陷之深，而终不悟痰之实，药之祸，且谓聚集许多大凉大润要药，而无济于沃焦救焚，则热陷入心之病，固无可治之理。果谁知其所以不治者，即此甘寒凉润，滋腻养阴为之乎。今之俗子，凡治时邪热病，其始则不当表而必表，柴、葛、羌、防，皆不可少，或则鲜地与豆豉同打，自谓黑膏，可以解表。而其时固舌苔薄白，里未有热也。其继其热渐炽，而舌犹白腻，遂谓热已太盛，必用大凉。乃鲜地斛、元参、知母、犀羚、至宝，牛黄清心，不问病情，不论药力，信笔涂鸦，无施不可。而病者至此，无不谵瞀昏狂，气粗痞满，则更有珠黄、琥珀、朱砂数物，作为未了之一，舍此别无良药，始终皆不知有开发宣通之法，甚至并杏贝二陈而有能用。医道更何复问。伊谁作俑，岂非首先犯肺，逆传心包八字，认定手经。遂不许有阳明足经一说，阶之厉阶乎，此案开手即曰邪入膻中，而用至宝丹。如能药与病合，宜其效矣。乃第二案依然枯涸窒塞，则至宝丹不能开之使出，而反以引之深入，其弊立见。且曰舌刺，色仍晦白，于晦白上用一仍字，知昨日之舌苔，固犹是晦白也。此苔明是痰浊，乃犹不知开泄，而惟以鲜地、元参、川连，一派清凉养阴，如果液耗，此药亦应有效。何以第三案而且神气消索，五液枯寂。试问鲜地、元参、人参之滋液退热，其功何在，岂非痰浊内陷，得此甘腻，而愈窒愈塞。其人已重重关闭，行将塞死，而案语犹谓欲作脱象，所见悖谬，至于此极，最堪骇诧。三才复脉，在此老为无聊之极思，又不料皆是病人之砒鸩。认实作虚，弊与指南温热门之席姓七诊同。故药用三才，彼此亦复合辙，此二案之所以同归于尽也，是可怜已。又按至宝中有犀黄，弊与王旭臬十四诊一案同。乃彼能连用三贴，一惟于九芝封翁之说是从，自送之入，而又自引之出，所以犹有可救，此则只用一次，转手即为玄参、鲜地，但送之入，而补以塞之。惟恐其热有出路而幸免于死也。且王案能两用硝黄，而此案则三才复脉，一通一补之异，即为病人出死关头，后之学者，其将何所适从耶，是亦不可不辨之于早矣。

（见《医学杂志》1934）

69. 医案评议（六）

又：伤寒六七日，谵语狂妄，不知人事，时自喘嗽，两脉微弦，按之坚涩，此邪热内炽而火邪入肺也，脉应数大，而反弦涩。是为阳证得阴脉，法在不治，所异者津液虽亏，而元气犹堪支持，或可背城借一耳。

瓜蒌仁，桂枝，枳实，半夏，苏子，杏仁，黄连，秦艽，陈胆星。

（评议）谵语昏狂，而脉不数大，反为涩滞，痰凝气窒，遏抑不宣者，时常有之，止不必以阳证阴脉，法在不治吓人。观其用药，一路开痰破结，则证情可知。惟用桂枝，尚是相称，以视孟英治案，选药虽未尽精密，然能不以脉涩津亏，径投滋补养液已高出叶案之上。若令叶氏处此，苟非犀、黄、生地，即是元参、麦冬矣。

黄醴泉治案：田祥芝翁，湿温表热起伏，绵延一月余，神识时清时蒙，大府五天未行，小水短少，不安寝，目赤唇焦，舌黄中垢，渴不多饮。空恶撩舌，茎短囊缩，饮食不进，呓语喃喃，头摇支震，中州湿痰，弥漫不化，而热盛烁液，已深扰营络而侵心宫。抑且津液欲枯，木失水养，病传厥阴，内风煽动，殊有内闭外脱之虑，所欣脉尚滑数，正气犹存。勉议息风清心，养胃液而开痰浊，惟冀稍效，以盼转机。

乌犀角尖六分，羚羊角尖八分，俱水磨浓汁冲，竹叶卷心、卅针、鲜金石斛各四钱，带心连翘、赤小豆皮、润元参、象贝母各三钱，陈胆星各一钱五分，天竹黄、怀牛膝各二钱，黄射干、莲子心各七分，枇杷叶四片，去毛包，生左牡蛎八钱杵，玳瑁片五钱。先煎，另竹沥一茶杯调紫雪八分，分之三四次和匀服。

（评议）痰涎蒙蔽，窒塞不通，而津液欲枯，风阳煽动，气火交炽，上冲脑经，知觉已失其常，大便不行，小溲亦少。加以空恶，有升无降，岂不了如指掌。此亦由前手不能早为清降泄化之守，此时大剂沃焦，以救焚如，而舌垢不多引饮，则痰药亦不可少，合以潜阳镇摄，吊之下行，法极周密，无一不到，置之前人案中，自王孟英以外，最是不可多得之佳构。

复诊：渐进咸寒熄风，潜阳摄降，兼以滋液化痰，清肝泄热，服后安睡片时，内风煽动之势，于焉少息，呓语遂少。小溲较清而长，今日午前大便亦行，但不甚多，色黑气秽，痰热下行，皆是佳象。所以神识已清，撩知亦撤，囊缩得伸。热势因而轻淡，午后阳明旺时，阴虚已甚，不敌亢阳，热状复盛，神志又迷，沉睡无言，头颤揭破，脉且较大于昨，右部滑数，左手稍逊，而弦劲之象，比昨为柔，此痰塞，有松动之机。故脉虽旺而应指较和，舌干微黄，甚乏津液，唇茧焦燥，嗜饮亦多，是湿邪渐化，而阴液大伤，所虚风阳陡升，猝不及备，用药仍须虚实交顾，弗令液涸变迁，扶得人事清醒，瘈疭不作，庶为出险。

前方去胆星、赤豆皮、射干、枇杷叶、象贝，减紫雪三之一。以鲜铁皮斛易鲜金斛，加白芍三钱，另万氏牛黄丸一颗。仍以竹沥、灯心汤化服。

定方后重按脉，病人安睡，外热稍减，周身微微有汗，脉滑数依然，再加地骨皮二钱，鳖甲四钱，青蒿子去净，留一钱五分，以清营中之热。

（评议）气火稍降则神即清明，冲脑之理最为显着，小溲较长，大便已解，诸险象皆能退舍，先药精切效力，自不可诬其午后热甚者，所谓阳明旺于申酉本是热病常态，但能诸证有减无增，断无虚风猝动之理，以脉之滑数正合病机，虽曰津伤而其人之正气尚可恃也。

三诊：夜得安眠，醒来神志楚楚，热势大减，舌苔渐化，糜粥渐安，脉象亦静风未动，今日午后，未见热加，证情平顺，差算安澜，唇舌亦稍稍润矣。仍踵滋液宁神，须得热净，则诞登彼岸矣。

前方去犀角，减羚角三之二，去牛黄、紫雪、竹沥、竹黄、青蒿子，加鲜地二钱，花粉三钱。

四诊：诸恙皆和，大便又通，自知舒畅，身热已净，胃纳，亦如雨过天晴云开日出矣。改方清养弗劳弗怒，善自和调，可无变幻。

干霍斛，新会，焦谷芽，生鳖甲，白芍，鲜竹茹，丹皮，焦卮皮，生牡蛎，小生地，云苓。

卫生宝鉴：罗谦甫治丑厮兀澜病，五七日，发狂乱，弃衣而走，呼叫不避亲疏，时人皆言风魔，巫祷不愈，而增剧。罗诊之，脉得六至，数水不更衣，渴饮潼乳。罗曰：北地高寒，腠理致密，少有病伤寒者，然夏初时，乍寒乍热，因此触冒寒邪，失于解利，因转属阳明证，胃实谵语。又食羊肉以助其热，两热相合，是谓重阳狂。阳胜宜下，急以大承气汤一两半，加黄连二钱，水煎服之。是夜下利数行，燥屎二十余块，得汗而解，翌日，再往视之。身凉脉静，众皆喜曰，罗谦甫医可风魔也。

（评议）狂乃阳明实热证，既不更衣，下之是矣。然何必以为触冒寒邪，此古人狃于伤寒二字。遂觉前后，自得矛盾。

孙文垍三吴医案一卷：金姓妇三月患头痛，身热口渴，水泻不止，身重不能反侧，日渐昏沉，耳聋眼合，梦多乱语。诸医有以补中益气汤进者，有以附子理中汤进者，二药已煎，成未服。诊之，六脉洪大，观其色，内红外黑，口唇干燥，舌心黑苔，不知人事，曰此疫症也，法当清解，急以小白汤进之犹可生也，若附子理中汤杀之耳。安可用问小白何汤也？曰小柴胡、白虎汤合而一之是也。泄泻昏沉，如此恐石膏不可用也。曰此挟热下利，但使清阳上升则泻，止急热退而神气自清也。服讫，夜半神气苏醒，惟小水不利，热渴不退，思仲景法，谓渴而身热不退，小水不利者，当利其小便，乃以辰砂六一散一两、灯心汤调服之，两帖两瘳。

杨素元：魏氏续类案评曰：此阳明少阳合病，用白虎、柴胡是矣。但仲景柴胡汤条内原有渴者，去半夏，加瓜蒌根之法，曷不遵而用之。此亦三阳合病之类一白虎汤，足以了之，兼用小柴胡，原不甚谬。但柴胡、半夏究嫌升燥，故热渴而小水不利，待六一散之清热而后解，非因其利小便也。读者勿因其依傍仲景遂为所惑。

（评议）发热口渴，昏谵耳聋，协热自利，谓为阳明少阳合病。似矣，然六脉洪大，燥渴引饮，舌心已黑，柴胡升动肝胆，是否可用，此明时理法之未尽精密者，亦不仅半夏，助燥为不妥。而犹自谓清阳上升，泻利可止，似是实非，颇有毫厘千里之误，此虽不可以求全责备于孙氏，然小白之名，抑何可笑乃尔。辰砂六一，滑重下行，故能有效。若曰利水，则自利之后，胡可更伤津液，比附仲景而不自悟其谬。文垣终是知其一，未知其二，杨谓一白虎足以了之，是极。

江氏类案：江应宿治何氏仆役时疫，目不识人，狂言妄语，投以地浆、童子小便，浸白额蚯蚓，捣，新汲井花水滤清汁，任服一二碗，即知人，三日愈。

（评议）阳明热甚，气火冲激，而为昏狂，清之降之，无不应者，此可为乡僻深山，一时不易购药之一助，然苟非大渴引饮，亦恐尚有流弊。

《缪仲淳广笔记》：四时虞吉卿因三十外出疹，不忌猪肉，兼之好饮，作泄八载矣。忽患伤寒，头疼如裂，满面发赤，舌生黑苔，燥烦口渴，时发谵语，两眼不合者七日。洞泄发注，较前益无度，脉之洪大数，为疏竹叶石膏汤方。因其有腹泻之病，石膏止用一两，病初不减。此兄素不谨，一友疑其虚也，云宜用肉蔻、附子。或以其言来告。谬曰：诚有是理，但前者按脉，似非此证，岂不数日而脉顿变耶。复往视，仍洪大而数，曰此时一投桂、附，总发狂登屋，必不救矣。一照前方，但加石膏生二两，或曰得毋与泻有妨乎。曰邪作祟，此客病也。不治立治，渠泄泻又八年，非暴病也。治病须先太甚，急治其邪，徐并其夙恙除之。急进一剂夜卧遂安，即省人事，再剂而前恶证顿去，数日霍然。但泻未止耳，为疏脾肾双补丸。更加黄连、干葛、升麻，以痧痢法治之，不一月泻竟止。八载沉疴，一日若失。

（评议）泄是旧病，而阳明热证俱备，脉舌皆符，则洞泄确为协热。石膏分量，貌视之似嫌太重，然此是石质，水煮为易，依然无气无味，因不可与草木作一概观。

玉璜续类案：卢不远治蜀孝廉阮太和，病寓吴所下，召诊，披衣强坐，对语甚庄，神气则内索也，身热进退，舌苔黄而厚，盖自吴门受寒剖以肉羹为补，而时啜之，遂缠绵匝月，用疏散轻剂，热退，又复强啖，再热不能起坐，越五日。诊之，谵妄呼笑，不识人已三日，形骨立，汗雨下，而内热特甚，胸胁之热，扪之烙手第脉尚有神，乃用人参八钱，加四连散中一剂。谵妄定，三剂而热邪清矣。自言其神魂穷天之上，极地之下，飞扬奇变，得太乙神符召之，始得反生，曰此完全心气荏苒厥深而凑于胸也。以不第南旋，病淹中道，骨肉辽远，药石弗周，则心已伤矣。又反复再四，汗液多亡，内无主宰，热遂入胸，胸为心主之宫城。精神因而涣散，是以游魂为变也。用四逆，使热外出，加人参，脾神内凝，邪气散是以主耳。

（评议）既曰舌苔黄厚，又曰强啖再热，则谵妄呼笑，汗多热甚，明是阳明经府大热大实之证。且云脉尚有神，此非开泄疏导不能治者，药用人参，已大不妥。四逆散乃治热淫于内，而经气不利，四肢反冷者，故以柴胡发而通之。此证且云胸胁之热，则再得发扬疏散，为利为害，当亦不问可知，而更说出寒伤心气四字。复与见证之甚汗多涉，再谓使热外出，及散邪气，亦何能与游魂为变，作一气贯串，自矛自盾，始终无一句可解。作者已自病谵妄呼笑，不知人事矣。不图医案中见此奇语，殊可异也。

又：万密斋治沈大禄病伤寒，汗下后，病不解，身无大热，不惺惺。医者但云谵语，以证论之，乃错语也。缘汗下之后，元气未复，神识不清耳，与补中益气汤去升柴，出麦冬、生地、熟附子，服一而愈。

（评议）大病乍退之后，元气已虚，精神不振，而为错语，此必无其他兼证。脉象舌色，必有可参，故用药如此，亦可备临证时参互之用。

（雷少逸时病论）城东章某：得春温时病，前医不识，遂谓伤寒，辄用荆防羌独等药，一剂得汗，身热退清，次剂罔灵。复热如火，大渴饮冷，其势如狂，更医治之，谓为火证，竟以三黄解毒为君。不但热势不平，更变神昏、瘛疭。急来商治于丰，诊其脉，弦滑有力，视其舌，黄燥无津。丰曰：此春温病也。初起本宜发汗，解其在表之寒，所以热从汗解，惜乎继服原方，过汗遂化为燥，又加苦寒遏其邪热以致诸变丛生，当从邪入心包，肝风内动治之。急以祛热宣窍法，加羚角、钩藤，服一剂，瘛疭稍定，神识亦清，惟津液未回，唇舌尚燥，守旧法，除去至宝、菖蒲，加入沙参、鲜地，连尝三剂，诸恙咸安。

（评议）证是感寒，初投辛散，汗出热清，已不可谓为春温。果是温病，则防风、羌、独，尚嫌过度，此亦病名之不当含混者。汗后连服，升发太过，乃生变幻，是误汗之所恒有。亦既大热大渴，势且如狂，治以三黄解毒，于法未为大误，但一味苦寒，失之呆笨，所以不效。雷谓春温本宜发汗，已失温病正旨，且谓解其表寒，则温病解寒，如何说得过去，脉滑有力，舌黄且燥，此非宣通开泄不能治者。雷之所谓祛热宣窍法，药用犀角、连翘、川贝、菖蒲四味，合至宝丹一粒，尚合，但川贝终不如象贝为佳，而化痰亦可更加数味。苦寒遏其邪热六字不妥，既有邪热，何尝不宜苦寒。

伪本李氏《医宗必读》：儒者吴君明，伤寒六日，谵语狂笑，头痛有汗。大便不通。小便自利。众议承气汤下之。士材诊其脉浮而大，因思仲景曰伤寒不大便六七日，头痛有热，小便清者，知不在里，仍在表也。方今仲冬，宜与桂枝汤。众皆咋舌，以谵狂为阳盛，桂枝入口必毙矣。李曰：汗多神昏，故发谵妄，虽不大便，腹无所苦，和其荣卫，必有愈耳。遂违众用之，及夜而笑语皆止，明日大便自通，故病变多端，不可胶执，向使狐疑而用下药，其可活乎。

（评议）三阳之头痛不汗，本当分作两种。太阳之头痛为外寒，而阳明少阳之头痛为内热。太阳之自汗为卫气不谐，而阳明之自汗为经热外泄。此必有其他兼证之截然不同者，必不能但据头痛有汗，而即守为太阳，为阳明也。仲景谓头痛有热，在表而主桂枝汤，本以桂枝证言之，然桂枝证安得有谵语狂笑。既有谓汗多神昏。此四字与桂枝证不啻天渊之隔，而可谓和其荣卫，则谵语狂笑，汗多神昏，诸症皆愈，请读者掩卷思之，有是理否。此八股家之所谓无情搭截题，而医理中乃有此奇事。作伪者太觉暗无天日，附录之。俾习是学者，知读之不可不慎。

明外史葛乾孙传：一书生伤寒不汗，发狂，循河走，乾孙猝置水中良久，出之裹以重绵，乃汗出而解。

（评议）乾孙即可久之字：著《十药神书》者，此誓言也。纵是阳盛，亦安得有此治病之法。凡志乘笔记中多有似此之奇语，皆文人不谐医理，姑妄言之，断不可信。嘉定县志亦言唐杲字德明，治陈进志父病热而狂，踰垣上屋，壮夫不能制，杲令贮水浴器中，令有力者捉而投之。方没股，不复跳跃，因遍沃其身，遂倦备归卧。出而解，则即从明外史而变化为之，志乘中似此陈陈相因者，更不可枚举，并录之以着其妄。

（见《医学杂志》1934）

70. 古今医案评议（七）

自汗证

太阳桂枝汤证，以有汗为提纲。盖其人卫气不固而风邪乘之，风为阳邪，即助其疏泄，自汗频频。桂枝汤以桂枝治外侵之寒，即以芍药敛阴液之散，其主要在是。夫风寒之感，尚能自汗，则风温、风热之侵袭肌表者，两阳相搏，为汗更多，（温、热皆是阳邪，而风亦阳邪，是为两阳），所以温热病最忌表散。诚以阳袭肤腠，已足令其疏泄无度，若更用发散，则变象复当若何，宜乎误表之害，不可方物。此近贤论温，所以谆谆焉，最严发汗之禁也。然读前人治案，固已自古同然，非近人始发明之新例。特明人盛行陶氏六书，蒙其害者，最极一时之盛耳。汇而集之，即可知三阳受病未入于府可汗而已一说，虽出《素问》，实与仲师成法，大为反背，绝非上古医学之正轨。惟汗出一证，有亡阳之为同。其初热盛汗多，尚是阳证亡阴，治宜清热以存阴液，必至汗冷支清，方是阴亡而阳与俱亡，乃为参附回阳，至不可缓之候。此惟徐氏灵胎辨之最明，识之最确，兹师其意，先录自汗亡阴为一类，而别以亡阳之宜于真武、参附者，自成一队，并录于后。其杂病中之自汗、盗汗，则非伤寒、温热之证，可以一例论治，必当别出一门，自成机轴，不复掺人此中，藉以分析门径云。

俞东扶古今医案按：滑伯仁治临安沈君彰，自汗如雨不止，面赤身热，口燥心烦。居楼中，当盛暑，幕帷周密，自云至虚亡阳服术附药已数剂。伯仁诊其脉，虚而洪数，视其舌上苔黄，曰前药误矣。轻病重治，医者死之。《素问》曰：必先岁气，毋伐天和，术附之热，其可轻用以犯时令耶。又曰：脉虚身热，得之伤暑，暑家本多汗，加以刚剂，脉洪数，则病益甚。悉令撤幔开窗，初亦难之，少顷渐觉清爽，为制黄连、人参、白虎等汤，三进而汗止大半，诸证稍解。又兼以既济汤，渴用冰水调天水散，服七日而病悉去。后遍身发疡疹，更服防风通圣散乃瘳。

（评议）此是阳明热证，自汗面赤，烦热燥渴，舌黄而脉洪数，何以谓是亡阳？且服术附，此病家粗知医药，而全不识证之咎，妄投药饵。宁不自杀有余，凡绅衿家案有数册医书，往往蹈此习气，可笑亦最可怕。伯仁人参白虎之法，对证发药，亦是平平无奇，但三进之后，何以反用竹叶石膏加附子三五分之既济汤（方见石顽《医通》十六卷白虎汤条）。岂仍迎合病家之意耶，后发疮疡，则附子之毒尤其确据。然热毒外泄，尚是此人之幸，设内攻变证，祸必更剧，防风通圣，泄热下夺，独为正治。然方中防风、麻黄亦非夏秋热病所宜。

许叔微本事方：一士人得太阳证。因发汗，汗不止，恶风，小便涩（江篁南曰：肾与膀胱为表里，故恶风而小便涩也，所以用桂枝加附子）。颐按：俞东扶本录此案，今石印本作小便数，误。此是仲景之漏汗、小便难症，涩则滞不能通，病在膀胱，而恶风仍在，用桂枝以解恶风，即以通太阳府之阳气，一举两得，与下文小便数一症绝然不同（读《伤寒论》本文自明，篁南之注亦精当）。足挛急，屈而不伸。诊其脉，浮而大，浮为风，大为虚。许曰：在仲景方中有两证，大同小异。一则小便难，一则小便数。用药少差，有千里之失。仲景第七证云：太阳病发汗，遂漏不止，其人恶风，小便难，四肢微急，难以屈伸者，桂枝加附子汤。第十六证云：伤寒脉浮，自汗出，小便数（江曰：脉浮自汗表也，小便数，邪已入里，故不可攻表）。心烦微恶寒，脚挛急，反与桂枝汤欲攻其表，此误也，得之便厥，咽中干，烦躁吐逆（江曰：十六证仲景本文便厥咽干云云，处以甘草干姜汤，须与本文参看。恶风用桂枝汤，恶寒则不可用桂枝，所以小便数，在仲景治以甘草干姜汤）。一则漏风（江曰：汗漏不止，恶风），小便难。一则自汗，小便数，或恶风，或恶寒，病各不同也。乃用第七证桂枝加附子汤，三啜而汗止，佐以芍药甘草汤，足便得伸。

（评议）此是发汗太过，汗漏不止，恶风则桂枝证仍在，故脉仍浮，而汗多则表阳已虚，膀胱之阳气不化，故小便涩而难行。亦津液已伤之故，是以脚挛屈而不伸，桂枝汤所以治恶风仍在之桂枝证，亦以通膀胱之气化，治小便之涩。加附子以回阳止汗漏，亦以温下焦，皆一举而两得其宜。但脚挛则阴液既伤，非汤药所能即愈，故必以芍药甘草汤益其阴血，皆仲师本论之大经大法。

孙文垣三吴医案：王祖泉乃眷，朝饭后稍寒，恶风发热（魏玉璜曰：伤风恶风）。遍身疼痛，大汗不止（魏曰：伤风则有汗）。口中热，腹中不知饥，小水短（魏曰：肺金不利而汗多也）。六脉皆涩（魏曰：营卫不和），以白芍五钱，白术二钱，桂枝、黄芩各一钱，甘草八分，二帖汗止，寒热除。去白术，加当归，身痛亦愈。

（评议）症是伤风自汗，仲景法原属桂枝汤证治。此之身痛，是素来血液不足，而汗多脉涩，小水短，口中热，则两轻之治，即唐人之所谓阳旦汤，此亦仲景法中之法。孰谓手经、足经，必不可同病耶。身痛加当归，养血舒络，原是正宗。此非麻黄汤证之骨节烦疼，不可与呆读伤寒论者同日而语。

又：费一吾六弟妇，遍身痛，发热，汗大出，昏昏如醉，卧不能起。孙诊之，两寸脉短弱，馀皆数而无力，此劳倦之余，故汗大走也。

黄芪三钱，白芍四钱，甘草一钱五分，桂皮八分，当归一钱，石斛二钱（魏玉璜曰：与前条俱建中加减，孙于杂病多用此方）。一帖热除，痛汗皆止，惟倦不起，前方加人参、陈皮，两帖而痊。

（评议）必有畏寒，故用建中法。证似外寒，而脉虚数，即仲景所谓荣气不足，血少故也。此身痛非麻黄症，再加倦卧，阴阳两虚可疑，建中加当归、黄芪，再加人参于大汗之后，无一非仲景心传。

陆氏医验：从魏玉璜节本，肖愚治陆南洋方伯年近古稀，十一月间，天气有非时之热，患时气咳嗽，医以芎苏散汗之，汗出不止，咳嗽不绝，饮食不进，昏愦经旬，脉之浮大无力，以五十动脉法按之，二三十动间，觉常有止意。曰：此高年劳倦，即有微邪，止宜扶正气以胜之，岂可妄汗。今虽昏愦喘急，尚可图安，第寿算恐不出三年外耳。用补气养荣汤，加枣仁以助参术敛汗，又枇杷、桑叶白皮、苏子、石斛以降气定喘，二剂汗止，四剂咳亦减矣。服至五十剂而安，后报讣，果不出三年。陆氏补气养荣汤，乃参、术、归、芍、芎、苓、木香、蔻仁。

（评议）误汗而升提气火，以致咳剧神昏，清肃降逆，与参、术、归、芍同用。尚是近情，但方有川芎，不可囫囵吞吐。

其以脉之歇止，决寿之几年，虽曰确有古书可证，然终是附会之谈，说详拙编《脉学正义》。

（马元仪印机草）沈康生夫人，病经一月，两脉浮虚，自汗恶风，此卫虚而阳弱也。与黄芪建中汤，一剂汗遂止。夫人身之表，卫气主之。凡所以温分肉，实肤理，司开阖者，皆此卫气之用。故《内经》曰：阳者，卫外而为固也。今卫气一虚，则分肉不温，腠理不密，周身毛窍，有开无阖，由是风之外入，汗之内出，其孰从而拒之，故用黄芪建中汤以建立中气，而温卫实表也。越一日，病者叉手自冒心，脉之虚涩特甚，此汗出过多，而心阳受伤也。仲景云：发汗过多，病人叉手自冒心，心下悸者，桂枝甘草汤主之，与一剂，良已。

（评议）此又一建中止汗之法，以有恶风故也。

又○偶患风寒，误投麻黄，汗出不止，语音短怯、神气不收，面色枯白，时有寒热。诊其脉，微涩而虚，虚则气少，涩则阴伤，此元气津液两伤之候也。盖麻黄辛温，为发汗重剂，不当用而用之，不特劫其津液外亡，元气亦从之内脱，以胃中元气，即寄养于津液之中也。神失不收者，汗为心之液，心者神之宅，汗多则并伤其脏而神为之不收矣。时有寒热者，气入而阳往乘阴，阴虚不胜则热，顷之气出而阴复乘阳，阳虚不胜则寒，阴阳两不足则更实更虚，而不循尺度也。今之治法，当阴阳两补。

人参，茯苓，制首乌，炙草，广皮，半夏曲，白芍，丹皮。

（评议）此亦汗出神昏之症，养阴以敛阳，能治汗多，恐不能治昏愦，宜加降逆重镇，潜阳乃佳。

江篁南名医类案：江少微治黄三辅，年逾四旬，醉饮青楼，夜卧当风，患头痛发热，自汗盗汗，饮食不进，医治十余日罔效。诊之，得六脉浮洪，重按豁然，曰此饮酒当风，名曰漏风。投以白术、泽泻，酒煎而热退，汗仍不止，心口如水，此思虑过多所致。与归脾汤加麻黄根、桂枝，十数服而愈，头痛不已，用白萝卜汁，吹入鼻中立止。

（评议）此酒后受困，卫阳不敛，故汗泄不止。白术、泽泻，虽是极古之法，然揆之药理，安得有此效力。更方用归脾加味，较为切近，然何以不用固涩一味，岂惧风邪在表，而不敢敛乎，要之汗泄已多，不虑涩恋外邪也。

魏氏续类案：陈三农治一人，感寒，用麻黄汗，汗遂不止，用建中汤，汗出愈多，痰喘有声，此伤寒损血兼用药之过，乃阴虚而阳无所附也。遂用川芎三分，白芍、生地各二钱，当归一钱，玄胡索、香附各三分，再服而愈。

魏玉璜曰：四物是矣，加香附、玄胡，是所不解。王孟英曰：芎归尚有可议。

（评议）建中本为畏寒未罢而设，岂是表病止汗之通用套方。此症必已，不恶寒而恶热，再与桂枝，复扰甚阳，岂不令其阳气更浮，多喘逆。伤寒损血一句，尚是空话，而阴虚阳无所附六字，则至理名言，确不可易。但即知阴虚于里，阳越于外，自当滋阴潜阳，补填涵敛，何以又用川芎之疏泄。四物虽是成方，临证时自可裁减，古人本无必用全方之禁约，何必食古不化，至于此极，且汗出既多，阴药本可重用，芍地分量，尽可倍之。惟归本辛温，行而不守，不宜太多耳。魏谓玄胡、香附不解，不独药性病理，马牛其风，渺不相涉，即仅用三分，亦复有何力量，真不可解者也。

俞选古今医案：卢子由治梁秀才，于三月间作文受寒，服发散药十余帖，热盛汗多，蒸蒸如云雾，高一二尺，湿透衣被，日易十数番，十四日昏不识人。舌短眼瞀，脉浮大无伦，乃先以温粉扑周身，使汗孔收敛。次用人参五钱，生附三钱，煎服，便能识人。惟言语谵妄，七日始苏。有客问曰：浮表脉也，热盛神昏，舌短眼瞀，邪盛也，何竟以温补收功。曰：凡治病先求其本，不可泥其形证，如寒水为邪，必然心火受病，此病原从思虑受寒，正为心火不及，而受水侮，是谓之本，况多行发散，重虚其心，心液既已散漫，精神便无主宰，故用黑附顺从水色，而横助火力，人参转回阳气而保定精神，然非先固其外，则内无旋理，此治法先后旨之也。

俞东扶曰：思虑受寒，为心火不及，而寒水侮之。议论颇新奇，治法却平正。至谓黑附形从水而性助火，反陈腐矣。

（评议）汗多亡阳，宜于参附，惟在汗出不已，身冷而汗不流，如珠如油之时，是为阴液大脱。而阳气随之以亡，故必以人参大力滋养阴液，而以附子辛烈，急回元气，非当热盛汗多之时，可以不辨证情，皆用温补，即为止汗之无上妙剂。此案明言热盛汗多，蒸蒸如云雾，高一二尺，描摹热势，惟恐不及，正是应用甘寒，养阴退热之时，早投附子，以火济火，杀之有余，何能有效，即温粉扑汗，虽是古法，然止是外治，复何足恃，此是耳食之徒，好为大言，以欺局外不学之人，不值识者一笑。谬谓心火不及，寒水来侮，比附五行，岂可以谈病理。又谓人参转回阳气，全是俗子之见，毫未窥见医药堂奥。又内无旋理一句，语气不完，以文言文，尚是不通，竟敢自负诩诩，情殊可鄙。果出子由手笔，则未免所见，不如所闻。东扶止以黑附之水火二句，诮为陈腐，而反谓其议论新奇，治法纯正，亦未之思耳。

孟英案初集一卷：黔人叶殿和，庚寅（道光十年）秋患感，旬日后汗出昏瞀。王曰：此真阴素亏，过服升散，与仲圣误发少阴汗同例，下竭则上厥，岂得引亡阳为比。而以附桂速其毙耶，以玄参、地黄、知母、甘草、白芍、黄连、茯苓、小麦、龟板、鳖甲、牡蛎、驴皮胶为大剂，投之得愈。

（评议）此所谓亡阴而未至亡阳，止宜滋填潜降，养阴为主，而不可误投刚燥者。颐于二十年前，季秋偶感寒热，三日后，热炽而寒已除，惟时习医而未敢自信。延里中某世医诊治，方用淡豆豉三钱，连服三剂，汗出三四日，烘热不已，几至昏瞀。盖未知肆中豆豉，含有麻黄，致启此祸。舌蜕全光红润不燥，而渴饮频仍。乃自服玄参、鳖甲、石膏、知母、参、麦、龙、牡、龟板等，大剂滋填摄降，渐以即安。然胃纳健而不能离床褥者百日，正合孟英此案。真阴素亏，误发少阴汗之论，是不可误认少阴宜温者。卢氏上条，证亦同此，而谓参附可治，宁非大谬。

又同卷：无棣张柳吟封翁，道光乙未夏，道出武林，家人郑九途次染恙，前医用药后，汗出昏狂，精流欲脱。孟英切其脉，数且乱，沉取极细，曰此证颇危，亦斯人之阴分素亏，不可竟谓附桂之罪。封翁曰：长者也，不斥前手之非以自伐，不以见证之险而要誉。王用玄参、知、柏、桑枝、龙、牡、生地、白芍、甘草、百合、石斛、栀子、盐水炒淡豆豉，为大剂灌之，下咽即安。次日去栀、豉、甘草，加龟板、鳖甲、盐水、炒橘红，十余帖而安。

（评议）此以阴虚之体，误服桂附，而变证如此。药用龙牡，仍是为潜镇止汗，昏瞀狂越，双方兼顾之计，非独治精滑，仍与上条同此一理，惟豆豉既有麻黄汤在内，此证大非所宜。岂孟英富时，杭垣药肆，尚不以麻黄制豉耶。

又初集二卷：胡秋纽于酷热时，偶有不适，医以柴葛香薷饮散之，反恶寒，胸痞，更医用枳、朴、槟榔以泻之，势日剧，王视之，自汗不收，肢背极冷，奄奄一息，脉微无神，曰禀赋素亏，阳气欲脱。此必误认表证使然，与救逆汤，加参芪，服之渐安。继以補气生津，调理匝月而愈。

（评议）脉微肢背冷，已是大汗亡阳之候。然孟英止用桂枝、龙牡，不投桂附，以时令酷热，津液已伤，刚劫燥津，理当知避，此又黄芪建中治汗多畏冷之止法。彼一见汗多，即投辛热者，其亦可以废然知返乎。自汗不收，本可不必去芍，孟英盖以其在既泻之后，故避阴药，即仲景所谓胃气弱易动者，当减芍药之例，且本论自有去芍之救逆一法，则援应成例，固亦恰合病机耳。

又二集一卷：余某年三十余，发热数日，医投凉解之法，遂呕吐自汗肢冷神疲，孟英诊之，脉微弱，曰内伤也，岂可视同伏暑而一概治之。不详辨其证耶，与黄芪建中去饴，加龙骨、生姜、茯苓、橘皮，投剂即安。续加参术，愈旬而愈。

（评议）此脾胃素馁之人，中阳无权，而为发热，正合东垣补中益气之证，所以误服凉解，而呕吐自汗，肢冷脉微，王谓内伤，即指清阳不振而言，然既已自汗，则东垣成法又不可用，改授黄芪建中，立中气，温分肉，而固表阳。去饴以避甘满，加龙骨以敛阴液，生姜、陈皮温胃定逆。继加参术，专补中虚，选用各物，无不丝丝入扣。

又三编三卷：叶茂栽年三旬余，寒热时形，身振多汗，医从疟治，数日而危，孟英视之脉微欲脱，语难出声，舌光无苔，筋惕肉瞤，及宜救逆合建中灌之。覆杯即安，续以多剂培补而起。

（评议）此本阳虚，又作疟治，当是柴葛升散，遂致脉微欲脱，言语无神，舌光筋惕，此必汗出更多，阴阳两竭，真武似亦可用。殆以舌光津耗，故避刚燥，并忌茯苓渗泄，其用救逆、建中，与上二条，同一轨则。

（见《医学杂志》1935）

71. 古今医案评议（八）

亡阳证

《许叔微本事方》：一人年三十，初得病微汗，脉弱恶風，医以麻黄药与之，汗遂不止。发热，心多惊悸，夜不得眠，谵語不识人，筋惕肉瞤，振振动摇。医又进镇心药。许曰：强汗之过也。仲景云：脉微弱，汗出恶風，不可服青龙汤，服之则筋惕肉瞤，此为逆也。非真武汤不救，遂进三服，继以清心丸、竹叶汤，数日遂愈。

（评议）汗出太多，阳升太过，心液耗竭，以致引起肾水泛溢，更以凌心，所以惊悸不眠，谵語昏妄，筋惕肉瞤，振振动摇，虽似心虚为病，实则北方水气，横逆莫遏，此非镇定水邪，无以救急，故真武之治。以筋惕肉瞤，身振动摇为主证，与参附之专主肢厥冷汗者不同。

江氏类案：滑伯仁治一人，七月内病发热，或令其服小柴胡汤，必二十六剂乃安，如其言服之。未尽二剂，则升发太过，多汗亡阳，恶寒甚，肉瞤筋惕，乃请滑诊视。脉细欲无，即以真武汤进，七八服稍有绪，更服附子七八枚，乃愈。

江篁南曰，汗多亡阳，则肉益虚，恶寒甚，而肉瞤筋惕者，里虚甚而阳未复也。故宜真武汤，多服附子而效。

（评议）小柴胡汤而谓必连服二十余剂，可见医学黑暗，自昔已然。无怪今之乡曲庸愚，止知发汗，柴葛等剂，连用十余帖而不知变计也。此案筋惕肉瞤而更寒甚，则非真武一剂可愈，以视上条症情轻重，固自不侔。

魏氏续类案：滑伯仁治一人暑月病身冷自汗，口干烦躁，欲坐卧泥水中，脉浮而数，按之豁然空散。曰脉至而从按之不鼓，诸阳皆然，此为阴盛格阳。得之饮食生冷，坐卧当风所致，以真武汤冷饮，一进汗止，再进躁除，三服而安。

（评议）身冷自汗，已是阴盛无阳，则烦躁口干，反而喜冷恶热，尤为内有真寒，逼阳外越之候，况脉浮数无根，更是浮阳无依之确据乎。真武汤冷服，不致为假热格拒不入，用法之巧，似在白通加胆汁之上。回阳之剂一帖可效，不须多服，以其尚有浮阳在外，招之可以即来，不比上条恶寒已甚，内外皆寒，非多服附子不为功也。

江氏类案：孙兆治一道士患伤寒，发热汗多出，惊惶目眩，身战掉欲倒地，众医有欲发汗者，有作风治，有用冷药解者，病皆不除。孙至，曰：太阳经病，得汗早，欲解不解者，因太阳经欲解，复作汗，肾气不足，汗不来，所以心悸目眩身战，遂作真武汤服之，三服微汗自出，遂解。盖真武汤，附子、白术和其肾气，肾气得行，故汗得来也。若但责太阳者，唯能干涸血液耳。仲景云：尺脉不足，不可以汗，以此知肾气怯，则难得汗也。

（评议）汗多战振，阳亡确证，真武回阳，本以镇定肾水上凌。症情药理，针锋相对。亦甚直捷爽快，而孙乃行战汗之例，谓肾阳虚不能作汗者，则此人先固汗多，继则战振而反无汗，正以前之汗泄太过，阳气已亡，致令肾阴上泛，寒水漫天，元阳已汩没净尽，此与上三条方药同，病理同，而见证微有不同，学者亦不可走马看花，粗心略过。

罗谦甫治案：从《卫生宝鉴》参魏氏续类案本，齐大哥十一月间因感寒邪，头项强，身体痛，自用酒服灵砂丹四五粒，遂大汗出，汗后身轻，至夜前病复发，以前药复汗其病不愈，复以通圣散发汗病添，身重，足胫冷而恶寒，是日方命医，医者不究前治，又以五积散汗之。翌日身重如石，不能反侧，冷及腰背，头汗如贯珠，出而不流，心胸燥热，烦乱不安，喜饮西瓜、梨、柿、冰水之物，常置左右，病至于此，命诊之，六脉如蛛丝，微策欲绝，乃以死决之。主家曰：得汗多矣，焉能为害。曰夫寒邪中有者，阳气不足之所致也。而感有轻重，汗之岂右失其宜哉。仲景曰：阴盛阳虚，汗之则愈，汗者，助阳退阴之意也，其寒邪不能自出，必待阳气泄，乃能出也。今以时月论之，大法夏宜汗，然亦以太过为戒，况冬三月闭藏之时，无扰乎阳，无泄皮肤，使气及夺，为养脏之道也。逆之则少阴不藏，此冬气之应也。凡有触冒，宜微汗之，以平为期，邪退乃已，急当衣暖衣，居密室，服实表补卫气之剂。虽有寒邪，勿能为害，此从权之治也。今非其时，而大发其行，乃谓之逆。仲景有云：一逆尚引日，再逆促命期，今本伤而并汗，汗而复伤，伤而得汗，汗出数四，使气亟夺，卫气无守，阳泄于外，阴乘于内，故经云：独阳不生汗独阴不长，不死何待。虽卢扁不能治也，是夜将半，项强身体不仁，手足搐急，爪甲青死矣。《金匮要略》云：不当汗而妄汗之，夺其津液，枯槁而死。今当汗之证，一过中亦绝其命，况不当汗而强汗者乎。

（评议）此亦过汗阳亡之证，烦躁喜冷，亦是假热。证固可危，然急投参附等热药冷服之法，或尚可希冀什一。此古人朴实，不谙活变，似未免拘执不化，但据案中引冬三月闭藏一段，则此病必在冬时，而谓喜食西瓜、梨、柿，非时之物，恐是言之太甚，未尽事实。罗案多嫌繁重，颇少精警，而是案说理犹为切当，是可存也。

太函集：吴桥治方生，年二十五，内而早起，枵腹而服劳，无何而发热头痛，医以为内热，乃用清凉，三日汗流昏愦欲绝。桥诊六脉皆不应指，甚则微若蛛丝，语其父曰，郎君甚危，此虚脱也。急宜重剂温補，即稍缓无及矣，父惟唯唯，一剂而愈。

（评议）脉证至此，四逆通脉，真武附理中等，谁不能用，玉璜录太函集吴桥、吴洋二人治案，多怪诞不经，不足为法，且不可信，而此案尚是平易近情，姑录一则，以存涯略。

玉璜续类案：裴兆期曰，凡人偶得潮热往来之候，未可遽执为外感风寒，辄服发表之药，盖其间亦或有元气内损而然者，一或少差，则阴证立至，多死少生矣。吾乡一高年绅，只一子，年三十余，素恃形气强伟，不知节慎。六月间因母寿，连日宴客，应酬劳倦，遂发往来潮热，渠宿与一医相善，即邀治之，值医他往，其徒代为之视，辄投以羌活、紫苏、防风等药，一剂后汗大出不止，乃求治于余，六脉已细数无伦矣。方用人参、黄芪各五钱，桂附各二钱，当归三钱，浮小麦一撮，令急煎服。药剂甫煎成，而所善之医适至，亦认为外感，倾弃予药，仍以前药表之汗更大出，深夜而毙。须知膏粱子弟，外强中干，不可见其气强形伟，而遂视之为大桩也。

（评议）此亦阴虚过汗亡阳之证，参附固是正治，然读上文孟英诸案，则阴液大伤之后，刚燥亦不可太重，须以养阴恋阳，潜攝为上，而回阳次之，此又近有之精密，胜于往昔者也。

薛立斋案：一男子热烦渴，时或头痛（江篁南曰：此头痛为内伤），服发散药，反加喘急腹痛，其汗如水，昼夜谵語，此劳伤元气，误汗所致。其腹必喜手按，询之果然，遂与十全大补加附子一钱，服之熟睡。唤而不醒，举家惊惶，及觉，诸证顿退，属内真寒而外假热，故肚腹喜暖燥，口畏冷物，此乃形气病气俱不足，法当纯补元气为善。

（评议）是亦阴虚之体，误汗而阴阳俱亡。十全加附，方药甚合，薛乃自谓法当纯補元气，终不肯摆脱囫囵吞吐之陋习，立翁可谓食而不知其味者。

喻氏寓意草：袁继明素有房劳内伤，偶因小感，自煎姜葱汤表汗，因而发热，三日变成疟疾。余诊其脉，豁大空虚，且寒不成寒，热不成热，气急神扬。知为元阳衰脱之候，因谓其父曰：令郎光景，窃虑来日疟至，大汗不止，难于救药。今晚急用人参二两，煎浓汁频服防危，渠父不以为意，次日五鼓时，病者精神便觉恍惚，扣门请救，及觅参至，疟已先发矣。余甚徬徨，恐以人参補住疟邪，虽救急无益也。只得姑俟疟势稍退，方与服之。服时已汗出沾濡，顷之果然大汗不止，昏不知人，口流白沫，灌药难入，直至日暮，白沫转从大孔遗出。余喜曰：沫下行可无恐矣。但内虚肠滑，独参不能胜任，急以附子理中汤，连进四小剂，人事方醒，能言，但对面谈事不清，门外有探病客至，渠忽先知，家人惊以为祟。余曰，此正神魂之离舍耳，吾经独参及附子理中，驷马之力追之，尚在半返之界，以故能知宅外之事，再与前药二剂而安。

（评议）葱姜汤表汗，亦能使阴阳俱亡，正以其人真阴未耗，最易拔动肾根。喻论极精当，此《寓意草》中之最剀切详明，绝无一句空泛语者，惟此疟既寒不成寒，热不成热，脉又空大，气急神扬，即在疟发之时，独参何可用，本无外邪，何患补住，嘉言一节，犹以感邪言之，殊可不必，末后离魂一说，虽似奇谈，实则阳气外越，神必飞扬，亦在至情至理之中，不可误认神怪，辟为诞妄。颐廿年阅历，所闻所见，已有数起，另录离魂一门于本编中，此当加龙牡大剂，潜阳镇摄之药，以招纳遊魂者也。

陆氏医验：养愚治朱少湖，仲冬夜间，忽头项微强，身体微痛，疑是伤寒。用紫苏二大把，生姜十片，浓煎热服。厚覆大汗之，身体觉轻，自谓愈矣。至明日之夜，复觉拘急，反增沈重，复如前取汗，不解，身体如石，烦躁口干，睡卧不安。医谓脉极浮数，冬月伤寒，非麻桂不解，姜苏轻剂，岂能疗此大病。拟用大青龙汤，病家疑之。延陆诊脉浮数而微细如珠丝，按之欲绝。曰：阳虚证也，原不宜汗，况经谓冬三月闭藏之令，无扰乎阳，无泄皮肤，使气亟夺，一之为甚，其可再乎。彼医曰，仲景云阴盛阳虚，汗之始了愈，既曰阳虚，何为不可汗？况麻桂青龙，正为冬时虚寒而设，如拘闭藏之令不宜汗，则仲景此等汤剂，必待春夏伤寒，而后用乎。陆曰：议论甚高，第此脉不相应（魏玉璜曰：此驳未尝无理，陆不径指为内伤，而泛行经文，致招如此驳语，又不肯明指其失而喻之。第含糊其辞以示意，亦名医之习气也）。当用建中、生脉。彼医谓邪在表而补敛之，不死何待，陆竟投之，烦躁仍剧，噫气不绝，足胫逆冷，身不能转。陆曰：误汗已多，药轻病重，故未效耳。仍前方倍人参，加附子浓煎冷服。少顷烦躁顿定，数剂诸证悉除，月余时虚汗不能起，用人参数两而安。

（评议）此以阴虚之体，大汗伤液，阴亡而阳与俱亡。陆谓阳虚原不宜汗，本以大汗之后而言，固是正论，乃俗子反行阴盛阳虚，寒之则愈一说，来相诘责，遂令陆无辞可答，实则伤寒例之所谓阳虚阴盛，以外寒为阴，重在阴盛，不在阳虚，惟其阴寒外盛，乃为当汗之证。何可妄指阳虚二字，作不可汗，况彼之所谓阳虚者，更与大汗亡阳之阳虚，判如霄壤耶，陆行冬令闭藏一说，诚是造化自然之至理。天寒发蛰，安有不死之理，而昧者乃又谓麻黄、青龙，正是冬寒之主方，须知冬令发汗，为有是病者立法，岂尽人而皆可概投此药。且即有当汗之证，亦有不可如水流漓之禁，是胡可与大汗之后，同日而语，魏谓养愚不肯明言，是名医之习气。盖彼方谓似此病机，惟吾独识，断不肯直抉其微，与人共喻，小人之腹，未免有之，故曰习气。须知至理自在人间，稍有学识，辨之亦易，其认作秘诀，不肯示人者，徒令人笑其所见之不广耳，然所述烦躁口干，尚在阳盛之时。外无恶寒，建中犹非针对之药，所以得之而烦躁益剧。足胫逆冷，阳浮于上，桂枝之误，亦有明微，必至重剂人参，以养真阴，少加附子，热药冷服，始得阴渐振而阳乃藏，此可证病理本极细微，而药之切病与否，投之之后，如影随形，皆极缜密，具有丝毫不肯假借者也。

玉璜续类案：冯楚瞻治洪氏子，因劳伤发热，头疼、咳嗽、胁痛。医谓伤寒，大用发散，一剂汗大出，热更甚，神昏见鬼，燥渴舌黑，身重足冷，彻夜不寐，困顿欲绝。脉细数无伦，胃脉微极，此劳伤中气发热。东垣补中益气汤为此等病设，令阴阳气和，自能出汗而解。今更虚其虚，阳气发泄殆尽，所以身愈热而神愈昏，阴阳既脱，自尔目盲见鬼，津液既亡，所以舌黑足冷。至于身重异常，此尤足少阴极虚之证。盖肾主骨，骨有气以举则轻，否则重也，与熟地二两，麦冬四钱，乳炒白术五钱，牛膝三钱，五味子一钱，附子二钱，浓煎人参一两，煎汁冲服。口渴，另用熟地二两，麦冬五钱，人参八钱，浓煎代茶。三四剂后，汗收热退，汗收热退，舌润神溃，嗽止食进。后用生脉饮，送十補丸四五钱，再以归脾加减，煎膏成丸，弹子大，圆眼汤化服痊愈。

（评议）劳伤固是肉伤，然有脾胃之虚，有肝肾之虚，此症起初头疼胁痛，已是肾肝阴弱。气火上凌，即不发散汗出，亦非东垣成方，所可妄试，冯氏为立斋之续，反谓补中益气，可令阴阳气和，须知本是阴虚，而再升提其阳，为害亦与发散大同小异，其汗后之热甚神昏，妄言妄见，无非气火俱浮，脑经昏瞀，附会脱阳脱阴，仍是模糊浮泛之论，舌黑燥渴，确是津液之亡，但足冷亦以阳尽上越，自然下现阴寒，身重者。津液已枯，脉络空涸，尚何能举动自如，此时尚在身热汗多之时，原不能妄认少阴真寒之证。全真一气汤，阴药极重，附子极轻，治此症身热足冷，本是相称。舌黑亦焦燥之黑，观燥渴二字可知。而楚瞻必一一说到少阴虚寒上去者，意中尚以人参一两，认为回阳之重剂耳。

石顽医通：吴氏子二十余，素有梦泄，十月间患伤寒，头痛足冷，发散消导，屡汗而昏热不除，反加喘逆，更医投麻黄头面大汗，喘促益加，或以为邪热入里。主芩连，或以为元气大虚，主冬地。张诊之，六脉瞥之，按之欲绝，正阳欲脱亡之兆，急须参附，庶可望其回阳（魏玉璜曰，此喻嘉言所误治致阳虚也），遂与回阳返本汤（方见本书四逆汤下，云治阳虚躁渴，面赤戴阳，欲坐卧泥水中，脉来无力欲绝者，四逆汤加人参、麦冬、一味腊茶、陈皮）。加重便以敛阳，三啜安卧，改用大剂独参汤，加童便调理数日，频与糜粥而安。

（评议）是亦阴虚之人，误汗而阳随阴以俱亡者，先则屡汗而加喘逆，继服麻黄而但头面大汗，喘促益加，虚阳上浮，本根已拔。脉微欲绝，岂独阳亡，阴亦先竭。石顽以四逆与参麦同用，本是阴阳两顾，法极周密，而案语乃止称参附回阳，反觉言之不顺，加童便者，取其顺下，以降上浮之虚阳，下气最捷。原是驾轻就熟，投之有功，而乃谓之敛阳，用字亦不切当，岂惟恐人知，而不肯揭出真义耶。秘不示人，毋乃太吝，互善后之时，以独参与童便同行，佛头着粪，哪不为人参叫屈，即欲潜阳摄纳，则本草中药物多，何苦蒙西子以不洁耶。

徐洄溪案：毛履和之子介堂，暑病热极，大汗不止，脉微肢冷，面赤气短，医者仍作热证治。徐曰，此即刻亡阳矣。急进参附以回其阳，其祖有难色。徐曰，辱在相将，故不忍坐视，亦岂有不自信而尝试之理，死则願甘偿命，乃勉饮之。一剂而汗止身温，得寐，更易以方，不十日而起。同时东山许心一之孙伦五，病形无异，徐亦以参附进，举室皆疑骇，其外舅席际飞笃信徐，力主用之。亦一剂而复，但此证热病所变，因热甚汗出是亡，苟非脉微足冷，汗出舌润，则仍是热证，误用即死，死者甚多，伤心惨目，此等方非有实见，不可试也。

王孟英曰舌润二字，最宜切记。

（评议）阳未亡时，不可早投阳药，即阳已亡时，必不可复投凉剂，本是至理名言，显而有微，确而可指，然唯独庸俗辨不到此，即证之旧籍，殊多模糊混合之弊，岂医学之果不易言耶，亦只见其识理之未确耳。洄溪脉微足冷，汗出舌润之辨，固是金针度世，心苦分明，颐请为申一义曰，脉纵不微，必重按空豁，足不独冷，必身亦凛寒，汗出不热，必如油黏腻，如珠不流，舌润不燥，必苔白滑泽，质淡无华，此则非独附子辛温，至不可缓，即人参滋液，更不可轻，而余如涵敛养阴，摄纳潜泽诸药，皆当大剂猛进，急起直追，亦不能仅恃参附二物，遽谓全体大用，不过如斯也。

又：洞庭姜锡常长郎佩芳，体素弱，而患久疟，时徐应山前叶氏之招，便道往晤。佩芳出疹，色大脉微，而动易出汗。徐骇曰：汝今夕当大汗出而亡阳矣，或可挽回。其父子犹未全信，姑以西洋参三钱，偕附子饮之，仍回叶宅。夜二鼓，叩门声甚急，启门而锡常以肩舆来迎，至则汗出如膏，两目直视，气有出无人，犹赖服过参附，阳未遽脱，适余偶带人参钱许，同附子、童便灌入，天明而汗止阳回，始知人事，然犹闻声即晕，倦卧不能动者两月，而后起坐。上工治未病，此之谓也。如此危急之证，不但误治必死，即治之稍进，亦不及挽回，养生者医理不可不知也。

（评议）此案可与《寓意草》袁继明案同观，亦可虚脱在即，不必拘守补住疟邪成例。

玉璜续类案：马元仪治鲍坤厚病经半月，两寸独鼓，两关尺虚微，头痛如斧劈，汗出不止，谵语神昏。曰寸大尺小，为上盛下虚之候，况头痛如破者，虚阳上僭也。汗出不止者，虚阳外散也，谵語神昏者，孤阳气浮，神失其守也。非人参、附子无以追散失之元气，非童便、猪胆、葱白无以通僭逆之阳气，法当用白通以急救之。时夜半，特宰猪取胆，比药成，牙关紧急，不知人事，乃挖而灌之，黎明神气渐清，此阳气已渐归原，但欲其深根固蒂，非大剂温补不可，用人参四两，附子一两，肉桂五钱，合附子理中汤，连投数剂，痛定汗止，调理而安。

（评议）脉则寸鼓关尺虚微，证则头痛如劈，自汗不止，以致谵語神昏，明明气火上冲，脑经瞀乱之候，孤阳独亢，止有养阴涵敛，摄纳而潜降之。人参、童便、猪胆未尝不是，岂可合以辛温燥烈，反助阳热而烁阴津，且非阳郁不申，何用葱白以通阳气，是岂虑其浮阳之尚未激烈，而欲鼓动之，使迸出泥丸宫耶。此必误会附桂行火归原一说，而姑妄言之者。考是案不见于叶刻《印机草》，恐未必马氏真本，不知玉璜何自而来，姑存之以俟再核。

又：马元仪治陆太史，时值秋暑，偶发热头痛，诊得脉大而虚，谓中气大虚，非补不克，彼云伤暑小恙，况饮食为甚减，起居不甚衰，何虚之有？但清暑调中去邪即已，何用补为。乃勉与清暑益气而别，蝗晨复诊。脉之大者变为虚微，发热如故。曰：今日不惟用补，更当用温，宜亟起图之。迟则生变矣，遂用理中汤，服下少顷，出汗如涌泉。午后复诊，两脉虚微特甚，汗如贯珠，乃连进人参四两，附子两许，日夜约用人参十两，汗止精藏，渐调而愈。

（评议）东垣清暑益气汤，本非暑令大补中气之套方，此案谓脉大而虚，中气大虚，非补不克，而乃引用此方。则升麻葛根，那不脉益虚而热益甚，即此一方，已可见作者之脑经不清矣。更何论一日一夜，参用十两，附用四两之昏狂呓语耶，此案亦不见于《印机草》，似马氏不应荒谬至此。

又：陈三农治夏一夫人，年已八旬，尤思不已，偶因暑浴，遂患发热头痛。医者以为伤寒，禁其食而肆行解散，越三日气高而喘，汗出如洗，昏冒发厥。诊其脉大而无力，乃为之辨曰：外感发热，手背加甚，内伤发热，手心为甚，外感头痛，常痛不休，内伤头痛，时作时止，今头痛时休，而手背不热，是为虚也。遂用参芪各五钱，白术、半夏各二钱，橘红一钱，甘草六钱，一剂减半，后倍参术而痊。

（评议）八旬高年，误表而汗出如洗，喘厥昏冒，此非大剂潜阳养阴，摄纳固涩，何能有效，乃用药若此，虽不大谬，亦是病重药轻，乃行东垣辨内伤外感头痛发热数句，以示渊博，只觉陈腐满纸，此亦陋者之笔，不尽可信，甘草当是六分，此传写之误。

陆定圃《冷卢医话》：程杏轩治农人，患伤寒数日，寒热交作，自汗如雨，脉虚神倦，舌苔白滑，分开两歧，宛如刀划，询知误服凉药。与六味四汤饮，服之有效，继进左右二归饮，数剂，舌苔渐退而安。

（评议）此本中寒之体，误服凉药，更伤中气，因而汗流欲脱，舌白滑润，神倦脉虚，是其确证。故必阴阳两补，数服即安，此又亡阳中别有渊源者，固不必悉由误服麻桂柴葛来也。

（见《医学杂志》1935）

其他论文

72. 医学易诵随笔（一）

五行生克 三言

木生火，火生土，土生金，金生水，水生木。

木克土，土克水，水克火，火克金，金克木。

五行干支五色五音五味五臭 五言

木东干甲乙，其支寅卯匹，火面干丙丁，其支巳午并，土中干戊己，支辰戌丑然，金西干庚辛，支在申酉分，水北干壬癸，于友亥子汇，木火土金水，五行的生次，青赤黄白黑，以次配五色，角徵宫商羽，五音变分主，酸苦甘辛咸，分司五味兼，膻焦香腥臭，顺配及五臭。

五脏所主 五言

五脏肝属木，其腑胆相配，心火腑小肠，脾土腑曰胃，肺金腑大肠，肾水腑膀胱。肝心脾肺肾，次与五行准，目舌口鼻耳，在窍次亦顺，筋脉肉皮骨，所主以次列。魂神意魄精，所藏以次明。怒喜思悲恐，五志各分用。温热和凉寒，五气各分宣，泪汗涎洟唾，五液各分布。握忧哕咳凓，变动更可别。呼笑歌哭呻，其声亦可分。

（备考）一作肾藏志。洟，《素问》本作涕。寿颐按涕即泪，是目之液。洟则鼻之液，古书自有区别，不可混淆，近今俗语，乃有鼻涕之名，古人不当有此，宜订正为是。盖《素问》为传写者误改也。

十二经脉奇经八脉 七言

脏加心包府三焦，脏腑各六经分条。心肾少阴包（包谓心包络）肝厥（厥谓厥阴经），肺脾太阴手足别，小膀太阳焦胆少（小，谓小肠；膀，谓膀胱；焦，谓三焦；少，谓少阳经），大胃阳明阴之表（大，谓大肠），十二经外奇经存，跻维各二阴阳分，督任冲带合八脉，别经诸络不具论（平声）。

（说明）五脏并心包络，皆阴经。五府并三焦，皆阳经。心肾少阴，谓心与肾皆少阴经也；包肝厥，谓心包络与肝，皆厥阴经也；肺脾太阴，谓肺与脾，皆太阴经也。手足别者，言三阴三阳，皆有手足之别。心肾少阴，包肝厥阴，肺脾太阴，皆上一字为手经，下一字为足经。如心为手少阴，肾为足少阴。心包络为手厥阴，肝为足厥阴。肺为手太阴，脾为足太阴是也。六阳经准此。阴之表者，言六阴经皆属里，六阳经则为六阴经之表也。一里一表，各以次相配，如心与小肠为表里，肾与膀胱为表里，心包与三焦为表里，肝与胆为表里，肺与大肠为表里，脾与胃为表里，奇经在十二经络之外，有奇零之义，音绫如羁，或谓十二经皆有偶，而奇经有无偶者，故读为奇偶，奇才，非是。盖阴跻、阳跻、阴维、阳维，未尝无对偶也，二跻二维，督任冲带，是为奇经八脉。

十二经循行起止 七言

手阴从脏行于手（手之三阴经，自本脏起，行于手臂内廉，至手指而止，以交于手之三阳经），从手行头是手阳（手之三阳经，自手指起，行于手臂外廉至头面而止，以交于足之三阳经），足有三阳头走足（足之三阳经，自头面起行头面而直下至足，循股经外廉，出足跗上，达足指以交于足之三阴经，太阳行于背，少阳行于侧，阳明行于胸乳），足阴上腹易推详（足之三阴经，自足指起，上行胫股内廉，直上入腹，以交于手之三阴经）。

十二经气血注 七言

肺寅大卯胃辰宫，脾己午心小未中，膀申肾酉心包戌，亥交子胆丑肝通。

（存疑）以一日十二时分配十二经，谓某时气血注于某经，其说已旧，古今医籍往往引之。寿颐窃谓人之气血，无一时不遍行于周身，岂有某时独注某经之理，若谓一时必在一经，严若其他之十一经，竟无气血注之，此必不可通者也，要知气随血行，循环脉络，本无一息之停，今西学家所谓发血管、回血管者，最为可信。吾国医学，每有胶执太过之弊。虽曰自古相承，莫敢遽废，究竟当此科学开明时代，必以确实可证为信，断不能拘泥古书，反为所蔽。近今中医旧学，有为新学家诟病者，其藉口处，实即在此。惟医学家十二经脉，联属循环，即以肺、大肠、胃、脾、心中、小肠、膀胱、肾、心包、三焦、胆、肝为次，姑录此以备一说。

十五络

肺经列缺穴，偏历属大肠，胃则丰隆是，脾则公孙详。心经络通里，支正是小肠，肾曰大钟穴，膀胱有飞扬，内关手心主，外关手少阳，胆则光明取，肝是蠡沟商，任脉络尾翳，督脉络长强，更有大包脾大络，胃络虚里左乳旁。

（订正）虚里在左乳旁，即是心家发血管之大络，故右乳旁无之，古书以为胃络，似非生理之真相，说详拙编《脉学正义》。兹姑存旧说，以为胃家之大络尔。

古之一日十二时 七言

子时夜半丑鸡鸣，平旦日出寅卯名，食时为辰禺中巳，日中日昳午与未，申则晡时酉日入，黄昏人定戌亥及。

（说明）古人地支十二，初不用以纪一日之时，故古书之夜半鸡鸣平旦等称，即古之十二时也。《素问》中多有之不知者几不能解，附录之以助博闻。又古有分一日为二十四时者，汉魏以下间有之，则即罗盘方位之甲卯乙，辰巽巳，丙午丁，未坤申，庚酉辛，戌乾亥，壬子癸，丑艮寅之二十四方也。日在某方，即是某时，知今之时钟，分一昼夜为二十四小时者，非西人之创法。

五运化曜

甲己化土乙庚金，丁壬年干木运临，丙辛化水戊癸火，逐年主运细推寻，有余不及阴阳别，及少从兹配五音。

（说明）此五运主年，从年干而年年递变者，是为化曜，甲己之年属土，乙庚之年属金，丙辛之年属水，丁壬之年属木，戊癸之处属火，甲丙戊庚壬为阳干，属有余（是为太过）。乙丁巳辛癸为阴干，属不及。五音有太有少，阳干为太，阴干为少，此太角少角，太徵少徵，太宫少宫，太商少商，太羽少羽之所以定名也。

（存疑）化曜之说，本于《素问》，其说极旧（《素问》此说，见“天元纪大论”、“五运行大论”等篇，本非古本《素问》所固有，宋校正引全元起注《素问》，无此数篇可证。林亿等谓是王启玄别采“阴阳大论”，以补《素问》之缺佚者，其说近是，然启玄所录，亦是古之医书。必非王氏所伪捤，但专论五运六气，终是医学之别一派，不可尽泥，兹姑从今本，以为出于《素问》云尔）。然丹天之纪，黅天之纪云云，义理实不可解，前人为五运作注，说其理由，凡有三解，皆穿凿附会，极为可鄙，断不足证。颐按今星命家推算人之命理，以八字中有甲遇已，有乙臾，乃有化曜之法。若有甲无己，有乙无庚，即不能以化曜论，犹言可也。乃医家竟谓甲年属土，乙年属金，必不可通，其智犹出星命家之下，殆子平之不如，此万万不可墨守者。而五阳干为太过，五阴干为不及，则十年之中，竟无平和之运，尤其不通。岂非变医之魔道，以备一解可也。只以附入《素问》，尽人能知，似已久在有举莫废之例，姑存旧说。

（说明）此五运分主四时，年年如此而不变者，是为主运。以大寒节为始交木运，至清明节前三日交火运，至芒种节后九日交土运，至处暑节后六日交金运，至立冬节后三日交水运，盖以一年三百六十五日有奇，五分之，每一运当旺七十二日有奇也。

六气分主四时

风火暑湿燥寒次，阴阳五行合六气，风木君火相火挨，湿土燥金寒水备。一气二月周四时，初气乃从大寒起，厥阴风木大寒寻，君火春分主少阴，小满少阳相火届，太阴大暑湿浸淫，阳明燥令秋分起，小雪太阳寒水深。

（说明）风火暑湿燥寒，是为天之六气，风为风木，属厥阴；火为君火，属少阴；暑为相火，属少阳；湿为湿土，属太阴；燥为燥金，属阳明；寒为寒水，属太阳。此天之气化，与时令而推移者，然言其常耳，不可太泥，惟与手足十二经之三阴三阳，各明其义，不可以彼例此。

六气分主四时，亦年年如此而不变，是为主气。亦以大寒节为始，寓于厥阴风木主气，至春分节交入少阴君火，至小满节交入少阳相火，至大暑节交入太阴湿土，至秋分节交入阳明燥金，至小雪节交入太阳寒水，亦以一年二十四节气六分之，则每气当旺六十日有奇也。

六淫客气

子午少阴为君火，丑未太阴临湿土，寅申少阳相火王，卯酉阳明燥金所，辰戌太阳寒水司，己亥厥阴风木主，三气司天终在泉，准此推求轮流过，司天在泉各半年，左右间气亦堪敷。

此六气司天之客气，随年支而年年递变者，其次序与主气之六气，微有不同，彼以风火暑湿燥寒为次，君火之后，继以相火，欠以湿土，兹则子午君火，丑未湿土，寅申相火为异，一年六气，每气之中，各有客气加临，所谓司天者，即其第三气之客气，其第六气之客气，则曰在泉。司天主上半年，在泉主下半年，而初之气、二之气、四之气、五之气，名曰四间气，不甚注重，然此皆言其理耳。其实百里之间，寒暖各别，千里之外，燥湿绝殊，不可拘也。惟此是古说，相传已久，宜备一说，以资谈助，免得贻人口实耳。其推算之法，即以每年第三气之司天为主，而前后准此节之次序求之，如子午年少阴君火司天，则其年二之气之客气，即己亥年司天之厥阴风木也，其年初之气之客气，即辰戌年司天之太阳寒水也。其年四之气之客气，即丑未年司天之太阴湿土也，其年五之气之客气，即寅申年司天之少阳相火也。其年终之气之客气（即是在泉），即卯酉年司气之阳明燥金也。年年依此例推之，亦易领悟。所谓左右者，即间气之谓也。

《四言脉诀举要》

自高阳生脉诀不理于众口，而南阳《崔氏四言脉诀》

与之代兴，世之学者，无不宗之。自明以乘，删改润色之本不少，《濒湖脉学》及《医宗必读》二者，尤其熟在人口。寿颐讽籀之余，颇嫌其尚有沿误，未尽美善，且后幅主病及删节之。甲寅秋仲，业师同邑朱先生璈成创立中医学校于黄墙家塾，实开近时是医立校之先声。寿颐与于襄助，谬任编纂，即以是诀为脉理学之基础，于旧本之讹者正之，泛者删之。又择名贤著作中之阐发脉理，编成韵语者，以附益之，虽未必完备，似尚有千虑之一得，所采前贤成作，不专一家，不注出处，以少繁冗，但有改订者，必说明之。此仅脉学之涯略，故不作注释语，且别有拙编之《脉学正义》，固不宜叠床加屋，贻骈拇之诮，惟于崔氏旧本，芟薙不少，遂以举要为名，昭其实也。

庚申春仲重订于浙省兰江之中医学校

脉乃血管，百骸贯通，大会之地，寸口朝宗。

诊人之脉，令仰其掌，掌后高骨，是名关上，关前为阳，关后为阴，阳寸阴尺，先后推寻。

胞络与心，左寸之应，惟胆与肝，左关有定，小膀肾水，左尺是审。胸中及肺，右寸昭昭，胃与脾脉，属在右关，大肠肾火，右尺班班。

（存疑）肾有两枚，真水与相火皆属焉。旧以肾水与相火，分隶左右，似非能论，说详《脉学正义》。

神门属肾，最重关后，有无二脉，必不可救。

脉有三要，胃神与根，沈按及尺，缺一难存。

经言七诊，曰浮中沉，上下左右，消息推寻。又有九候。即浮中沉，三部各三，合而为名，每候五十，方合于经。

寸候胸上，关候膈下，尺候脐腹，下至跟踝。右脉候右。左脉候左，脉随病迁，必见本部。

五脏性情，各有本脉，按部就班，反常则厄。

浮为心肺，沉为肾肝，脾胃中州，浮沉之间。

左寸心浮，浮大而散，右寸肺浮，浮涩而短（浮大而散，浮涩而短，两句要看得活不可泥，说详《脉学正义》）。左关肝沉，弦长可按（胆腑亦候于左关，其平脉亦弦而长，但肝为脏而胆为腑，则肝之平脉当沉著，胆之平脉不甚沉重耳）。左尺肾水，沉实而软，右关脾土，脉象和缓，右尺相火，肾水同断。

（订正）肾水同断句，旧作左手同断，又作与心同断，古人盖谓相火当与心火无异耳，须知尺脉，宜沉着而不宜浮，即相火宜闭藏而不宜露。若曰与心同断，则心脉如何，岂不曰浮大而散耶，既浮且又申之以散字，几若无根之坏脉，夫岂尺部所宜，肾家平脉，安得如此，是不可以不正。兹改为肾水同断，庶几沉实而软，肾中相火，蕴畜不露，譬犹炉中炽炭，护以细灰，方能经久不灭，肾家元气细缊，涵养蕴藏，不当如是耶。

若夫时令，亦有平脉，春弦夏洪，秋毛冬石，土旺四季，和缓不忒（土分旺于四时之季，各有十八日与五运主时之芒种后，土运七十三日各是一说），太过实强，病生于外，不及虚微，病生于风，春得秋脉，死在金日，五脏准此，推之不失。

四时百病，胃气为本，脉贵有神，不可不审。

凡察病脉，平旦最准，凝静调神，数息细诊（上声，此字无平音）。一呼一吸，合为一息，脉来四至，平和之则，五至无疴，闰以大息，三至为迟，迟则为冷，六至为数，数即热证，更迟更冷，更数更热。

73. 医学易诵随笔（二）

迟数既明，浮沉须别，浮沉迟数，辨内外因，外因于天，内因于人。

天有阴阳，风雨晦冥，人喜怒忧，思悲恐惊，外因脉浮，则为表证。

沉里迟阴，数则阳盛，内因脉浮，虚风虚火，沉气迟冷，数则多祸。

（说明）内因多虚病，最忌数脉，故曰多祸。不比外盛实证，数大为宜也。凡内伤之病，脉数大者，已恐元气之乖离，若见细之脉，去泉路近矣。

浮脉主表，于象为阳，轻手即得，形态彰彰，浮而有力，洪脉大长。

浮而无力，虚脉正伤，浮而虚甚，散脉靡常，浮如葱管，脉孔血殃。

浮如按鼓，革脉外强，浮而柔小，软脉湿妨，浮兼六气，疑似当详。

（订正）旧说谓浮脉属府，在有语病，兹删之。详《脉学正义》。耎今作软，医书有所谓濡脉者，亦即软字之变。软脉本以力量不足言之，不论部位之浮沉，不论脉形之大小，学者须知此意。

沉脉主里，其体属阴，重手寻按，始了于心，沉而着骨，伏脉病深。

沉而坚硬，牢脉寒淫，沉而细软，弱脉难寻，沉兼三脉，具有规箴。

迟脉属阴，一息三至，二损一败，病不可治，迟而有神，缓脉最美。

缓中三层，和缓胃气，柔顺调匀，春柳相似，怠缓纵缓，阴阳之异。

迟而不利，涩脉气滞，迟而偶停，结脉歇止，迟止有定，代脉多死。

迟中四脉，视此条理。

（说明）缓脉亦一息四至，和缓有神，是胃气之正，故曰最美。古人称其若三春之柳，悠悠扬扬，不刚不柔，亦形容其难名之妙耳。如怠缓不前，则偏硌一阴寒。然阳病亦间有脉缓者，则热伤气分，而弛纵无力也。此以缓脉分析三层，其义极精，然非指下神明，而参合见证，不能分辨，此脉理之化境也。

数属脉阳，一息六至，七至热极，八九则死。数而流利。

滑脉数而坚凝，紧脉绳似。促脉急遽，数如欲止，数而动摇，与豆无异，数中四脉，请看奥旨。

（订正）自王叔和《脉经》及辨脉法，谓脉紧者如转索之无常，后人无不宗之。然紧即《素问》之所谓坚，不当牵转，又叔和以促脉为数中一止，后世亦多用其说。然促字本义，实无歇止之意。乾隆时日本人丹波元简《脉学辑要》独宗《高阳生脉诀》，谓促乃急促，不必歇止。寿颐细参古籍，知其说极精而确，故一此订之曰数如欲止，二说俱详《脉学正义》。

大主诸实，形巨易知，体魄素伟，无病亦宜。若是阳盛，邪实可思，大而汹涌，洪脉热司，大而坚硬，实脉邪持，大兼二脉，虚证忌之。

小主诸虚，一线其象，脉理属阴，病情可想，小不显明，微脉气殆。小而力薄，软脉湿长，小而如沉，弱脉失养，步中三脉，辨之朗朗。

（说明）医书别有细脉，即是小脉。

长主素强，得之最罕。上鱼入尺，迢迢不短，正气之治，长而和缓。

若得阳邪，指下涌沸，长而劲直，弦脉可治。短主素弱，不由病伤。

上下相准，缩而不长，谙脉兼此，宜补阴阳。寸尺可短，关短必亡。

动脉属短，最异寻常。

（总论）此以浮沉、迟数、大小、长短八脉为纲，而即以其余之十种脉象，分隶于八纲之中。陈修园之旧本也，最为明白可诵，兹从陈氏本润色而录之。寿颐按二十八脉之象，有极浅显而易知者，亦有极疑似而难别者，学者必须会之以意，而不能拘拘于形迹之间。如浮沉者，以下指之轻重求之，迟数者，以来去之速率准之。大小者，以形状之巨细判之。长短者，以寸尺之部位定之。滑涩者，以形势之态度决之。虚实者，以力量之强弱审之。皆浅而易分，显而可据，不待智者而后能辨，余如洪之与微，则言其气焰之盛衰。紧之与弦，则状其形体之坚硬，革与牢皆有力，而有浮沉之分，芤则指下未尝无力，而浮沉可见，中候独空。结与代皆歇止，而结之甚而无力，且有散乱之势。伏则沉之甚而难见，几有闭塞之虞。一经说明，尚觉易晓，惟促则言其短促迫急，动则言其厥厥动摇，此二者最不多见，而确乎有此脉象。至于软弱二者，不过言其力量之薄，不以形状言，亦不以浮沉言，其实必与他种脉兼见，如或大而软，或小而弱，或浮而软弱，或沉而软弱之类，不能单行，古书必以浮小为软，沉小为弱，似未免胶泥太过。若缓脉则有平脉，有病脉，全在神而明之，自有分辨，而非可以言语形者矣。

有覆溢，皆属阳实，上盛则溢，鱼际超轶。下盛则覆，尺后迸出。溢是肝阳，覆是相火，上者抑之，潜降最别。下者导之，清理则可，难经真藏，言之太过。

（说明）覆溢之脉，皆阳邪甚盛，故上或溢出鱼际，而下或覆至尺后，溢则肝胆之阳上僭，覆则龙相之火鸱张，上盛者抑而降之，下盛者导而清之，皆有可治之理。《难经》乃与关格之脉，阴竭阳亢者，同谓之真藏脉。盖据其极重者言之，要知或溢或覆之脉，时常有之，未必皆属不起也。

脉有反关，动在臂外，别于列缺。阳明相会，禀赋之奇，于人无害。一脉一形，各有主病，脉有相兼，是宜细审，浮脉主表，感冒最多。有力必热，无力血杜，浮迟气馁，浮數风浮，浮缓风湿，浮虚伤暑，浮芤失血，浮洪虚火，浮微阴竭，浮软中虚，浮散短折，浮弦痰饮，浮滑痰热。

沉脉主里，为寒之积，有力痰食，无力气郁。沉迟寒深，沉数热伏，沉紧冷痛，沉缓水畜，沉牢痼冷，沉实痞结，沉弦寒饮，沉滑宿食，沉伏吐利，阴霾杌陧（此阴寒之霍乱吐泻）。

迟为阴脉，冷气相干，有力结痛，无力虚寒。

数为阳脉，甚则昏狂，有力热炽，无力正伤。
滑脉痰多，或伤于食，尺滑蓄血，寸滑吐逆。
涩脉少血，亦主寒。反胃结肠，汗多津竭。
脉长气盛，脉短气衰，小则血涸，大亦正亏。
浮长痉痫，沉短宿食，血虚脉虚，气实脉实。
洪脉阳实，其阴已伤，细脉湿郁，脾运不良。
缓大主虚，缓滞主湿，缓涩血耗，虚滑虚热。
软小阴亏，弱小阳竭，阳虚朝寒，阴虚暮热。
弦为阴盛，寒饮相干，劲直而急，则属肝胆。
弦数皆然，弦迟皆寒，阳脉头痛，阴脉腹疼。
紧主诸寒，亦主诸痛，浮紧表寒，沈紧里壅。
阳微畏寒，阴微发热，男微虚损，女微无血，
阳动汗出，或痛或惊，阴动内热，崩中失血。
虚寒相搏，其脉为革，男子失精，女人漏血。
阳盛即促，痈肿热毒，阴盛则结，病瘕五积。
代则正竭，阴阳离绝，暴病得之，脓血大泄。
（旧说女科有胎三月，其脉为代，不确，删之。）
更有怪脉，见者大逆，雀啄连连，止而又作。
屋漏直滴，蓦然一落，沉弦紧搏，宛如弹石。
乍密乍疏，散同解索，静中忽摇，鱼翔相若。
虾游冉冉，有时一跃，釜沸空浮，杳无根脚。
古称十怪，生机已迫，指下得之，莫筹一策。
质直而言，反常之格，《内经》真藏，惟此是责。
妊娠之脉，两尺最准，尺脉涩微，经期有顿。
三部如常，经停莫恨，尺部调匀，胎元定论。
古称有娠，断在左寸，亦取神门，察之不遁。

《内经》明言，少阴动甚，左大占男，右大占女。

滑疾安和，怀麟可许，月断病多，流脉不病。

体尚无形，有胎可庆，尺内数弦，亟日猛省。

亡血崩中，如形有影，将产之脉，号为离经。

百脉偾动，自异常形，指端脉现，顷刻娩身。

（说明）临产之脉，异乎经常，以周身之百脉震动，则脉形自当与寻常不同，人之指端，本有动脉，惟常人之脉动极微，似有似无，不足注意。而产妇临盆，则两手中指端之脉动颇大，但执其指，指端脉显，则立刻分娩。若中指端之脉未见，则未必即产也。

新产阴伤，脉应虚小，弦大刚劲，吉凶莫保。

尺弱且涩，血耗虚寒，年壮有此，得妊良难。年长见之，绝产血干，

幼科之治，脉法又别。三岁以前，寸口难决，食指三关。脉弦最切。

热现紫纹，伤寒红象，青惊白疳，验如影响，隐隐淡红，无病可想。

黑色必危，徒为怅怏，纹现风关，病轻弗忌，纹到气关，病重留意。

直透命关，危急须记，再参见证，精求条理，古书绘图，蜃楼海市。

三岁以上，可诊脉位，一指三关，反侧展转，脉行较速，大率六至，

多则热门，减则寒类，仿佛大方，求之以意，更有变蒸，气粗身热。

食减汗多，或吐或渴，是有定期，与病分别，脏腑气

充。聪慧日关，俗称长智，岁余而毕，又有继病，乳母怀孕，儿为消瘦，面青粪龍（音干定切）。脾胃之病，乳薄之应，温养补中，效操必胜。

（说明）乳母怀胎，而儿饮其乳者，恒有消瘦便溏色青之患，古人名曰继病。盖谓其母继续得胎，而儿为之病也，亦有谓之魃病者，盖不明其理，而伪托之神鬼，最是可笑。考继病之由，古人未有申明其源委者。寿颐窃谓妇人经血，未受胎时，则月以时下。偶尔不月，即谓之病。迨既怀身，则既留而不下。经为养胎之资至娠后，则血化为乳汁，是以乳子之时，其月事亦多有不以时下者，不得即以为不月之病。若至复有娠时，而犹乳子，则其人之血，止有此数，既必赖以养胎，而复欲化乳以饲子，可知此时乳汁，质地必薄，所以儿饮之者，必多瘦弱伤脾之病，此理之有可信，而实古人所未悟者。治法但当温养健脾，其效立见。则亦已历验不爽，非臆说也。痘疹将萌，四未寒彻，目汪含泪，耳后冷冽，面赤气粗，身热弗彻，苟非疫疠，治宜透泄。

（以上二篇见《三三医报》1925）

74. 兰溪中医专校第二次正科毕业告诸生

寿颐不才，滥竽本校讲席，倏逾五年，其自预科始业之初，即以拙稿作诸生引喤者。厥惟第二班之同学为权舆，今届第二次毕业期间矣。回溯此五年中，课堂讲授，各科课本，几无一非不才手笔，此非不才之敢于师心自用，忘其丑拙，而好为诊痴符也，诚以医林成作，充栋汗牛，选择数家，终嫌挂漏，且古今著述，各有专长，如读全书，则必有不甚精密之处，未尽适用者，若摘撷数章，又恐断鹤续凫，几如七宝楼台，拆散而不成片假。况乎卒业有定限，随意掇拎，徒作抄胥，或且游骑无归，莫衷一是，所以不才于甲寅之秋，曩助先业师敝邑朱阆仙先生创始黄墙医校时，即拟以生理、病理、脉理、药物、药剂、诊断、卫生七者为之经，而以素以研习之内、外、女、幼、针刺五科为之纬，综撷往哲精英，分途纂集，冀以握二千余年国学之纲领，间亦旁及新学说，以与古训互为参考，乃知古人所见，未始不与新发明之理论，彼此合符，止以书缺有间。《内》、《难》经文，言之不详，苟不疏通证明，每觉断简残编，不可猝读，迨以译书所有，借作旧学笺疏，往往涣然怡然，迎刃自解，频年以来，屡有奇悟，辄谓至理自在人间，偶尔创获，顿觉心目为之轩爽，从此中外沟通，庶可为吾党辟一正直荡平之路。特是体大物博，明知非一手一足之力，可冀成功，只以中医立校，前无师承，草昧初开，不得不贡其愚忱，略标门径，则必有大雅宏达，踵事增华，以竟全功者。不才苟得以大辂椎轮，抛砖引玉，或者频年伏案，犹贤于无所用心，自顾鲰生，差堪忻幸。是以庚申春初，承乏本校是席，即以此七经五纬，质正同人，仰蒙许可，爰出从前旧稿，稍稍整理，作为课本，日积月累，于今年内约略告成。为目凡二十有余种，为册得七十余，向之所谓七经五纬者，至此乃粗有眉目，虽不敢谓国学三千年之精粹，果能搜集无遗，然微引前贤绪论，引而申之，触类而长之，必以实有经验为依归，雅不欲放言高论，自欺欺人，抑或旧说相承，与近今民病时有枘凿者，则必加以纠正，亦不敢如涂涂附，姑与依违，惟其法理两端，不悖于古而于今，坐而能言者起而可行，堪以质证明哲，惟是分科撰集，各自成编，以著述体例言之，或尚近于参考书之资料，殊未合教科成法。盖教科书之编制，只须撷举纲要，不应过于辩论，反嫌琐碎。而愚昧之见，终谓此中疑似，千里毫厘，转展传讹，动多误会，苟非备陈源委，必不能剖析精微，是以反复引申，时失之冗，此则明知其失当而姑存之者。本非欲以此数种复瓿之材，竟敢望诸当世之设立医校者，遽以拙稿作蓝本也。况迩来海内贤哲，多有伟论，表暴于各家医报，如绍兴何君廉臣，同安吴黼堂泰兴杨君如侯，盐山张君寿甫诸先生，通函商榷，且风端倪，医校教科，行将有定本问世，吾知十年之后，必有完全杰作，足供世用者，则不才旧稿，聊以存一家之言，不足贵也。所望诸同学分袂之后，留意于当世名贤新著，则日知所无，获益奚止倍蓰，慎弗以此五年中之戋戋者，视如兔园册子，庶乎学识精进，乃不可量耳。爰书拙见为临别之赠言，原吾同学诸子自勉焉。时，民国十有四年夏五月嘉定张寿颐山雷甫谨焉。

（见《三三医报》1926）

75. 兰溪中医专门学校同学录序

吾国医学发明最早，迹其嬗衍源流，自汉以上不可知，而魏晋以降，则父传其子，师诏其弟，私家授受，固未闻有学校设置，集多数生徒而按日课功者，所以唐宋以后，隐隐然有家数派别，而未能树之以一定准则者，其故盖亦在是。二十年来，兴学之风，遍于全国，农工商业，各有专门，惟医药一途，实为人身必不可缺之事，而其始之立校者，只有西法，初不闻四千年固有之国学，设为专科，盖缘西医之校，早有成规，仿之最便，而中医则书籍太富，选择为劳，不易适用于课堂程序。苟非删繁举要，集腋成裘，必不足以立之模范，则知难而退，乃其一大原因。（寿颐）尝于甲寅初秋，随侍先业师，同邑朱阆仙先生，创中医学校于敝邑之西乡朱氏家塾，不揣固陋，辑有脉学本草医家数种，作为课本，冀以大略推轮，为抛砖引玉之计，庶乎中医立校，开其先声，果不数年，而沪上之丁氏及神州医药总会，皆有中医专校之设，而杭垣又继之，国学之光，浸浸盛矣。兰溪之有中医学校，创始于共和己未，前邑尹南海盛公，首先提倡，赖以成立。庚申春前校长诸葛君小卿命驾莅沪，以神州医药会之介绍任（颐）以教务主席，惟时（颐）以拙稿数种，多未竣事，得藉校务鞭策，可以相与有成，乃遂骤然就道，抵校后商之同人，定议以生理学、卫生学、脉理学、病理学、药物学、诊断学七者为经，而以（颐）素习之内、外、女、幼四科为纬，此外各科，非颐所能，姑付盖阙。窃以目附于孔氏举尔所知之义，不敢贪多务得，徒骛虚名，荏苒光阴，于今三载，所纂数种，约略粗具，而第一班同学，已届毕业之期，行将各以所学，散之四方，则叙首同堂，已无多日，爰有同学录之刻，藉志雪泥鸿爪，以留永久纪念，问序于（颐），（颐）窃为学校之卒业有定期，而学力深造无止境，况乎病理药理，以愈加探讨，而愈得证明，岂仅仅三五年间所能兼容并包，终始一贯。即就所授课程言之，尚粗枝大叶，举其一隅，发其端绪。奚敢谓古人精义，尽在此中，尚赖诸同学，引而申之，触类而长之，庶乎中医一家，始有振兴之望，所冀同学，循此而往，博览以扩见闻，守约以求实践。坐而言之，起而行之，保存国粹，在此一举。若徒守此三五十册校中成作，以为能是已足，抑亦未矣。吾知十年已往，诸同学中，必有声名鹊起，为吾道后来之俊者，亦恐或有故步自封，无以异于今日者，何去何从，惟吾可畏之后生，好自为之。异日者，展此录而稽之，必可得其大概，敢书此以为吾同学勗。

民国第一癸亥仲夏之月嘉定张寿颐序

（见《三三医报》1926）

76. 致中央国医馆理事诸公函

顷展国馆公函，猥以不才，厕名于学术整理之列，所系甚重，闻命悚惶，诚以此番举动，一言而当，济世之航，一字而讹，殃民之刃。自惭襪线，殃弗能胜，惟是诸同仁眼光远到，愿力宏薄，将以扫除浊世之粃糠，共跻生民于寿寓，斯诚千载一时之盛举，挽回劫运之天机，抑亦颠连无告之病家，所祷祝而呼吁者。凡有血气，畴不同情，矧在吾曹，尤殷素愿，特是整理二字，万绪千头，一部十七史，果从何处说起。再四思维，确有不可不尽之义务，而亦实有不易贯彻之苦衷，请以管窥蠡测之愚，与大君子平心一商榷之。盖国医之所以不为新知识界信任者，岂不曰言人人殊，各道其道，乍聆绪论，已惝恍而莫可凭依，即饮药汤，亦迁延而难图近效，甚者且病随药变，尤加剧焉。此在饱览世故者，谁不共见共闻。虽欲勉为国学护法，而事实俱在，曲讳莫由，诚不若新学家之诊断，大致相符。其用药则热病有阿斯匹林，疟病有金鸡纳霜，悉归统一。此其故，一由于习国学者之程度不齐，一由于伊古来之书籍芜杂，虽数千年神圣心传，与夫吾侪阅历经验，未始不尽在卷轴之中，无如成作太富。陈陈相应，苗莠同畴，瑕瑜不掩。《内》、《难》圣经，伤寒贤传，犹有不甚可解，而唐宋金元以降，更多肤廓，徒乱人意，求其适用，几等于百分之零。今当开明时代，而以整理为职志，是必从实在功用著手，一洗向来空言敷衍，如涂涂附之陋，此须每一部书，加以精密之论断，细为抉择，判别是非，如《四库馆提要》之例而加详焉，揭诸正义，树之宗风，乃可以保障狂澜，斡旋气运。秉此笔政者，不仅以学力文采为难能，尤必在实验上剀切发挥，然后坐可言而起可行，俾通国后生，咸知准则，惟是一部燕许文章，已非少数人才，所易脱稿。纪晓岚陆耳山之不作，此愿殆不易偿。至于《素》、《灵》、“八十一难”、《伤寒》、《金匮》数种，向来号称圣经，为之注者，只有望文生义，串解了事。然试放开眼界读之，颇有诘屈聱牙，必不可通者，且有附会穿凿，绝非病理应有者，此在秦汉之间，以为此非普通文学之书，盖已多为浅人掺杂，绝非中古医学，果真如是，加以自汉而迄宋仁宗朝，始有校定之本，中隔千有余年，传写万家，无心之讹舛，及有意之更张，当然不在少数，近今犹有笃信好古之儒，且谓今之所读《内》、《难》，限是秦政未火之书，得毋所见犹隘。惟既已尊为圣经贤传，是似不容鲰主后学，未议妄参，如竟听其以讹传讹，则仍无整理之成绩，抑或加以抉摘，指点瑕疵，尤恐骇人听闻，等于怪物。不佞尝有《难经笺正》一编，于原文时有非议。若准以汉唐经疏体裁，自知已犯绝大之不韪。而读《素》、《灵》随笔诸条，尚未敢草率问世，此期古医经中之芜杂处，在事实上固亦不可不加以整理，而艰巨更不易言。若论近今，印刷进步，文明大启，国医界中，应时世潮流，作投机事业者，正如雨后春葩，怒芽齐放。东瀛有《皇汉医学》一编，沪上竟至重译，不佞仰慕大名，购而读之，初不料内容幼稚，难得取裁，浪费金钱，徒呼负负。凡在初学，那不长堕雾中，反受其累（敝处校友录中，尝论及一二，附呈数册，藉博诸公一粲）。且也国内英才，多长著述，风发飙举，日异月新，甫尔杀青，遽腾报纸。《伤寒》、《金匮》之注，最近三五年中，已见多家出版，其余杂者，更仆难终，果能推陈出新，轩爽豁目，一洗从前迂腐气象者，未尝不大有其人。寿颐心切喜之，以为革故鼎新，最是国医学之大好景象，从此实事求是，彼此皆知注重经验，免得陈陈相因，徒授他人话柄。庶乎轩岐坠绪，不致终堙，哪不极端钦佩。然苟谓凡是新书，都有价值，则纵欲竭诚延誉，容或未敢轻言。今者捧读国馆东电，征集各家著作，当然咸在整理之列。一朝会议，同堂济济，都是作家，若付审查，如何置喙，苟其谀词借重，一例恭维，则推波助澜，窃恐误尽苍生。抑或量加评隲，稍事抑扬，宁不开罪群贤，负吾良友。诸君子见闻所及，当必有同样之感怀，宁非议场中一大难题。苟不能打破此关，则不才自问戆愚，亦何敢冒昧相将，等于好恶拂人之性。要之国馆以转移风气为天职，中流砥柱，端赖群公，断不容随俗浮沉，与时俯仰，鄙见所及，最好在未集会前，请在京诸君子，征求陈代馆长同意，发一剀切代电，揭破此中曲折，申明必以扫尽肤浮，折衷实用为宗旨，庶几整理大纲，得有相当效果。不鲜冒渎，贡此愚忱，若梗在喉，吐之为快。语云：狂夫之言，明者择焉，敢罄所怀，伫闻明教，措词拉杂。臣某顿首。

（见《神州国医学报》1933）

77. 绍兴何氏校补通俗伤寒论序

国医之学，导源于四千年以前，虽秦汉所传，轩岐、《内》、《难》、炎帝本草，未必果为上古神圣所手定。要之，天生烝民，既得衣裳粮食，一变邃古茹毛饮血，穴居野处之风，未免脏腑官能，渐以柔脆，肌肤腠理，渐以通疏，于是疾疢聿兴，疴痒间作。圣人忧之，为之医药，济其夭死。采取草木金石，偏颇之性质，以救阴阳燥湿，偏胜之侵凌。纵使杂病繁多，或非一二人之天亶聪明，遽能贯彻其症结。然而既开其端，必有其继，作者为圣，述者为明，数百千年，其道大备。盖亦犹在唐虞三代之先，是以后之学者，推本穷源，必归其功于在昔制作明备之圣皇，是为中古医药家言，署名黄帝、神农所缘起。惜乎载籍留贻，百无一二，几令先圣危微精一心传，无以昭著于天下后世。其幸而承先启后，俾吾侪生乎今日，犹得窥见秦火以前，国学一线余绪，未坠于地者。独赖有建安纪元，吾宗长沙太守，手集之《伤寒卒病论》一编，差堪想象三千年前，审脉辨证，选药制方，典型具在。而后四时六气之沴戾，犹可藉人力以补救天灾。仲师之功，不在禹下，暨乎六朝隋唐，宋金元明，群贤继起，一脉相传，谁不祖述仲师，笃信惟谨。独是运会迁流，古今不能无递嬗之变化。山河修阻，南朔不能无疾寒燠之分途，加以人事日繁，嗜欲日胜，其足以干天和而召戾气者，尤其层累叠出，变幻靡穷。是以晚近病情，太半都非仲师本论，固有之症状，假令生乎二千载后，而必食古不化，一例步武建安旧制，得毋大辂椎轮，何以出而合辙。试观六朝隋唐，已以温病时行，特标一目，藉以区别于伤寒，表示同中有异。然试推敲其治疗门径，则桂、麻、柴、葛，犹然谨守南阳规模，洎乎金雹，复有九味羌活、防风通圣诸方，风靡一世，自谓通治四时，虽药量固视经方为轻，然而辛燥温升，竟以劫汗为能事。名为变则能通，实已自犯太阳禁例，学者童而习之，因仍接踵，往往利未可必，而害即旋生。凡时病温热，证随药变者何莫非羌、防、柴、葛等方，有以阶之成厉。此固千百年来，国医之朱紫相淆，瑕瑜不掩者，陈迹可考，无庸讳言。逊清一朝，人才辈出，凡百学术，胥有以驾前代而上之，谈医之彦，亦复远迈近古，康乾之际，有如喻氏嘉言，徐氏洄溪诸公，著书垂教，其精警处，已非宋金元明，所可几及。最近百年之内，更有浙之王氏孟英，吴之陆氏九芝，温热专家，审证精详，经验丰富，尤推独树一帜。虽较之自唐以前不可知，而六百余年，断然未有其匹，国医学识，叹观止矣。寿颐于二十年前，得读绍兴何廉臣先生《增订广温热论》、《感证宝筏》两书，皆注重近世之病态变迁，究其所因，详其脉证，救偏补弊，阐发靡遗，不拘拘于《伤寒论》百十二方定法，而错综变化，无往不合仲圣遗型，差堪与孟英、九芝颉颃，鼎峙成三，无所愧色。盖求当代作家，几几有不可无一不易有二之感想。嗣后中华纪元五六年间，裘吉生氏校印《通俗伤寒论》出版，承惠一份。寿颐受而读之，书为乾隆时绍医俞氏根初。裒其毕生阅历，发抒心得，笔之成书，而同时同邑，何秀山先生，手录俞稿，参加按语。厥后秀山文孙廉臣氏，又为之勘断，泐成一篇，不才始知浙绍何氏，家学渊源，芝草灵根，其来有自。所叙兼证变证，脉状舌苔，罗罗清疏，若指诸掌，悉与《广温热论》、《感证宝筏》同一条理，而又加密焉。后有学者，果能从此入手，埋头十年，以治时病。岂仅事半功倍，亦必举一反三，取则不远，将所以针膏肓而起废疾者，胥于是乎在。抑且言皆浅近，取之无尽，用之不竭，智者见智，仁者见仁，宿学老医，可因此而廓充其智慧，即在后生末学，又何往而不一览了然。心领神悟，可谓愚妇愚夫，能知能行，白香山诗，老妪都解，尤为是书之独擅胜场。金针度世，而适合时宜，凡在医林，谁可不读。惜乎裘氏所传，仅源本之上中二卷，戛然中止。二十年来，未见续成全轶，而此雅俗共赏，有用之书，等于神龙见首不见尾，海内学子，颙颙引领，渴望久矣。曩岁中央国医馆成立之初，不才参与筹备之役，始识廉臣先生、次郎幼廉君，暨炳章曹先生于秣陵旅邸，晤言之顷，即叩以廉老先生全稿所在，怂恿刊行。冀得拯斯民于仁寿，则幼廉及曹先生，俱毅然以校刊自任。乃韶华逝水，今又裘葛屡更，癸酉初冬，始得幼廉手翰，谓已偕同曹君，校订就绪，厘为一十二卷，付诸手民，行将竣事，以不才久读廉臣先生著述，略谙何氏家学源流，谆嘱序言，欲以表襮此中结构。寿颐不容以不文辞，爰为参考国医学家，累代变迁之涯略以及秀山、廉臣两先生，殚心竭虑，作述贻谋，有以成此救世之慈航，为读者告，须知山阴何氏，阴德在民，世泽绵长，固未有艾。语有之曰：读三世书，其在斯乎，其在斯乎。时中华纪元，甲戌春季，望后三日。嘉定张寿颐山雷甫属稿于浙东兰溪城中天福山之麓。

（见《神州国医学报》1934）

78. 四明周氏新编伤寒汲古叙言

宣圣有言，述而不作，信而好古。诚以春秋之季，世道陵夷，邪说诐辞，所在多有，荒经蔑古，道统将湮，圣人忧之，特为揭诸正义，昭示愚蒙，是以赞易删诗，修史正乐，无一非远绍往昔神圣之遗绪。尼山笃好，如是而已，推而言之，守道宜然。即在艺术之末，亦何莫不然。国医之学，导源最远，惟是邃古载籍，留贻无多，几若阙然不可概见。《内》、《难》两经，溯成于秦政未火之先，而已苗莠同俦，雅郑迭奏，盖亦久为谫陋者有所掺杂。吾侪学子，生今之世，所赖以窥见西京而上之证治涯略者，本草经文以外，止有南阳张氏之《伤寒卒病论》一帙（卒病之卒字，当读为猝，古书通假，最是习见）。诚以外感为病，其来至暴，猝然而发，情状与其他诸病之渐次而进者，确有不同，仲圣名以猝病，大有深意。今通行各本，卷端仲师自序，首行标目，皆作《伤寒卒病论》，是其确证。近时商务书馆四部丛刊所收是书，其序文从日本复宋治平本抄补者，首行亦作卒病，是为宋刻最先之真面目。惟序中为《伤寒杂病论》合十六卷一句，则各本皆伪卒为杂，此乃传抄者不识卒病意义，妄作聪明，强为改易之伪字；而首行犹仍其旧，浅人目光之短，即此可见。然自此一字传讹，而后人议论，乃纷如聚讼。又通行之成氏注本，卷首有洛阳严器之序文，亦称《伤寒卒病论》。今之诸本皆同，更可证金时尚存真相，而近三百年各注家，或伤寒之外，别有杂病，或谓伤寒之中，即赅杂病。许多臆说，亦均不足辨矣（存三古一线之坠绪，守缺抱残，仲圣之功，宁不至伟，顾其书撰集于建安之年，下逮典午，历时未久，何以西晋之太医令王叔和氏，已有重为编次之事）。相传王叔和尝为西晋太医令，则上距建安十稔，当有数十年之久，然今章太炎葑汉微言，引《御览》七百二十。高湛《养生论》称王叔和，高平人。谓人曰：食不欲杂，杂则或有所犯，当时或无灾害，积久为人作疾一节，而《千金方》二十六卷“食治篇”引河东卫泛记曰，高平王熙，称食不欲杂云云，与《御览》引王叔和说一节，大同小异，据此知叔和名熙，是向来医界中未知之事。章氏又引《御览》七百二十二。张仲景方序曰，卫泛好医术，少师仲景，有才识，撰四逆三部厥经，及妇人《胎藏经》、《小儿颅囟方》三卷，皆行于世。章谓卫汎得引叔和语，则叔和与汎同时，疑其得亲见仲景，然则叔和身世，不过稍后于仲景，其间相去，更无多时。考仲景名机，见宋人高保衡、林亿等上校定伤寒论表，引唐甘伯宗名医录，称仲景南阳人，举孝廉，官至长沙太守。晁公《郡斋读书志》引《名医录》同。是唐代所传仲师爵里止此，而其他皆不可知。考《太平御览》七百二十二，引“何颙别传”，称同郡张仲景，总角造颙，颙谓之曰：君后将为良医，卒如其言。何颙见《后汉书党锢传》，与荀爽同时，诚为仲景之先进，颙乃南阳襄乡人，而仲景为其同郡，正与《名医录》符合。据本论自序，谓建安纪年，未及十稔，宗族死亡三分有二，伤寒十居其七，乃勤求古训，博采众方，为《伤寒论》云云。则仲圣著书之时，在建安五年以外，十年以内，确乎有征。虽范氏《后汉书》、陈氏《三国志》，建安中之长沙太守，皆无张机其人。范书“刘表传”，称建安三年，长沙太守张羡，率零陵桂阳三郡畔表，表遣兵攻围，破羡平之。陈志“刘表传”，则云表围之，连处不下，羡病死，长沙复立其子怿，表遂攻并怿，叙事较范书为详，惟羡之卒，怿之败，史无年月可考，而景升卒于建安之十三年，则具有明文，是长沙之破，必在十三年以前，而张羡病卒亦必在建安十载左右。与《伤寒论》自序所记年岁，极为吻合。是以今人郭象升允叔氏，有仲景姓名事迹考一篇，载于太原《医学杂志》之第二十九、三十两期（民国十五年出版），谓羡即仲景。据范书“刘表传”李注，引英雄记曰，张羡南阳人，先作零陵桂阳守，甚得江湘间心，然性倔强不顺，表薄其为人，不甚礼也。羡因是怀恨，遂畔表。陈志“刘表传”裴注，引英雄记，与范书李注同，郭氏谓籍则南阳，官则长沙太守，年则建安，其为仲景何疑，且谓羡字训慕，而景亦训慕，名羡字景，于义允协。寿颐谓郭氏此说，颇堪徵实。据此知仲景当时，编辑《伤寒论》于戎马仓皇之际，兵连祸结，频岁不已，且未几竟以病终。然其子能为治民拥护推戴继守，则仲师致绩，必能感乎物望，正不得以英雄记屈强不顺四字为定评。至于畔表一事，浅人见之，似乎以下犯上。惟考《魏志·桓阶传》，称太祖与绍相拒于官渡，表举州以应绍，阶说其太守张羡曰，夫举事而不本于义，未有不败者也。故齐桓率诸侯以尊周，晋文逐叔带以纳士，今袁氏反此，而刘牧应之，取祸之道也。明府必欲立功明义，全福远祸，不宜与之同也。羡曰，然则何向而可。阶曰，曹公虽弱，仗义而起，救朝廷之危，奉王命而讨有罪，孰敢不服。今若举四郡，保三江，以待其来，而为之内应，不亦可乎。羡曰善，乃举长沙及旁三郡以拒表，遣使诣太祖，太祖大悦，会绍与太祖连战，军未得南，表急攻羡，羡病死，城陷（阶传不言长沙立张怿事，则史有详略耳）。寿颐谓当时袁术称帝，而绍附之，不为汉臣，刘表从绍，而张羡畔之以应曹，确有忠汉之志，则畔表不足为羡咎。郭氏亦谓曹操虽为汉贼，而建安初年，未有逆迹，叛表应曹，未可为非，最足为仲师表彰大节。以此推之，《伤寒论》一书，本是草创于干戈之中，或为未及整理之本，所至今尚有病理晦涩，不甚可解之处。抑且曾几何时，病没城陷，家族之存亡，尚不可知，则其书沦于兵燹，当有散佚凌乱之事，所以叔和得之，且需重为编次，否则书成孔迩，手泽犹新，叔和亦何为不惮烦而多此一举。惟是既经王氏重次则后，建安旧帙，世固无复並存，洎乎宋仁宗朝，始命医官校定刊印，则上距西晋，又七百余年，万手争抄，传伪何限。又可知嘉祐沕成之本，更非复叔和之真。今之学者，果能得魏晋旧物，而稽核同异，审订文辞，宁非博古家之至愿。无如世传晋唐医籍，可为仲圣本论参证者，自《王氏脉经》所录诸条以外，惟有《千金翼方》之伤寒两卷，尚是宋校以前之旧，而大体多同，仅仅字句间小有出入，或未能餍嗜古者之奢望。近闻长沙省府主席何氏，印有古本《伤寒论》一书，颇与今本时相歧异，而其书流布无多，寿颐未获一见，近得四明周氏岐隐，驰函相告，谓何氏此书，已据其异文各条，一一缮录，编为《伤寒汲古》单行之本，付之手民，冀得广播国中，为吾道一新耳目。且嘱不才叙述笃信好古之意，弁言简端，以诏学才。寿颐半生寝馈于医事之中，本有喜读未见书之一癖。亟思先睹为快，俾得寻绎症结。或者谓迩来地不爱宝，往古卷轴，时有发现，如敦煌石室所得旧藏，虽已残破不完，皆是无上珍品。然一考其储存时间，尚在李唐之世，从未闻有魏晋六朝，已佚旧籍，竟能完全复显者。今兹古本伤寒之出，贻传源流，未尽明了，当是古者三坟六韬之故智，而亦宋人刘温舒《素问遗篇》之流亚，不佞则谓古今病理，本无二致，读者能以阅历治验为根据，而明辨其淄渑之臭味，庐山面目当可一览了然。岐隐氏怀古之遐思，要自有令人钦敬者在。爰为略考仲师成书之源委，并及历代传书之沿革，而书此以贻岐隐，虽自愧无文，不足为斯编生色，亦聊以报岐隐氏不耻下问，殷殷谆嘱之盛情，而明哲之彦读之，其必有以鉴定此中真相也夫。时中华纪元第一癸酉冬十月嘉定张寿颐山雷甫属稿于浙省兰溪福山之麓。

（去疾按）何芸樵主席印行之伤寒古本，海上三马路来青阁有售，附志于此。以答问者。

（见《神州国医学报》1934）

79. 谈医一得集自序

寿颐不敏，年五岁，严侍下始识之无，六岁入家塾，至十一岁四书五经，约略成诵，十三岁习帖括。顾性不嗜八股，成童之年，偏喜涉猎百家言，藉消永书。光绪甲子慈亲春秋已高，患肢体不遂病，迎医尝药者，乙期有半，乃时与医界相往还，始购置医家者言，聊备参考。初非有专习一艺之志，迨讽籀稍多，自以为尚易领悟，乃渐好之。乙未戊戌，连遭大故，无心乡举，间尝稽核各医籍同异，欲以求其通贯，而殊不易言，但研摩稍久，于杂病粗有头绪，戚敝间时以疾苦相告，索方而去，尚能桴应。洎乎庚辛之间，问病者渐多，而自思于时病变化，竟是茫无端绪。乃于壬寅午月，负笈于同邑黄墙邨朱阆仙先生之门，所见内外女幼各病，日以百计，亲承提命，言其然而并为阐发其所以然之原理。盖吾师当弱冠年，黄墙朱氏冠千先生，望重一时，就诊者无日不座为之满。师为冠千胞再姪，侍诊十载，临证最多，复杂疑难，无不处之有素。悉以生平经验，一一为不才指示，故虽侍坐不及三年，而饮我上池，不啻洞垣有见。寿颐三十年来，所能笔之于书者，盖无一不本诸吾师当日之挥尘清谈也。厥后岁在甲寅，吾师创设中医学校于黄墙家塾，实开国医立校之先河，即命寿颐为之襄助。于是始以向之所受于吾师者，编纂课堂讲义，为日凡十余种，所惜者，甫及两载，吾师遽归道山，黄墙医校，遂尔中辍，师之素愿未尝，不无遗憾。而寿颐幸以吾师之绪余，来游东浙，岁历一星，各种旧稿，次第就绪。亦聊以告慰吾师在天之灵，庶乎不负传薪之一脉。兹者头童齿豁，甲子已周，回忆卅年经过，读书心得，零编双简，盖亦不尠，听其散佚，未免可惜，曩岁汇集考古诸条，编为《谈医考证集》一卷。兹更录其余，另成一帙，以其尚有独抒所见，不拾前人牙慧者，因颜之曰《谈医一得集》，而并书半生治医之涯略于简端。时中华纪元第一壬申中秋后四日山雷甫自识于兰溪之中医学校。

（见《神州国医学报》1934）

80. 致绍兴何廉臣书

（上略）王氏改错，持论太怪，即所论医理药理，强半空谈，诚不足道。而黄氏之八种，就中未必无见到语，惟专崇温燥，补阳抑阴，主见太谬，遂觉瑜少瑕多。平心论之，寿颐所谓无一语不在情理之外，尚觉言之太过，近世颇亦有崇拜黄氏书者，若见颐此论，当不谓然。然此公书中甚多嗟贫怨贱，希冀利禄之语，学养全无。故所著书，殊不足重，鄙人终不欲谬为恭维。附记数言，请以质之推崇黄坤载者，以为何如。

（见《如皋医学报》1930）

附：挽张山雷先生

厦门梁长荣

先生嘉定硕儒，隐于医，睹西化侵凌，医潮澎湃，中心慨焉。遂创办兰溪中医专校，栽培后起，日忙忙于讲学著书，十余年如一日，拥护国医之志，可谓坚矣。何期于七月十九日，溘然长逝。同月念八日发引，内外医林闻之，莫不同声哀悼。回忆客秋，贻我考证集一册，今竟归道山，如颓砥柱，天厄医才，何其极也。爰成四截，藉伸悼敬。

万里愁云暗淡天，忽观星陨觉悽然，医潮澎湃今尤甚，抔土深埋未竟篇。

不遂浮名只著书，大儒用意未全疏，维持文化千秋业，传世何须储名渠。

绛帐传经十五年，兰溪讲席隐高贤，诸生衣钵皆亲授，闻道今朝合证仙。

江干遥望奠清卮，来弔医坛两泪垂，地下若逢先太守（谓仲师），为言吾道正颠危。

（见《光华医学杂志》1934）

论文选编索引

一、研究性论文

1 《三三医书》第三集第三种疡科纲要之纂辑大旨（25、10；三三医书；3卷8期）

2 疡科纲要之论阴证阳证（25、10；三三医报；3卷8期）

3 论《难经》所言狂癫病理显与《素》、《灵》不符（26、6；同上；3卷32期）

4 释《难经》任脉为病其内苦结男子七疝女子瘕聚（30年；如皋医学报汇刊本）

5 《难经》七冲门《内经》魄门合解（29、8；中医世界；1卷2期）

6 论三十三难肝沉肺浮之义（25、1；三三医报；2卷19期）

7 论《素问》经文疑窦及诸家同异得失（1930；如皋医学报五周汇刊本；）

8、9 致恽铁樵论宋本《素问》并及经文同异注家得失书（23、7；三三医报；1卷2、3期）

10 伤寒少阳病柴胡症之拙见（32、8；神州国医学报；1卷2期）

11 再谈谈伤寒论少阳病柴胡症之新研究（33、1；同上；1卷5期）

12 伤寒论辨脉法第三节阳不足阴不足两层之一误再误歧中又歧（30、2；中医世界；2卷10期）

13 柯韵伯《伤寒来苏集》书后（24、10；三三医报；2卷8期）

14 腓腨之腨经籍字说多伪作”肠”字说（28、7；医界春秋；25期）

15、16、17、18、19 、20、21、22、23、24 新考证经脉腧穴记诵编

（24年、2、4、6、8、12；25年、2、4、6、8、10；医学杂志；18、19、20、21、22、23、24、25、26、27期）

25　寸关尺三部脉形所以不同之实在理论（32、12；神州国医学报；1卷4期）

26　新纂中国医学史述略（31、2；中医世界；2卷11期）

二、对莫枚士研经言的申义

27　莫枚士研经言释癫篇申义（35、7；医学春秋；10期）

28　莫枚士研经言释代脉篇书后（26、11；绍兴医药学报；3卷11期）

29　莫枚士研经言玉屏风散方义解后（26、1；三三医报；3卷18、20期）

30　莫枚士研经言桂枝加芍药生姜人参新加汤解书后（26、11；绍兴医药学报；3卷11期）

31　莫枚士研经言肠覃解篇书后（同上）

32　莫枚士研经言释膈篇书后（同上）

33　莫枚士研经言天雄散解书后（26、1；三三医报；3卷17期）

34　莫枚士研经言隐指解书后（26、1；三三医报；3卷16期）

35　莫枚士研经言古方用法论书后（同上）

36　莫枚士研经言论河间说伤寒之误篇书后（25、1；三三医报；2卷18期）

37　莫枚士研经言原胎篇书后（同上）

38　莫枚士研经言论疟篇书后（同上）

39　莫枚士研经言用药论第一篇书后（同上）

40　莫枚士研经言用药论第二篇书后（同上）

41　莫枚士研经言释淋篇书后（25、2；同上；2卷19期）

42　莫枚士研经言释疝篇书后（同上）

43　莫枚士研经言释痰篇书后（同上）

44　莫枚士研经言药验论书后（26、1；同上；3卷16期）

45　莫枚士研经言仲景法非北学篇书后（26、1；同上；18期）

46　莫枚士研经言诊抉书后（同上）

47　莫枚士研经言汤液论书后（26、2；同上；1 9 期）

48　莫枚士研经言制药论书后（同上）

49　莫枚士研经言释瘸篇书后（同上）

三、陆九芝世补斋医书后

51　陆九芝论温热病篇书后（24、10；三三医报；2 卷 8 期）

52　陆九芝论哕逆篇书后（同上）

53　陆九芝论黄坤载“贵阳贱阴”篇书后（同上）

54　陆九芝论程郊倩麦地治温书后（同上）

55　陆九芝论霍乱篇书后（同上）

56　陆九芝论临证指南温热门席姓等案申义（24、11；同上；2 卷 12 期）

57　陆九芝论世补斋医语申义（24、11；同上；2 卷 13 期）

四、临床性论文

58　时疫病之确实经过（32、11；神州国医学报；1 卷 2 期）

59　论弱人感冒发汗养阴之两误（24、11；三三医报；2 卷 11 期）

60　昏晕猝厥不可概用痧药说（25、12；同上；3 卷 14 期）

61　老年服补药之讨论（33、2；大众医药学报；1 卷 3 期）

62　小儿惊风之研究（1928　卫生报）

63　柴胡（34、10；大众医药学报；11 期）

64　一个头上生头的奇案（28、11；幸福报；41 期）

65　古今医案评议（25、12；绍兴医药学报；2 卷 12 期）

66　古今医案评议（虚人感冒类）（34、8；医学杂志；78 期）

67　古今医案评议（太阳经病）（34、10；医学杂志；79 期）

68　古今医案评议（太阳腑证）（34、12；医学杂志；80 期）

69　古今医案评议（叶案存真）（33、4；医学杂志；70 期）

70　古今医案评议（又伤寒六七日……）（33、8；医学杂志；72 期）

71　古今医案评议（自汗症）（35、2；医学杂志；81 期）

72　古今医案评议（亡阳症）（35、4；医学杂志；82期）

五、其他论文

73　74、医学易诵随笔（25、1；三三医报；2卷17、18期）

75　兰溪中医专校第二次正科毕业告诸生（26年；三三医报；3卷16期）

76　兰溪中医专门学校同学录序（25、1；三三医报；2卷17期）

77　致中央国医馆理事诸公函（33、2；神州国医学报；1卷6期）

78　绍兴何氏校补通俗伤寒论序（34、6；同上；2卷10期）

79　四明周氏新编伤寒汲古叙言（34、1；同上；2卷5期）

80　谈医一得集自序（34、4；同上；2卷8期）

81　张山雷先生新考证经脉腧穴记诵编序（25、4；三三医报；2卷28期）

82　致绍兴何廉臣书（30年；如皋医学报五周汇刊本）

83　附：挽张山雷先生（34、9；光华医药杂志；1卷11期）

出版后记

2007年在做《中医临床家代表作》系列丛书中的《中医火神派三书》、《灵素商兑与群经见智录》、《圆运动的古中医学》时，通过对中医图书现状的一些了解，我感觉近现代一些中医名家的作品在上世纪初及二三十年代确有承上启下的作用，就是时至今日也不乏传承经典启迪思路的作用，这部分选题包括一些近现代中医大师撰写的对中医古典理论在临床运用的再认识，诸如恽铁樵的《伤寒论研究与临证演讲录》、曹颖甫的《经方实验录》《伤寒发微》《金匮发微》、陆渊雷的《伤寒论今释》《金匮要略今释》等，甚或是《胡希恕伤寒论讲座》、《胡希恕金匮要略讲座》、《赵绍琴温病讲座》、《任应秋医学讲稿文集》等，书中融入这些临床家个人对典籍的理解和运用典籍的临证经验。它的价值在于理论指导实践，实践印证理论，对我们的读者有很大启迪作用，也是中医传承上的一项重点工作。之后，我们陆续编辑出版了一系列民国时期及当代的名医名家之作。

常言说“踏破铁鞋无觅处，得来全不费功夫”，一次在玉田开全国王清任学术研讨会的时候我遇到了中医科学院文献学专家伊广谦先生，当时谈起正在陆续编辑出版的民国时期的医家著述，谈到对那个时期医家医著对后人的影响具有承上启下巨大作用时，竟有一种英雄所见略同、知音相见恨晚的共鸣。巧得很，当时伊先生带着神秘和狡黠的神情说：我有一个选题可以推荐给你，在我迫不及待地追问下，伊先生便详细地介绍他们单位曾经做过的一个科研课题，该课题完成的是文献名录，但在整理过程中搜集到了近千万字的上世纪众多医家撰写的在报刊上发表的文章等资料。事后引荐我们拜访了有关课题的负责人王咪咪副研究员，当即确定以1900～1949年的中医及相关期刊上的医学论文为依据［个别医家因其论文的连载及学术的延续性，可到建国初期（1955年）以前］，由王咪咪副研究员担任主编，编纂一套《二十世纪初中医名家医学文集丛编》，随后商讨了选题计划、编写方式及体例。

从2008～2011年，经过3年多的时间，我们陆续完成《二十世纪初中医名家医学文集丛编》第一集300余万字的编辑工作。二十世纪初，虽然经过新文化运动倡导白话文的洗礼，但民国间期刊论文90%以上以竖排本、繁体字、无标点（有的有句读）形式出现，同时文白夹杂，引经用典无时不在，自造词语、错白字现象比比皆是，给编校工作带来了巨大的困难。这其中仅编辑体例的确定，就经过无数次商讨、修改，征求同行及有关专家的意见，最后定稿如文集前编辑体例。历经三年、几经编辑校勘，终于完成编校并付梓出版。

《医学文集丛编》把二十世纪百位中医名家在此期间发表的优秀论文汇集成册，且在书前编撰完整、真实、客观的生平介绍，重现这些历史名家的风采，充分展现这些医家全面的医学成就，从另一个侧面客观地反映了这百年间的中医发展史。

这些资料历经七、八十年甚至近百年时间，保存至今都已相当宝贵。《医学文集丛编》的出版，可以说填补了一项空白，一段历史文献的空白，正像中国中医科学院李经纬研究员所说，《二十世纪初中医名家医学文集丛编》的出版“是系统研究中国医学史、中医文献发展及医家个人学术经验不可缺少的宝贵资料。”

对于一个以弘扬中华文化为中心；以学术的传承和普及教育为基本方向；以中国传统医药学、地学、生物学为主的科技图书为重点，走内涵式增强实力的稳步发展道路，建设有一定出版特色、有读者认可的品牌产品的小而强的专业性出版社的学苑人来说，能为中医药事业的传承做些许贡献是我们的荣幸，因此在这里我们要特别感谢文集的编纂者王咪咪老师，没有她的呕心沥血的努力工作，就没有文集的诞生；感谢伊广谦老师，没有他文集就不会在学苑出版，同时还要感谢伊老师无私地为本文集提供部分图片资料；感谢编审高振英老师，以编辑出版专业角度为本文集做了大量的审校工作、并提出了宝贵的意见和建议；特别还要感谢的是为本文集撰稿的各位专家学者，是他们给予的诸多支持，使本文集锦上添花，是他们那专业而有文采的文章，在近百年前诸多的医家与今天的读者之间架起了一座跨越时空的桥梁。

本论文集所收论文有的已距今百年，大部分也七八十年了，故字词句用法、语言断句有的与今日之文章有很大差异。编校疏漏在所难免，敬请广大读者批评指正，以便我们在重印时及相继陆续出版的文集中不断地修订与完善。

学苑出版社医药编辑室

陈　辉

2011 年 5 月 18 日于黄村

编著者简介

王咪咪，副研究员。曾任中国中医科学院中国医史文献研究所文献室主任。兼任中华中医药学会文献学会委员、中国药学会药史分会委员、北京中医药学会基础理论分会秘书。硕士生导师。研究方向：中医文献研究。

参与国家新闻出版署课题《中华大典·药学分典》的编纂工作，任副主编；参与国家科技部在研课题《海外回归中医善本古籍的电子版保存》；主持国家中医药管理局2004年中标课题：1949年前中医期刊及相关文献的收集研究与数据库的建立等项目。

主编、副主编或编委编著的学术著作有：《全国中医图书联合目录》、《敦煌古医籍考释》、《本草纲目索引》、《唐容川医学全书》等三十余部。发表的论文四十余篇。